现代著名老中医名著重刊丛书第十一辑

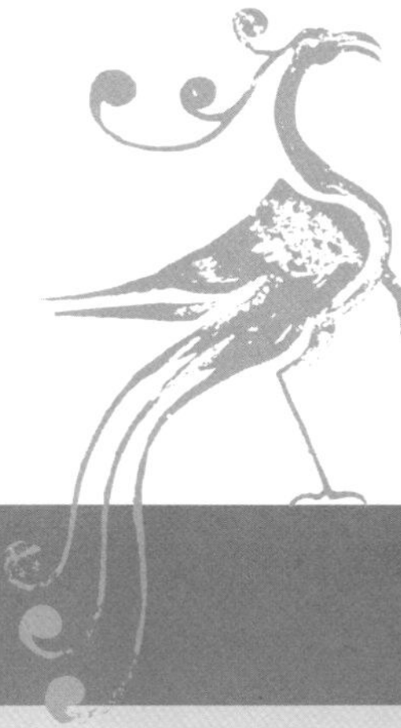

U0391768

黄绳武

妇科经验集

编　著　梅乾茵

人民卫生出版社

图书在版编目（CIP）数据

黄绳武妇科经验集 / 梅乾茵编著 . —北京：人民卫生出版社，2015
（现代著名老中医名著重刊丛书 . 第 11 辑）
ISBN 978-7-117-20854-3

Ⅰ. ①黄…　Ⅱ. ①梅…　Ⅲ. ①中医妇科学 – 临床医学 – 经验 – 中国 – 现代　Ⅳ. ①R271

中国版本图书馆 CIP 数据核字（2015）第 117596 号

现代著名老中医名著重刊丛书第十一辑

黄绳武妇科经验集

编　　著：梅乾茵
出版发行：人民卫生出版社（中继线 010-59780011）
地　　址：北京市朝阳区潘家园南里 19 号
邮　　编：100021
E - mail：pmph @ pmph.com
购书热线：010-59787592　010-59787584　010-65264830
印　　刷：中农印务有限公司
经　　销：新华书店
开　　本：850 × 1168　1/32　　印张：12　　插页：2
字　　数：301 千字
版　　次：2015 年 11 月第 1 版　2020 年 12 月第 1 版第 6 次印刷
标准书号：ISBN 978-7-117-20854-3/R · 20855
定　　价：36.00 元
打击盗版举报电话：010-59787491　E-mail：WQ @ pmph.com
（凡属印装质量问题请与本社市场营销中心联系退换）

黄绳武简介

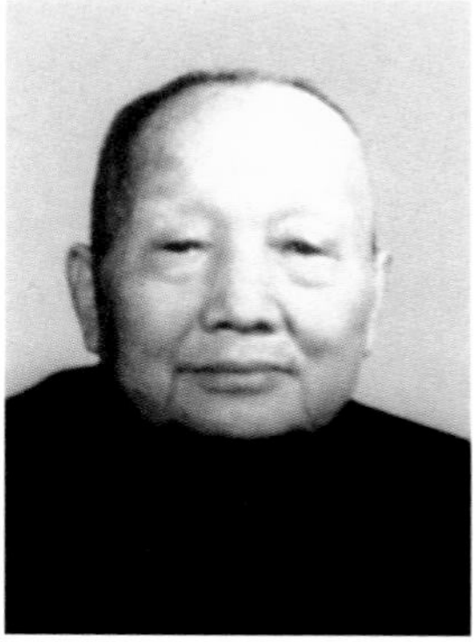

黄绳武教授（1914—1989）是我国最著名的中医妇科专家。他出生于世代业医之家，髫龄即读医书，继于1935年以优异成绩毕业于湖北国医专科学校。毕业后留校任教，并担任国医医药校刊编辑。新中国成立后先后任教于湖北中医进修学校、湖北中医学院及其附属医院。从事中医临床和教学工作50余年，毕生以发掘祖国医学为己任，学识渊博，孜孜不倦，精于《内经》，旁及金、元、明、清诸家之学，熟悉历代中医典籍，善于读书，尤重临床，勇于创新，自成风格，擅长中医内、外、妇、儿、皮肤等科，特别是在中医内、妇两科方面造诣尤深，在妇科方面尤有独到之处。曾先后主编《中医妇科学》（全国高等医药院校四版教材）、《中国医学百科全书·中医妇科分卷》，撰写了《傅青主女科评注》一书。

出版说明

自20世纪60年代开始，我社先后组织出版了一些著名老中医经验整理著作，包括医案、医论、医话等。半个世纪过去了，这批著作对我国现代中医学术的发展发挥了积极的推动作用，整理出版著名老中医经验的重大意义正在日益彰显。这些著名老中医在我国近现代中医发展史上占有重要地位。他们当中的代表如秦伯未、施今墨、蒲辅周等著名医家，既熟通旧学，又勤修新知；既提倡继承传统中医，又不排斥西医诊疗技术的应用，在中医学发展过程中起到了承前启后的作用。他们的著作多成于他们的垂暮之年，有的甚至撰写于病榻之前。无论是亲自撰述，还是口传身授，或是由其弟子整理，都集中反映了他们毕生所学和临床经验之精华。诸位名老中医不吝秘术，广求传播，所秉承的正是力求为民除瘼的一片赤诚之心。诸位先贤治学严谨，厚积薄发，所述医案，辨证明晰，治必效验，具有很强的临床实用性，其中也不乏具有创造性的建树；医话著作则娓娓道来，深入浅出，是学习中医的难得佳作，为不可多得的传世之作。

由于原版书出版的时间已久，今已很难见到，部分著作甚至已成为中医读者的收藏珍品。为促进中医临床和中医学术水平的提高，我社决定将部分具有较大影响力的名医名著编为《现代著名老中医名著重刊丛书》并分辑出版，以飨读者。

第一辑　收录13种名著

《中医临证备要》　《施今墨临床经验集》
《蒲辅周医案》　《蒲辅周医疗经验》
《岳美中论医集》　《岳美中医案集》
《郭士魁临床经验选集——杂病证治》
《钱伯煊妇科医案》　《朱小南妇科经验选》
《赵心波儿科临床经验选编》　《赵锡武医疗经验》
《朱仁康临床经验集——皮肤外科》
《张赞臣临床经验选编》

第二辑　收录14种名著

《中医入门》　《章太炎医论》
《冉雪峰医案》　《菊人医话》
《赵炳南临床经验集》　《刘奉五妇科经验》
《关幼波临床经验选》　《女科证治》
《从病例谈辨证论治》　《读古医书随笔》
《金寿山医论选集》　《刘寿山正骨经验》
《韦文贵眼科临床经验选》　《陆瘦燕针灸论著医案选》

第三辑　收录20种名著

《内经类证》　《金子久专辑》
《清代名医医案精华》　《陈良夫专辑》
《清代名医医话精华》　《杨志一医论医案集》
《中医对几种急性传染病的辨证论治》
《赵绍琴临证400法》　《潘澄濂医论集》
《叶熙春专辑》　《范文甫专辑》
《临诊一得录》　《妇科知要》
《中医儿科临床浅解》　《伤寒挈要》

《金匮要略简释》
《金匮要略浅述》
《温病纵横》
《临证会要》
《针灸临床经验辑要》

第四辑　收录6种名著

《辨证论治研究七讲》
《中医学基本理论通俗讲话》
《黄帝内经素问运气七篇讲解》
《温病条辨讲解》
《医学三字经浅说》
《医学承启集》

第五辑　收录19种名著

《现代医案选》
《泊庐医案》
《上海名医医案选粹》
《治验回忆录》
《内科纲要》
《六因条辨》
《马培之外科医案》
《中医外科证治经验》
《金厚如儿科临床经验集》
《小儿诊法要义》
《妇科心得》
《妇科经验良方》
《沈绍九医话》
《著园医话》
《医学特见记》
《验方类编》
《应用验方》
《中国针灸学》
《金针秘传》

第六辑　收录11种名著

《温病浅谈》
《杂病原旨》
《孟河马培之医案论精要》
《东垣学说论文集》
《中医临床常用对药配伍》
《潜厂医话》
《中医膏方经验选》
《医中百误歌浅说》
《中药炮制品古今演变评述》
《赵文魁医案选》
《诸病源候论养生方导引法研究》

第七辑　收录 15 种名著

《伤寒论今释》
《金匮要略今释》
《金匮篇解》
《罗元恺论医集》
《中药临床生用与制用》
《清代宫廷医话》
《常见病验方选编》
《新编经验方》
《伤寒论类方汇参》
《杂病论方证捷咏》
《中医实践经验录》
《中药的配伍运用》
《针灸歌赋选解》
《清宫代茶饮精华》
《中医验方汇编第一辑》

第八辑　收录 11 种名著

《龚志贤临床经验集》
《陆银华治伤经验》
《经外奇穴纂要》
《现代针灸医案选》
《正骨经验汇萃》
《伤寒论针灸配穴选注》
《读书教学与临症》
《常见眼病针刺疗法》
《风火痰瘀论》
《小儿推拿学概要》
《儿科针灸疗法》

第九辑　收录 11 种名著

《书种室歌诀二种》
《干祖望医话》
《班秀文妇科医论医案选》
《清宫外治医方精华》
《祝谌予经验集》
《细辛与临床》（附　疑难重奇案七十三例）
《女科方萃》
《名老中医带教录》
《疑难病证治》
《清宫药引精华》
《疑难病证思辨录》

第十辑　收录 7 种名著（刘渡舟医书七种）

《伤寒论十四讲》
《伤寒论通俗讲话》

《伤寒论诠解》
《新编伤寒论类方》
《经方临证指南》
《金匮要略诠解》
《肝病证治概要》

第十一辑　收录8种名著

《董德懋内科经验集》
《金针王乐亭经验集》
《何任医论选》
《月经病中医诊治》
《黎炳南儿科经验集》
《黄绳武妇科经验集》
《干祖望耳鼻喉科医案选粹》
《中医美容笺谱精选》

这些名著大多于20世纪60年代前后至90年代在我社出版,自发行以来一直受到广大读者的欢迎,其中多数品种的发行量达到数十万册,在中医界产生了很大的影响,对提高中医临床诊疗水平和促进中医事业发展起到了极大的推动作用。

为使读者能够原汁原味地阅读名老中医原著,我们在重刊时尽可能保持原书原貌,只对原著中有欠允当之处及疏漏等进行必要的修改。为不影响原书内容的准确性,避免因换算等造成的人为错误,对部分以往的药名、病名、医学术语、计量单位、现已淘汰的临床检测项目与方法等,均未改动,保留了原貌。对于原著中犀角、虎骨等现已禁止使用的药品,本次重刊也未予改动,希冀读者在临证时使用相应的代用品。

人民卫生出版社
2015年9月

序

黄老在长期的妇科临床实践中，对妇女的生理病理特点，以及辨证、立方、用药形成了自己独有的风格，认为妇科病的产生主要在于气、血，属肾、肝、脾等脏腑的功能失调。其辨证以脏腑气血并结合冲任为中心，尤重肝、脾、肾，认为妇女以血用事，经、孕、产、乳，耗血、伤血，组方用药处处照顾精血为其思想核心，对大辛大热、大苦大寒之药一般比较慎用。辛热之药伤阴、耗液、损血，苦寒之味损伤阳气，亦能化燥伤阴，主张清热不宜过于苦寒，祛寒不宜过于辛热。

《黄绳武妇科经验集》一书集黄老数十年妇科临床经验，特别是晚年的经验。

本书分以下几部分。

首先介绍黄绳武主要学术思想。

黄绳武医话部分，多是黄老临床经验之精华。

黄绳武临床验案部分，采取一病一按的形式。验案均为黄老亲治病例，按语为本书作者所为。每按内容，大多先述病因病机，再剖析所用方剂，特别是着重对黄老的用药特点进行精细分析。黄老最重选药，常说：用药如用兵，知能善任，才能药到病除。在选药方面，他用药精当，最忌庞杂，对每味药物的性味、功用了如指掌。对同类药物间的微妙差异和最佳配伍，他也多有独到体会。在每一类病案之后都有对于该类病证证治特点的小结。

黄绳武查房、临诊病案分析部分，展示了黄老在临床工作中,是如何对疾病进行辨证的;是如何处方用药的;他对原来医生所用处方的分析,哪些药用得好及其为什么好,哪些药用得不好及其为什么不好;对应该改用什么药及为什么要选用这些药等所作的解释,这些都是中医查房的楷模。虽然所及病种有限,但论一病不为一病所拘,明一方可得众方之用,游于方中,超乎方之外,触类旁通,全以活法示之,可使学者有理可凭,有法可循,有方可施,有药可用。

最后部分为《傅青主女科评注》全文。其中“评注”部分反映了黄绳武中医妇科学术思想。该书曾于1985年出版,由于发行量有限,一直供不应求。为了集黄老中医妇科学术思想于一体,将其完整地展现给读者,满足广大读者的需要,特附于本书之末。原评注本选用商务印书馆1957年《傅青主女科》作为原文依据。为了保持经典古医书原貌,这次整理工作中,依照1985年中华书局所出的该书善本的影印本为准,对其中明显错误进行了修改。

目　录

黄绳武主要学术思想

黄绳武医话

黄绳武临床验案

黄绳武查房、临诊病案分析

附：《傅青主女科评注》

黄绳武

主要学术思想

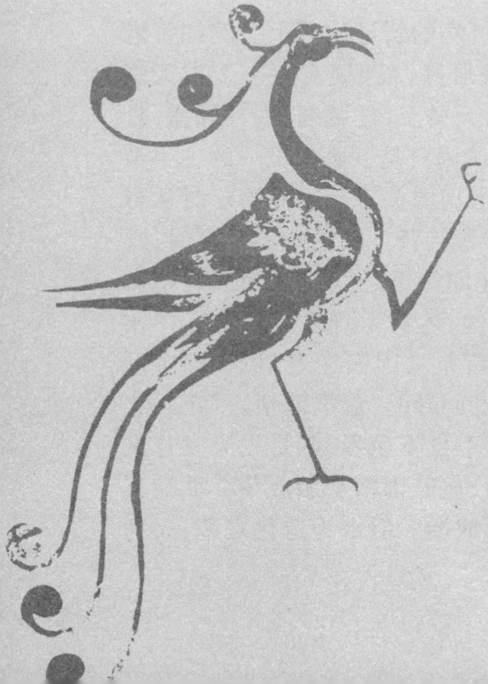

黄老在长期的临床实践中对妇女的生理病理特点以及辨证立法处方用药，形成了自己独有的风格。认为妇科病是因气、血、肾、肝、脾等的功能失调，又导致冲任损伤而发生。认为冲任对妇科疾病的影响，与冲为血海、任主胞胎有关。因为冲任二脉，循行人体的下部，符合经脉所过、疾病所生的观点。黄老对妇科病的辨证注重观察脏腑、气血的功能状态，突出冲任二脉的作用，以肝、脾、肾三脏立论。但又根据月经病、妊娠病、带下病的特点，治有侧重。妊娠病多从脾肾论治，调经种子则注重肝肾，而带下病又多从肝脾着手。

妇科病的处方用药，黄老认为，妇女以血用事，经、孕、产、乳可耗血伤血，因而处处以维护精血为其论治核心。黄老说："对于温病来说，是存得一份阴液，就有一份生机；那么对于妇科病，可以说是顾护了精血，就是顾护了正气"。明确提出了对大辛大热、大苦大寒的药物要慎用的观点。指出辛热之药伤阴耗液损血，苦寒之味既能损伤阳气，亦能化燥伤阴，主张清热不宜过于苦寒，祛寒不宜过于辛热。

黄老的学术思想，体现在妇科病的辨证用药上。例如黄老治疗不孕症，辨证重点在肾，旁及肝脾，根据《素问·上古天真论》"女子七岁，肾气盛……二七天癸至，任脉通，太冲脉盛，月事以时下，故有子……"的论述，认为肾是五脏中惟一的主生殖的脏器，肾的盛衰与妇科病有着密切的关系。因而治疗时从肾论治，即使无肾虚的证候，亦要兼顾到肾。在治疗不孕症时，既重在保护精血，又处处顾护阳气（即氤氲之气），认为只有精血充足才能摄精成孕，保护氤氲之气，才有生身之机。常言："寒水之地不生草木，重阴之渊不长鱼龙"，因而注重阳气（即生发之气）是治疗不孕症的关键。黄老创导的"温润添精法"正是这种思想的具体体现。如子宫发育不良不孕者，多是先天发育欠佳，肾气不足所致，妇女所重在血，血能构精受胎成孕。欲治其病，惟于阴分调之，使无亏欠乃可成胎。但水为造化之源，火为万物之先，阳为发育之首，要使生发之机畅达活跃，非少火以生气不足为动。经曰："形不足者，温之以气"。黄老拟"温润添精"之法，用八珍汤加枸杞子、菟丝子、川椒、香附、鹿角霜、紫河车、仙灵脾等，功能养精血，温阳气，肝、脾、肾三脏同治。如性欲减退，认为乃生理功能低下，加仙茅温补命门填精，如大便干结则加肉苁蓉温阳通便。对于温肾阳之巴戟天、肉苁蓉、鹿角霜、艾叶等温不燥血、温而能润之品，每多酌情选用。

如栾某，女，26岁，干部，1983年9月26日初诊。结婚3年未孕，初潮17岁，月经经常推后10～15天，以夏季尤甚。月经量少，有小血块，无腹痛，每经前一天头面浮肿、头昏、纳差。平时白带正常，二便可。妇检：子宫核桃大小，附件正常。末次月经8月15日。查舌淡，苔薄白，脉沉细两尺弱。方用：熟地黄、龟甲各20g，枸杞子、菟丝子、鹿角霜、白术、党参各15g，川椒4.5g，白芍12g，当归、仙灵脾、香附各10g，紫河车30g。以上方加减出入治疗3月余，于1983年12月12日复诊：述已停经48天，并伴恶心、乏力等早孕反应，查晨尿HCG阳性。1984年7月顺产一男婴。

又如对于痛经一证的辨证治疗，临床一般皆以"不通则痛"来概括其病机。但黄老认为，痛经伴随月经周期性地出现，除了用"不通则痛"的机理解释外，还应考虑与精血有着明显的关系。因为经期经血外流，是一个耗血伤血的过程，这时的精血表现得尤为不足，其机理当是气血不足，又兼气血郁滞致痛，属虚实夹杂之证。因而对痛经的治疗，既要顺应生理之自然，注重调经；又要注意培补耗损之不足，补养精血。故多采用四物汤加减，选用具有温养流动之性的当归、川芎为主药，不用壅滞滋腻之熟地黄，配白芍、甘草缓急止痛。痛经乃气血为病，以四物汤调其血，酌加香附、乌药、艾叶、川楝子、延胡索等气药，使气行则血行而痛止。

少女痛经，临床多见痛时常伴有恶心呕吐，泄泻，出冷汗，四肢厥冷,甚至昏厥,此类患者多面色不华,形体消瘦。痛经多由肾气未充所致,黄老根据经期耗血伤精的特点,对少女痛经多从肾论治或兼顾到肾,特别注重补养肾精,每在治痛经的方药的基础上加枸杞子、山萸肉、艾叶、巴戟天等。确属肾精亏损者用熟地黄、阿胶大补精血;一般兼虚者则用枸杞子,既补肝肾精血,又不似熟地黄、阿胶之类滋腻;温肾阳常用巴戟天温肾益精,不似肉桂之温热、附子之燥烈。经期便溏者加炒白术、党参、茯苓;伴呕吐兼热者用竹茹,兼寒者用吴茱萸,兼瘀者加泽兰、鸡血藤、炒蒲黄等。黄老治一患者陈某,17 岁,未婚。每经行第三天腹痛甚,恶心呕吐,全身冷汗,甚则昏厥,伴经期延后,月经量多,经色淡红。形体消瘦,面色皖白。予胶艾四物汤原方加山萸肉、巴戟天、吴茱萸等,药后病愈。

黄老辨证治病,注重扶助正气,主张"无病善防,提高体质","有病驱邪,慎毋伤正",强调扶正培本,以期正复而邪自除,祛邪而不伤正,对于老人和妇女尤其如此。

黄老不仅中医药知识渊博,且重古而不泥古,还注意吸收现代医学知识,对现代医学的检查和诊断都非常重视,在辨证用药时,在不违背中医理论的基础上把辨证与辨病结合起来。例如对"多囊卵巢综合征"的治疗,除辨证用药外,针对卵巢包膜增厚,卵子排出不畅的病理,选加软坚散结、活血类药,从而取得满意疗效。又如治"妊娠水肿",黄老参考现代医学对"先兆子痫"的病理分析,借鉴《傅青主女科》中用加减补中益气汤治疗"妊娠水肿",提出应辨证与辨病相结合。因妊娠水肿多伴高血压,不可一见水肿就浪投此方,或径以人参、黄芪益气升阳,柴胡、升麻助长相火,恐误伤人也。

黄老组方重法而不泥于方,强调读懂古方,深刻了解古方的配伍法度和技巧,才能加减变化运用自如。例如治疗身瘦不孕的养精种玉汤,是由四物汤去川芎加山萸肉组成的。黄老分析说:“此方妙在去川芎之辛窜耗精,而易山萸肉滋养肝肾,以添精血。一味药的变化,整个方义变了,重在养血保精。”由于此方偏温,黄老虑及瘦人多火,指出若加枸杞子、龟甲、牡丹皮等味,则滋水制火之力更强,受孕之机增加。

在用药原则上,黄老认为:一是最忌庞杂,处方精要,使药力专一;二是熟悉药物性味,对同类药物的微妙差异要有自己的临床体会。他常说,用药如用兵,主攻方向虽明确,但用药不当亦不能取胜,必须知能善任,才能药到病除。因此,黄老处方遣药常深思熟虑,择其善而从之,十分注重药物配伍,不轻易加减一味药,以发挥药效而制其弊。

黄老平时治学谨严,孜孜不倦,数十年如一日,讲究实事求是。晚年虽年逾古稀,鬓发如霜,却不知疲倦,热心树人,认真传授,对学生训勉备至,临诊时每每详细分析,使学者受益匪浅,深得学生敬爱,实为后学者之楷模。

黄绳武
医话

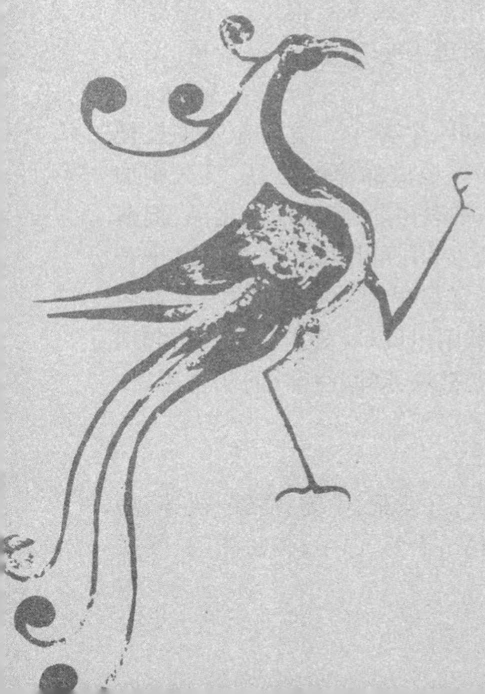

五脏用药随谈

肺之用药

肺是华盖、清虚之脏、娇脏，不耐寒热，用药宜恰到好处，不能太过，其性喜润而恶燥。

1. 外感咳嗽

基本方：前胡、桔梗、杏仁、甘草。

风寒咳嗽：基本方加苏叶、法半夏、橘红、白前。外感风寒，喜用辛燥之品，虽可治病，但会伤阴液，而以上药物都比较平和。咳而呕吐加生姜；若初起风寒咳嗽，荆芥用多了病人咳嗽可加剧，最好用苏叶，杏苏散是比较平缓之剂，用时效果好；痰多加法半夏、陈皮；对风寒重证，可酌情用麻黄或炙麻黄绒。在治疗风寒咳嗽时，苏叶、荆芥、麻黄不能超过10g；生姜用3g即可，不宜过多，过多伤肺。

风热咳嗽：基本方加贝母、桑叶、牛蒡子。咳而作呕加枇杷叶、法半夏；口干，舌欠润，开始加芦根清润流畅之品，日久则加沙参、麦冬；痰多加瓜蒌仁。风热咳嗽初期，宜用清发之品，但薄荷刺激性太强，又是芳香之品，宜少用，可用2g；不宜用过于苦寒之品，因苦寒易化燥伤阴；也不宜过早加用炙枇杷叶、炙款冬花等，以免留邪。有人治风热咳嗽用川贝母，黄老认为病初起用浙贝母好，有清热解毒作用。黄老喜欢苏叶、白前、前胡合用，作用平稳，效果好。

2. 内伤咳嗽

寒饮射肺：方用麻黄、桂枝、杏仁、紫菀、生姜、橘红、茯苓、法半夏、苏子、五味子。重者酌加细辛、干姜、白术；胸胁满闷、气逆甚者，加旋覆花；喉如水鸡声加射干。

风热壅肺：方用桑叶、川贝母、瓜蒌仁、马兜铃、冬瓜仁、桔梗、白茅根、枇杷叶、生薏苡仁、杏仁、莱菔子、枳壳。重者酌加金银花、连翘、黄芩等。

3. 哮喘

喘有寒喘、热喘，及肾不纳气、肺气不降所致者。初喘常用麻黄、杏仁、苏子等，但麻黄对久喘不利，并伤肺阴；喘证初发或老病新发属痰饮，用小青龙汤；肺热用麻杏石甘汤；长期久喘，肾不纳气，用杏仁、苏子、沉香、胡桃肉、五味子、白果，并加养肾之品，不用麻黄，因麻黄对久喘不利，并伤肺阴；肾阳不足加蛤蚧等升阳之品；肺气不降用三子养亲汤；胸闷气喘加全瓜蒌、杏仁、贝母、苏子、苏梗。

4. 痰

寒痰用二陈汤加旋覆花，热痰加海蛤粉，同时要注意培土，偏凉加茯苓、白术，偏热加山药、茯苓。对肺结核，肺阴伤或阴水不足，仿清燥救肺汤，用南北沙参、山药、炙百部、川贝母；如有盗汗加地骨皮、百合；舌红，苔欠润，痰中带血，加阿胶珠、黑芝麻（滋肾）、冬虫夏草；出血多加白茅根、旱莲草、藕节（白及太滋腻，用时易滞，且伤肺气，不宜多用）。在药中还要加行气药，但咯血不能用桔梗，因桔梗升提肺气，虽可排脓提痰，但对出血不利，胸闷时才可用之。

咳喘病位主要在肺、脾、肾，咳嗽不止于肺，也不离于肺，肺不伤不咳，脾不伤不久咳，肾不伤咳而不喘。

脾之用药

脾喜燥恶湿，主运化，脾虚生湿。

脾气虚：四君子汤重用白术，用焦白术；若苔白而不润，用生白术；生白术润，焦白术燥。若脾虚湿滞，胃脘不适，苔白稍厚，轻者加陈皮为异功散;重者苔白腻,胃脘胀闷,用六君子汤;若胃脘胀闷甚,胀痛不思食,用香砂六君子汤。这都是脾胃气虚,失于和降而引起湿聚,因程度不同而分别所用的代表方,可见中医治病,到什么程度用什么药,不能太过。若脾虚泄泻,一般用参苓白术散,治腹泻关键是重用茯苓15~30g,以及扁豆、白术等,用淡渗之品分消水气。关于砂仁、白豆蔻、草豆蔻、肉豆蔻的用法,一般化湿用白豆蔻,脾肾虚寒、五更泄用肉豆蔻,中焦虚寒(脾寒)用砂仁。

脾阳虚:方用党参、白术、炙甘草、茯苓、干姜、砂仁、法半夏、陈皮、白豆蔻、草果、扁豆。脾肾虚寒、五更泄,加肉豆蔻;有下坠感,用枳壳少许。

脾阴虚:能食而瘦,大便秘结,口干咽燥,舌质红,脉细。治宜养益脾阴,方用沙参、山药、甘草、芦根、黄精。重者加石斛、玉竹、沙参、甘草。甘草一定要用生甘草,因其能泻火存阴,恐炙甘草滞;养阴一定要配山药,怕滞一定要配茯苓。

脾虚食滞:方用山楂、神曲、麦芽、谷芽、鸡内金、莱菔子、川楝子、槟榔、广木香。

寒湿困脾:方用藿香、佩兰、蔻仁、白术、陈皮、薏苡仁。若脾虚气陷用补中益气汤,也是由四君子汤发展而来的,由异功散去淡渗利下之茯苓,加黄芪补气、柴胡主升、升麻升提清阳之气而成,升阳举陷;除升提药外,应重用补气药。若脾虚化源不足,引起心脾两虚,出现心慌、气短、失眠、纳呆、崩漏,治宜补心脾,用归脾汤。该方养心不离补血,健脾不离益气,全方大量壅滞药中加了一味广木香,理气行滞。这里不用陈皮而用广木香,因陈皮燥湿有伤阴血之嫌,而广木香作用平和,又能理脾行气。总之,治脾要慎用滋腻药,因滋腻碍脾。

心之用药

心主血,为神明之官。养血方有张仲景的炙甘草汤、柏子养心丸、天王补心丹、归脾汤。症有心慌、胸闷、脉结代,病如现代的风心病、二尖瓣狭窄、冠心病等。

心阳虚:方用人参(或党参,病重用高丽参)、黄芪、桂枝、炙甘草、茯苓、石菖蒲、远志、当归。手足不温用桂枝、炙甘草;重者可用附片。远志是通心神药,用生远志好,不要用炙远志。西药用远志酊排痰,这里体会到痰排不出来用点远志好,但要用生远志,不用炙远志,因肺喜润恶燥,但润过则聚痰。

心阴虚:治宜养心阴、补心血。方用柏子仁、龙眼肉、鸡子黄、阿胶、西洋参(或太子参)、五味子、麦冬。养心血用柏子仁、阿胶、龙眼肉;健忘加酸枣仁、小麦、甘草;失眠加酸枣仁;镇静心神、化痰用生龙齿;宁心安神、化痰利水用茯神(朱茯神少用);梦遗用金樱子、龙骨;盗汗用煅龙牡、黄芪、浮小麦;口干加麦冬;心火上炎用莲子心、生地黄或连翘、黄连。

心血瘀阻:方用丹参、远志、生蒲黄、三七末、藏红花、炒五灵脂、当归、香附、川牛膝。胸闷甚加全瓜蒌、石菖蒲、郁金;治冠心病、胸闷、苔腻用菖蒲、郁金;大便干,用瓜蒌、薤白,滋阴通大便,开胸阳;心悸加生龙齿、柏子仁、琥珀末;关节麻木者加用牛膝、桑枝;纳差加白术、云茯苓;高血压、头晕加夏枯草、石决明。治冠心病,若血压高禁用当归,血压低者可用当归。对冠心病一般医生喜用活血化瘀,黄老认为对老年人(因冠心病老年人多)虽要通,但病因是血管硬化,化瘀的当中要养一下、柔一下。

肝之用药

肝为刚脏,将军之官,性喜条达,恶抑郁,故宜柔。肝郁有一般肝郁,有肝郁化火。郁宜达之。

肝的治法,有疏肝、养肝、凉肝、暖肝、泄肝、舒肝、抑肝、柔肝之分。

舒肝:对一般肝郁采用舒肝之法,不宜疏肝,以免太过;肝郁较甚,才用疏肝之法。木宜条达,舒肝常用逍遥散,是调肝良方。方中柴胡疏肝。柴胡有北、红、软、银、竹叶等之分,银柴胡退虚热,疏肝气则用红柴胡、北柴胡。方中薄荷辛凉疏散,量宜少,用1g,以助柴胡疏肝气以免化火,不使火炽;重点是用当归、白芍养肝血,当归辛、苦、温,配白芍才能养肝血。此方妙在虽是治肝郁代表方,但未用一味行气药,因行气药多香燥,肝郁易化火,香燥药既助火又伤阴,故不用。若肝郁化火就要用丹栀逍遥散清气分、血分之热。对肝热患者要仔细观察小便,肝热重小便呈茶色,此时疏肝不宜用柴胡,因柴胡就升降沉浮来看主升,虽柴胡劫肝阴不作定论,但柴胡至少不养阴,易导致肝经风热上炎,这时往往用白薇来和解表里。白薇对虚热能发表解散,如产后虚热所用玉竹汤中就有白薇;《金匮》用白薇治疗小便黄,既能利小便,又能退虚热,其性也不燥。若尿黄、手足心热,则用青蒿退尿黄。柴胡青蒿鳖甲饮,是清散之剂,能治肝热,凡慢性肝病均有胸闷,不思饮食,而青蒿护肝,且可利胆,此即所谓不用柴胡而用清淡之品之意。

对肝郁来说,苔薄白用当归;苔薄黄用丹参,因其性平凉且活血行血,还有解毒作用。对肝炎病人,当归用之太过易致呕吐。

疏肝:用于证见胸闷不舒,胸胁胀满,脉弦涩者。疏肝常用青皮、香附、橘叶、川楝子,均为辛温或苦寒之品。疏肝止痛,用香附量要大(其中有四制香附丸、七制香附丸等,均为妇科要药)。香附善于调经,味辛性温,疏肝力强,过用则伤肝,非养肝之品,其特点是兼能暖宫,如艾附暖宫丸治宫寒不孕。除痛经寒凝气滞用此或乌药外,一般较少用到该药,仅用橘叶即可。若嫌橘叶力不足,可用青皮(青皮力量较花青皮力量强),其性与橘类相似,如陈皮、香橼等;若化火则用川楝子;脘腹胀痛可选用佛手,因其性平淡。

阴虚阳亢:症见头晕耳鸣,面红易怒,舌红少苔,脉弦细,治宜育阴潜阳，方用龟甲、生牡蛎、阿胶、麦冬、生地黄、白芍。肝阳上扰，症见颠顶痛，眩晕，眼花，治宜平肝熄风，药用钩藤、石决明之类，不宜用辛温走窜之品。钩藤平稳效佳，无副作用。有人用菊花，但其香味浓厚，并非肝阳旺者之所宜。凡过于香窜升散之药均不宜用，治病应顺其性。胸胁满痛，用生牡蛎平肝散结；若颠顶痛、目雾、太阳穴痛，并非生牡蛎所能治，需用石决明；前额痛则用石决明加钩藤，痛甚用钩藤加白蒺藜、桑叶、菊花；若颠顶痛、耳鸣、耳聋且胀，血压高，则用磁石、石决明；若手指麻木、肌肉蠕动如蚁走，应防风动。

养肝：常用女贞子、桑椹子、生地黄、熟地黄、白芍、枸杞子等。头晕眼花、心慌失眠，用熟地黄、白芍、枸杞子以养心柔肝；舌质红用生地黄；重用白芍、枸杞子甘温平，为滋养肝肾之要药，若肝火上炎，用之并不宜，因性温，若配菟丝子则为温润添精之用；肾水不足而致肝火旺用熟地黄、玄参。若牙龈出血、脉弦细，用龟甲、牛膝、阿胶、太子参；如果是血小板减少引起的牙龈出血，并非平肝所能奏效，需养血，用黄芪 15 ~ 30g、女贞子、龟甲，仿归脾汤加味可升血小板。血小板减少不用生牡蛎，此药可使血小板下降，而用黄芪、当归、山萸肉、炙甘草、女贞子、龟甲、阿胶等。

清肝：用于胸胁胀，口干咽燥，舌红苔黄者。常用药物：玄参、青黛、青蒿以清肝；口苦用炒栀以清肝经气分之火，口不苦用牡丹皮以清血分之火；水亏虚火上炎者，用盐炒黄柏、知母以清热降火。

泄肝：用于胁痛，口苦咽干，带下色黄，质黏稠有气味，或阴痒者。治宜清泄肝经湿热，用龙胆草、茵陈、栀子、黄芩。

镇肝：用于颠顶痛，耳鸣，耳聋且胀者。用石决明、磁石以镇肝潜阳；若有肌肉跳动，头晕，用钩藤、天麻、羚羊角、龟甲、桑叶、杭菊花以镇肝熄风；若抽搐用全蝎、僵蚕、地龙以熄风止痉；若阴虚阳亢宜育阴潜阳，用大定风珠加减；若血虚生风，宜养血熄风，用加减复脉汤之类。

肾之用药

肾藏精，为阴阳之脏，主生殖。肾无实证，只补不足，不泻有余，因此临床上分肾阴虚、肾阳虚、肾气虚。

肾阳虚：常用杜仲、补骨脂、巴戟天、仙茅、仙灵脾、鹿角胶、鹿角片、鹿茸、肉桂、附片、紫河车、菟丝子。性欲淡漠用二仙汤，仙灵脾较仙茅作用弱，重则用锁阳、阳起石；大便干用肉苁蓉；夜尿多用覆盆子、益智仁、桑螵蛸；肾不纳气用胡桃肉、五味子。

肾阴虚：常用生熟地黄、山药、桑椹子、首乌、枸杞子、知母、龟甲、阿胶、龟甲胶。相火偏旺，面赤耳鸣，重用生地黄、女贞子、磁石；失眠多梦用夜交藤、百合；滋肾阴补任脉用龟甲，龟甲胶力较强，填精偏温。

阴阳两虚：视其偏阴虚、偏阳虚，参考以上用药。

黄老清下焦热多用知柏地黄汤，其中黄柏壮水平火，用盐水炒入肾；知母生津利尿。

治阴虚遗精的病人，黄老不用收涩药，而是专于交通心肾。因为遗精缘于用脑过度，心火动，肾水不足，用脑伤神明，髓海不足，心肾不交，故不能固涩，而应治以平相火、降肾水。

治肾阳虚遗精，则宜温阳固涩。

治疗不孕症经验

黄老在长期临床实践中，在辨证、立法、用药方面形成了自己特有的风格。他认为，妇科病主要因气血失调所致，多与肾、肝、脾功能失调有关。辨证时注重调理肾、肝、脾功能，补益精血，调理冲任，尤其重视补益肾精。制方用药既重保护精血，又处处顾护阳气（即氤氲之气）。一向慎用大辛大热、大苦大寒之药，主张清热不宜过于苦寒，祛寒不宜过于辛热。

《素问·上古天真论》曰："女子七岁，肾气盛……二七天癸至，任脉通，太冲脉盛，月事以时下，故有子……"黄老治疗不孕症重点在"肾"，并旁及肝、脾，认为肾是五脏中惟一主生殖的脏器，因而临证治疗有肾虚的症状从肾论治，即便没有肾虚症状亦应兼顾到肾，只有精血充足才能摄精成孕，只有氤氲之气健旺，才有生身之机，常言："寒水之地不生草木，重阴之渊不长鱼龙"，因而注重阳气（即生发之气）是治疗不孕症的关键。黄老倡导的"温润添精"法正是这种思想的具体体现。

子宫发育不良而致不孕

黄老认为子宫发育不良引起的不孕症是因先天发育欠佳，肾气不足所致。妇女所重在血，血能构精受胎成孕。欲治其病，惟于阴分调之，使无亏欠乃可成胎。但水为造化之源，火为万物之先，阳为发育之首，要使生发之机畅达活跃，非生气之少火不足为动。《经》曰："形不足者，温之以气"。黄老拟"温润添精"之法，以八珍汤加枸杞子、菟丝子、川椒、香附、鹿角霜、紫河车、仙灵脾等，取其功能养精血、温阳气，肝、脾、肾三脏同治。其中温肾阳之仙灵脾、肉苁蓉、鹿角霜等均温而不燥，且能润而生精。

案如：栾某，女，26岁。结婚近3年未孕。月经17岁初潮，以往基本正常，惟夏季月经推后。近几个月，月经经常推后十余天，量少、色红、有小血块，无腹痛，每次经前一天头面浮肿。素有头昏、纳差，带下正常，二便调。舌质淡，苔薄白，脉沉细两尺弱。妇检：子宫核桃大小，附件正常。处方：熟地黄、龟甲各20g，枸杞子、菟丝子、鹿角霜、党参、白术各15g，川椒4.5g，当归、香附、仙灵脾各10g，白芍12g，紫河车30g。服上方20余剂，历时4个月后复诊,诉已停经48天,伴恶心乏力等早孕反应,查晨尿HCG阳性,于次年足月顺产一男婴。

身瘦精血亏少而致不孕

黄老认为身体消瘦乃由精亏血少所致,每以《傅青主女科》中"养精种玉汤"加减治之。选用此方亦是从肾、精血、阳气几个方面考虑。养精种玉汤由四物汤去川芎加山萸肉组成,一味药的变化改变了整个方义。四物汤本是养血活血之方,但去辛温香窜之川芎,加山萸肉温养精血,则成为纯养精血、肝肾同治之方。一般认为瘦人多火,而养精种玉汤偏温,这正是考虑到对不孕症患者应注重生发之阳气。如确属阴亏火旺者,宜酌加枸杞子、龟甲、牡丹皮等,使其滋水之力更强,受孕之机尤易。

案如:肖某,女,37岁。诉结婚8年未孕。月经15岁来潮,后一直不正常,每3~4个月一潮,婚后仍不用药则月经不潮,且月经量极少,每次经行必伴腰酸、头昏痛。平时心烦,喜怒,口干喜饮,动则汗多心慌。观其形体消瘦,舌淡红,苔少,脉细而尺尤弱。妇检:子宫后倾,稍小于正常。黄老认为此乃肝肾精血不足、血海不充而致不孕。治宜滋补肝肾,养血调经,方用养精种玉汤加减:熟地黄20g,当归、山萸肉、山药、枸杞子各10g,白芍、牡丹皮、沙参各12g,龟甲30g。服上药60余剂,约半年后妊娠,即停止服药。

附件炎症而致不孕

黄老认为,治疗本病除了照顾肾、精血、阳气以外,还应着重治肝、治气、治血。肝经循行两少腹(经输卵管部位),所谓经脉所过,疾病所生,所以附件炎症而致的不孕从肝论治,调理气血以治本。一般认为炎症辨证多是气滞血瘀、热毒瘀结为主,黄老则认为妇科病的慢性炎症用药不能过于寒凉，而应用一些具有温养流动之性的当归、川芎、鸡血藤、鹿角霜等，配以活血通络之品，温通经脉，有利于输卵管的通畅。

案如：曾某，女，26岁。结婚3年未孕。未婚前曾做过人流，因自我照顾不周，以后经常出现经前乳胀，两少腹痛，且经行腹痛伴有下坠感，经血黯红，量少，带下量多。曾做碘油造影：右侧输卵管不通，左侧轻度积水。妇检：双侧附件增粗，压痛（+）。舌红，苔薄欠润，脉细。黄老诊之认为：此乃肝郁气滞，血瘀痰阻；治拟舒肝解郁，活血通络。药用：柴胡、桂枝各6g，当归、穿山甲、路路通、丝瓜络、川楝子、延胡索各10g，浙贝母、茯苓、鹿角霜、生薏苡仁各15g，川芎9g。10天后复诊诉：服药后少腹疼痛好转，惟药后大便次数增多。舌淡，苔薄，脉细。续上方加炒扁豆12g。两个月后再诊，诉：月经过期未潮，近一周来头昏、乏力、嗜睡、口干，晨起恶心，查妊娠试验阳性，诊断为早孕，遂停药观察。

傅青主简介及其在女科的学术成就

傅青主所处的历史背景及其生平

傅青主先生，名山，山西曲阳县人，生于明万历三十三年（1605年），卒于清康熙二十三年（1684年），享年79岁。初名鼎臣，字青竹，后改字青主。曾别署公之它，亦称石道人，又字濇庐，性喜苦酒，故又称老叶禅。他正处在明清交替的动乱时代。明亡后，从当时历史条件讲，以民族气节自负的他，改着朱衣黄冠，乃自号朱衣道人，因明是朱家天下，黄是暗示黄帝子孙，所以他自命的这一称号，实际上是表明他忠于朱家王朝和不愧为黄帝子孙。隐居崛嵋山中(在曲阳县城西北),可见其所谓的高节。他为明季诸生(秀才),因见当时封建王朝腐败不堪,民生凋敝,遂弃举子业,乃专心研究古学,博览群书,手不释卷,多才多艺,诗文书画,均有深厚造诣,并精医学。曾受明山西督学袁临候(继成)所器重。袁遭山西巡按御史张振诬陷下狱,傅氏为之不平,徒步入京,叩阍讼冤,袁案得白,其见义勇为之声传闻天下。与当时大儒顾炎武友善,顾颇推崇傅氏,曾赞云:“萧然物外,自得天机,吾不如傅青主。”其清高气概,名重一时,可以略见。清康熙曾召选博学鸿词,廷臣交章推荐,傅氏坚持以老病为由,辞不应召,更为朝野人士所钦敬。故又称傅氏为徵君。据考他著有性史、十三经字区、周易偶释、周礼音义辨条、春秋人名韵、地名韵、两汉人名韵等书(见嵇曾筠《傅青主先生传》)。他曾否撰著医书,据有关历史资料,尚无发现。所以《傅青主女科》是否傅氏所著,大属疑问,医界中颇有人认为非傅氏手笔,可能为后人藉傅氏盛名伪托,也可能为傅氏临床治验医案,被人加工渲染而成。余亦有所同感。傅为一代通儒,涉猎百家,文笔畅茂,且生平对八股文章,深恶痛绝。试读本书文字,颇类八股体裁,似非傅氏所作,此其一;傅氏乃好学之士,学识渊博,而在本书中极少引经据典,说理亦多有牵强附会之处,此其二;再者,议病有庸俗之处,缺乏蕴藉含蓄,亦非出自大家笔下,此其三。据此作者究属伊谁,无从查证。既难悬揣,惟有阙疑。《傅青主女科》一书的内容对妇科医生而言,作为指导临床参考,确有重要价值,虽然它不一定由青主手著,但其所创制的方剂,颇能结合临床实际,立方遣药,灵活辨证,不落前人巢臼,可称妇科医籍中一部较好的专书。

傅氏对女科的学术思想

根据妇女生理以血用事的特点,他临床处处以照顾精血为其思想核心。全书辨证以脏腑气血并结合冲任为主，尤其着重于肝、脾、肾三脏，每节论治，大都本此。而且在邪正交争的情况下，他大多是以扶正祛邪着手，采取攻补兼施之法。其对月经、妊娠、产后、带下的不同情况，论治也有其侧重。如带下病多从肝脾入手；调经、种子则重肝肾；崩中、妊娠更以脾肾为主。为了加深理解，兹特分别举例说明如下：

1. 白带下

傅氏认为带下重点在“湿”。所以他开始就指出“夫带下俱是湿症”。其病机为“脾气之虚，肝气之郁，湿气之侵，热气之逼”。从脏腑辨证，多发于脾肝，从六淫论治，多属于湿热。故他提出治法，“寓补于散之中，寄消于升之内”。即大补脾胃之气，稍佐舒肝之品，俾脾气健而湿自消，带自愈。所制“完带汤”：

白术一两（土炒）　山药一两（炒）　人参二钱　白芍五钱（酒炒）　车前子三钱　苍术三钱　甘草一钱　陈皮五分　黑荆穗五分　柴胡六分

方中突出白术、山药二味之甘，一温一平，均重用一两，以健脾土而扶冲和之气；苍术苦温，温阳升散，燥湿和胃；再以人参补益中气，甘草和中；陈皮醒脾健胃，得此则湿邪有制，稍佐柴胡、荆芥以舒肝达郁，升提肝木之气，因肝为刚脏，虽说木郁达之，法当升散，但又不宜太过，反使风木鸱张，故再加酒炒白芍以养血柔肝，使其柔而不滞，敛中有散，如此则肝气得舒，风木自平，且必让湿有去路，故用车前子以分消水气。全方重在着眼“湿”字，其补、散、升、消，都是为湿邪开路，即所谓“使风木不闭，地气升腾”，则湿气自消而带自止。药仅十味，其用量轻重悬殊，主次分明，不愧为一首名方。

2. 调经

经期或先或后，经量或多或少，其病责之于肝肾。盖肝司血海而主疏泄，肾系胞宫而藏精液，肝肾一体，精血同源。且血随气行,气行则血行,气滞则血滞。若肝郁及肾,肝气郁则疏泄失司而血海不调;肾气郁则精血失化而胞宫失养,故经来断续,前后不定。治宜舒肝肾之气,而养肝肾之精,精血得养而经自调,肝肾气舒而期自定。

定经汤:

大熟地黄五钱　菟丝子一两　当归一两　白芍一两　山药五钱　白茯苓三钱　荆芥穗二钱　柴胡五分

方中当归、白芍以补肝血而柔风木;熟地黄、菟丝子以滋肾精而养冲任;柴胡、荆芥之清芬以舒肝郁;山药、茯苓之甘淡以利肾水,故谓:“肝肾之气舒而精通,肝肾之精旺而水利”。郁既开而经水自有定期矣,妙用之处,即在于此。

其他如经水先期之清经散、两地汤,经水后期的温经摄血汤等,制方原则也不失此意。

3. 种子

男女媾精,胎孕乃成。所谓父精母血,为受胎成孕的必要物质基础。故傅氏对种子着重以养血保精为主。例如他对身瘦不孕,提出是精血不足不能摄精成孕,所以创制了“养精种玉汤”:

熟地黄一两　当归五钱　白芍五钱　山萸肉五钱

方中重用熟地黄以滋肾水,当归、白芍以养肝血,山萸肉益肝肾而添精血,俾精血充沛,肝肾得养,冲任自调,则摄精成孕,期日可待。由本方可以看出傅青主善于运用前人方剂化裁,即以四物汤去川芎改山萸肉而成,一药之差,则方意大变。余后临床对身瘦不孕,每在本方内再随证酌加枸杞子、龟甲、牡丹皮等味,则滋水制火之力更强,故使受孕较为容易,因此每获较好疗效。

4. 崩中

傅氏认为:“经本于肾”,脾为生化之源而统血,肾藏精血主任脉。崩中之证大量失血,一则脾气大伤,不惟生化之源不足,抑且影响统摄无权。经本于肾,精血同源,失血后肾精耗损,失于固藏。所以傅氏治崩，多以补脾固肾为中心。如对年老血崩、妇人血崩昏暗的论治，大都以补脾肾为主。以“固本止崩汤”为例：

大熟地一两　白术一两　黄芪三钱　当归五钱　黑姜二钱　人参三钱

方中重用熟地黄以资肾精；白术健脾而利腰脐；人参、黄芪以益气摄血；黑姜（炮姜）既能引血归经，更有补火收敛之妙。庶几阳生阴长，气充血沛，冲任得固，崩血可止。

5. 妊娠病亦多责之于脾肾

因胎儿赖母血以养，脾胃强健，精充血足则能养胎；肾为元气之本，胞胎之所系。脾肾得固，则胞有所养，胎有所载，自无胎动小产之疾。如妊娠少腹疼用安奠二天汤，小产用固气填精汤、黄芪补气汤等。以安奠二天汤为例：

人参一两　熟地黄一两　白术一两　山药五钱　炙甘草一钱　山萸肉五钱　杜仲三钱　枸杞子二钱　扁豆二钱

方中人参、白术、山药、扁豆、炙甘草健脾益气，资化源而举胎，熟地黄、枸杞子、山萸肉补肾添精，杜仲固肾安胎，精充血足，胎自得养。诚为补虚安胎之良方。余每于临床时常仿此方加味治疗胎前病，颇有效验。如见脘闷饮食少思者，加砂仁健脾和胃，并可补而不滞，亦有安胎之功。若见阴道少量出血者，则酌加阿胶、旱莲草以止血安胎，疗效较好。

至于产后病的治疗，傅氏更有独到之处，因产后多虚多瘀，百节空虚，易受内伤外感之侵，且产后恶露以通畅为顺，故对产后病的治疗，主张“攻补兼施”。特制“生化汤”为治疗产后病之主方，凡在新产块痛未除或兼他症者，皆以生化汤为主，随证加减，如产后腹痛、产后血晕、产后伤食、产后感冒风寒等，均以本方加减出入，疗效较好，至今仍为妇产科医生所习用。

痛经证治随谈

痛经,除以"不通则痛"解释外,还应考虑直接与精血有关。经期泻而不藏,精血外流,此时精血不足表现尤为突出,结合这种生理现象,余认为痛经更多表现为虚实夹杂证,其机理应是气血不和,在此精血不足之时,又兼气血郁滞致痛。因而对痛经的治疗,除遵循"通"的法则外,还应顺应生理之自然,培补耗损之不足,注意补养精血。余每以四物汤为基本方,再根据寒热虚实酌情加减。四物汤养血活血,补中有行,活中有养,通治血证百病。方中归、芎血分动药以行血气,地、芍血分静药以养精血,古人谓其走者太走,守者太守,确有此弊,然对痛经虚中有滞者则各得其所。虚者非地、芍禀静顺之德不足以养,滞则非归、芎行血气不足以活,就痛经而言动静之中以动为主,熟地黄须慎用,恐滞而更痛。痛经毕竟是气血为病,四物汤治血有余,治气不足,余每酌加香附、乌药、艾叶、川楝子、延胡索等气药,以助其不足。曾治一肖某某,每经前腹痛,经行第二天缓解,经色黯红量多,痛甚时昏厥,曾多处就医,均以瘀血论治,观所用方均温经、失笑、金铃子散之类。余观其面色皖白,形体不充,脉细,以四物汤加香附、乌药、艾叶等而获全效。

痛经多见于年轻未婚女子,痛时常伴有恶心呕吐,泄泻,出冷汗,四肢厥冷,甚至昏厥等症,观此类患者多面色不华,形体消瘦。少女正处于生长发育的重要阶段,这时痛经多由肾气未充所致,《妇人大全良方》云:"肾气全盛,冲任流通",反之肾气不充,冲任流通受阻必引起疼痛。余又根据经期耗血伤精的特点,对少女痛经多从肾论治或兼顾到肾,特别注意滋补肾精。曾治一患者，陈某某，20岁，未婚，每经行第三天腹痛甚，恶心呕吐，全身冷汗，甚至昏厥，伴经期延后，月经量多，经色淡红，形体消瘦，面色㿠白，以胶艾四物汤原方加萸肉、巴戟天、吴茱萸等药后病除。方中熟地黄、萸肉补肾精，巴戟天温肾阳。余治痛经温肾阳常选用巴戟天，因其温肾益精，不似肉桂之温热、附子之燥烈。对确属肾精亏损者往往用熟地黄，非此纯厚之品，不足以补精血。对一般虚证，在针对病机的同时，兼顾到补肾精，每选用枸杞子，既补肝肾精血又不似熟地黄之壅滞。经期便溏者加炒白术、茯苓、党参；伴呕吐兼热者用竹茹，兼寒用吴茱萸；有瘀血者加泽兰、鸡血藤、炒蒲黄等；如子宫内膜异位有实质性结节，每用血竭化血结止疼痛，屡治屡效；少腹痛加柴胡；余每选用芍药甘草汤缓急止痛，又可酸甘化阴，能补阴之不足，治一切疼痛之症，但白芍必重用，一般用20～24g，对月经量多者尤为适合，甘草生用止痛效果好。在治痛经的用药法则上，根据妇人之身有余于气、不足于血的特点，对大辛大热、大苦大寒的药比较慎用。辛热之药伤阴耗液损血，苦寒之味损伤阳气，亦能化燥伤阴。余意清热不宜过于苦寒，祛寒不宜过于辛热。

临诊一得

辨证用药固然重要，然用药之剂量尤为关键。组方的药味相同，药量不同，其功效迥异，如《伤寒论》中小承气汤与厚朴三物汤。日本人渡边熙说："汉药之秘，不可告人者，即在药量。"一语道出真谛。如辨证精当，处方用药丝丝入扣，惟剂量之多寡被忽视，不但达不到治病之目的，反而变生他症，更有甚者，妄以重剂以取速效，结果功未获奏，害已随之。临床上如此种种，屡见不鲜。余曾治一女子，年方十八，素月经不调，经行淋漓不尽。突经行发热，已发烧 7 天，体温均在 38.5℃左右，两太阳穴痛，口苦，身痛以胸胁为甚，月经量少，色黯如渣，大便溏，小便黄，舌质黯红，苔白腻，脉弦细数。曾服感冒冲剂、清热解表汤药，后又疑是病毒感冒，服病毒灵等均无效。余观之，素经行淋漓难尽，必重伤精血，经期发热，无恶风、鼻塞、咳嗽等表证可言，此前欲从汗解，然解表之药辛而发散，伤津损液，重虚其虚。经行之时血室正开，经期精血外泄，肝血骤虚，外邪乘虚而入，与正气相争，搏于血室，虽无腹痛、经断，但经行量少，色黯如渣，且伴口苦，两太阳穴痛，胸胁不舒，可见病在少阳，热入血室，但血结不深。热入血室一证，虽有血结，但不宜一味活血攻破，恐伤正气；虽有外邪，不宜辛散解表，恐发散伤阴；只宜和解，当务之急在于透邪外出，拟小柴胡汤和解少阳，加荆芥炭引血归经，治月经淋漓不尽，赤芍清热活血，直入血分，治其血结。处方：柴胡 12g，黄芩 10g，荆芥炭 6g，生姜 2 片，大枣 5 枚，党参 12g，甘草 6g，赤芍 10g。第三天复诊，体温仍在 38℃以上，仅腻苔消退，余症有增无减。药证吻合，缘何不效？余细问病者，方知当天服第一剂药后，体温略有下降，身胸亦觉舒展，患者治病心切，第二天连服两剂。故今晨体温升高，余症增剧。余细细琢磨，柴胡功效甚多，其用多途，然取用不同之功效，其用量应随之而异。疏肝解郁只宜轻量，升阳举陷亦应少少与之，解肌退热，又宜重剂，虽言重剂，但亦不可过量，且要因人而异。叶天士在疟门 113 例中均弃柴胡而不用，认为柴胡劫肝阴。余认为柴胡虽性苦寒，但从升降浮沉来说是主升主浮，升散之药至少不养阴，过服柴胡必有耗阴之弊。况患者本已津血大伤，现又过服柴胡，何能托邪外出？观其仍口苦、胸胁痛、两太阳穴痛、小便黄，可见病仍在少阳，必变其法而治之，非大补阴液，不足以培补耗损、托邪外出。必滋阴之中行和解之法，处方：白薇 10g，玉竹 12g，青蒿 10g，赤芍 10g，荷叶一小块，晚蚕砂 10g，生牡蛎 20g，连翘 10g，甘草 6g。今去柴胡改用青蒿，亦入少阳之经，舒肝气透少阳之邪外出。青蒿味苦性寒，气禀芳香，芳香药物而具苦寒性者，除此别无他药，适用于血虚有热之人，而无劫阴升肝阳之弊。白薇凉降，入肝经，清血热退烧又利小便。余在临床上对肝郁化火者，往往用白薇清解肝经郁热，亦能治邪在半表半里而兼阴虚者，明代《本草经疏》载有："凡温疟、瘅疟，久而不解者，必属阴虚，除疟邪药中多加白薇主之则易瘳。"玉竹柔润，味甘多汁能养阴生津清热，玉竹、白薇，乃治阴虚外感之加减葳蕤汤主药。以上三药同用，意在滋阴与透邪并举。赤芍活血；荷叶清香，清热散瘀；晚蚕砂本为燥湿祛风之药，余用来治全身肌肉痛，其效甚捷；生牡蛎除胸胁满痛；连翘清热治咽痛，又利小便。服药后体温连连下降，第二天体温正常，阴道出血转红，三天后余症消失。余特将此例记之，略附管识，以为借鉴。

四物汤临床加减运用举隅

四物原为养血汤，妇科常用在临床。
芎归芍地行兼守，随证加减效更良。

四物汤出自《太平惠民和剂局方》，历来被誉为补血要剂，血证通用方。妇人以血用事，经、孕、产、乳耗血伤血，精亏血少则脉道瘀滞，故血虚血滞乃妇人病理之常。四物汤生血之源，导血之流，对妇人病理有拮抗作用。徐灵胎曰："妇人之疾，除经带之外，与男子同治。而经带之疾全属冲任，治冲任之法，全在养血。"故古人治妇科病立方无不以血药为主。历代医家把四物汤列为妇科病首选方，朱丹溪认为四物汤乃"妇人众疾之总司"，张秉成曰："一切补血诸方，又当从此四物而化也"。

四物汤由当归、川芎、熟地黄、白芍组成。当归为血中之圣药,气味俱厚,功能补血又能行血,走而不守,以行为补;川芎辛温香窜,味薄气雄,性最疏通,无所不至。以上二味为血中动药。熟地黄纯阴之品,为精血形质中第一纯厚之药,有补益之功,而无流动之性;白芍酸平敛血和营。此二味为血中静药,禀静顺之德,以静为主,专养精血。全方四味,动静结合,阴阳相配。然地黄又有生地黄和熟地黄之分,芍药又有赤芍和白芍之别,当归又有当归身、当归尾之异,临床用药,择善而从,又不可不知。

古人认为治病乃以药性之偏来纠正人体阴阳之偏。妇科病,特别是月经病的产生,归根结底是由各种内外因素导致人体阴阳失去平衡,使胞宫气血失调,而致月经紊乱。因此调整四物汤的药味及其剂量,就能统一月经不规则的生理矛盾。例如月经先期、量多、崩漏等证,均是月经之运行超过常度,余每弃归、芎而重用地、芍。当归辛温助动,张景岳曰:“当归气辛而动,欲其静者当避之。”川芎辛散走窜,耗伤阴血,诸家本草多谓其“走泄真气”。本已动之太过,治必以静镇之,何赖辛温助动之药,故舍弃不用。熟地黄大补精血,滋壮肾水,张景岳曰:“阴虚而躁动者,非熟地黄之静不足以镇之。”白芍敛血,恐其不足,余每助以旱莲草、阿胶、地骨皮、麦冬、五味子等养阴泻火,使之静而勿动。月经后期、量少、闭经,多因精亏血少或寒凝经脉或气滞血瘀,不论何因,总是动之不足,静之有余,经脉隧道闭塞,不能疏利通畅。若仅用地、芍养精血,恐其纯阴之性,无温养流动之机,故必加当归、川芎辛香温润,养血兼能行血中之气以流动之。尤其当归,富有脂液,气味俱厚,在阳气不足之体血行不及,惟其温和流动之品助其运行,乃活血益气之良药。余对月经量少、闭经因血虚而致者,每重用当归20~30g,又恐其力量不及,更助以鸡血藤、丹参、泽兰、柏子仁、川牛膝等活血调经之品。而白芍因其酸敛滞血,故少用或不用。又如痛经,乃气血为病,虚实夹杂,临床多见,多由虚中有滞,气血不和所致,而四物汤养血活血，补中有行，活中有养，虽言走者太走，守者太守，但对虚而有滞则各得其所；余每恐其治血有余，治气不足，往往助以行气之品，如香附、乌药、小茴香、艾叶、川楝子、延胡索等，酌情选用一二味以辅其不足。

四物汤除广泛应用于月经病以外，亦用于其他妇科病，如不孕症，虽原因很多，治法各异，但多与气血不足有关，特别是身瘦不孕乃精亏血少所致，余临床每宗傅青主之养精种玉汤，即四物汤去川芎，加山萸肉组成。川芎味薄气雄，性善走窜，耗伤精血，走泄真气，本精血不足，故宜避之。山萸肉养肝肾精血，与当归、熟地黄、白芍相配，相得益彰，滋养精血之力更强。精血充沛，肝肾得养，冲任自调，则摄精成孕期日可待。余每虑及瘦人多火，常再加枸杞子、龟甲、牡丹皮等味，则滋水制火之力更强，增加受孕之机。

当然，四物汤在妇科临床的运用绝非仅仅如此。病变多端，加减变化莫定，以上仅举数端，由此举一反三也可。

妇科常用类药辨析

辨证、立法、处方、用药，此医道之四大关键。辨证诚为首要，然余每见有谨于辨证而疏于方药致功败垂成者，诚为可惜也。医者于药物宜从性味、归经、功用三处精心辨识，察同求异，如此方可知药善用。既明于辨证，又精于用药，方谓知己知彼，临证始得无误。下文略举数则妇科常用类药辨析之，以示其例。

酸枣仁、柏子仁：二药皆具养心安神之功。然酸枣仁味甘酸性平，其甘可养心血，酸可敛心气则其神自安，常用于月经过多、崩漏等失血过多而致心血不足、心神不安者，如归脾汤之用，《本草汇要》谓之“敛气安神”即为此义。柏子仁则甘润微辛，养心而兼具通达之性，宜于心血不足兼心气闭郁而致月经过少、后期、闭经者，如柏子仁丸之用，《药品化义》载其“香气透心，体润滋血”。由此可见，前者养而酸敛，后者养而辛通，是为其同中之异。

白芍、山萸肉：二药均具酸甘之味而能柔养肝血。然白芍性微寒，主入肝经，柔养之中兼具平肝清热、敛阴和营、缓急止痛之功，常用于肝体不足、肝用太过之崩、衄、经前头痛、痛经等。山萸肉则性微温，并入肝肾两经，补养精血中尤具固涩之功，于诸精血不足、精气不固而脏气尚平和无热者尤宜，《中药大辞典》谓之“补肝肾，涩精气，固虚脱”。由此可见，前药性凉，柔而能平能缓，后者微温，养而能固能涩，此为其辨。

枸杞子、菟丝子：二药均入肝肾两经以补肝肾精血。然枸杞子甘平，体柔多汁，平补精血，兼可制火，用于精血不足而无热或少热者，如《本草通玄》谓之“平而不热，有补水制火之能，与地黄同功”。菟丝子则辛平，润养之中兼具通调之性，于精血虚滞之经少、后期等症尤宜，《本草正义》谓之为“养阴通络之上品……于滋补之中，皆有宣通百脉，温运和阳之义”。可知二药之辨在于前者补精血兼能制火，后者补精血兼具通调。

白术、山药：二者同具健脾之功而治妇科经带诸疾。然白术甘苦温，专入脾胃之经，能健脾化湿而利腰脐、举带脉，用于脾虚而脏气偏寒、湿邪内生、腰脐不利、带脉不举之经病、带下、胎气不安等，阴虚内燥者忌用之。山药甘平性涩，并入肺脾肾三经，补三脏之气，固任脉之阴，用于气阴两虚、任脉不固之崩、带等疾。前者温健，后者平补；前者专治脾，后者并治三脏，此为其辨。

益母草、泽兰：二药性味皆辛苦，均为妇科理血调经要药。然益母草性微寒，宜于血分热滞之月经不调，如《本草正义》谓：“血热、血滞及胎产艰涩者宜之；若血气素虚兼寒及滑陷不固者皆非所宜。”泽兰性微温，宜于月经失调而血气偏寒者。二药之别乃在其性之温凉。

川楝子、香附：二者同为疏肝调经要药。然川楝子味苦性寒，疏肝而能清热，宜于肝经郁热或阴虚郁热而致月经失调，如一贯煎方中之用。香附味辛微苦，性微温，疏肝而能解郁散结，用于肝气郁结尚未化热者，如柴胡疏肝散之用，《本草经疏》谓："凡月事先期者，血热也，法当凉血，禁用此药。"可知二药之辨亦在其寒温之异。

柴胡、炒荆芥：二药皆舒肝气而调冲任。然柴胡苦凉，专入气分，疏肝而兼能升阳，和解，用治肝气郁结之月经失调、经前乳胀等。炒荆芥则舒肝而兼入血分，通利血脉，并可祛风，故可引血归经以止血，祛风散湿以治带，常用于崩漏下血、带下等疾，如《药性论》谓：荆芥"主通利血脉"，《本草汇言》谓："凡一切失血之证，已止未止，欲行不行之势，以荆芥之炒黑可以止之。"故知，治在气与治在血，乃为二药之别。

乌药、吴茱萸：二者俱禀辛温之性味，均能温经散寒而止痛，用为寒凝痛经要药。然乌药兼能温固下元之气，用治寒凝痛经而兼见溲频清长、大便溏薄者，观缩泉丸择此以治肾经虚寒、下元不固诸症可以证之。吴茱萸则兼苦味而能温降上逆之气，用治寒凝痛经而兼见恶心呕吐者，如吴茱萸汤之用。可知二药之别乃在于其气之升降。

钩藤、桑叶：二药均为辛凉之品，皆能平肝而治经前头痛等。桑叶则平肝力缓而兼能滋敛肾水、凉血止血，用于阴虚阳搏致崩漏下血与头痛并见者尤合，《本草从新》亦谓之能"滋燥凉血止血"。钩藤则平肝之力略胜于桑叶，且具熄风止痉之能，用于经前头痛较甚，证属肝阳上亢或阳亢化风并见血压增高者。二药之别在于其平肝力量之轻重及兼治之不同。

妇科治则

妇科病的治疗原则源于妇女的生理特点。

女子在经水未行之前，其生理病理与男子基本相同，治疗上与男子亦无差异。经行之后，女子的生理发生了特殊变化，经、孕、产、乳耗血伤血，常常处于血不足、气有余的状态。且经行前后和胎产前后，正气内虚，卫外不固，往往容易感受外邪。又妇人之性情，与男子有所不同，如慈恋爱憎、嫉妒，忧恚，每多怨尤，或有隐曲忧思，不能自制，且不愿轻于告人；又如月经来去，前后交互，瘀血凝滞，中途闭止；甚至经行未止，胞疮未愈，即行交媾，偶一不慎，便成痼疾。有鉴于此，古人认为妇女病难治，寇宗奭说："宁治十男子，莫治一妇人。"《妇人大全良方·自序》曰："盖医之术难，医妇人尤难……"《女科要旨·叙言》曰："昔人以小儿为哑科，窃意女科亦然。盖小儿不能言，而妇人则言不能尽，惟得之指下，洞见乎脉与证之相符，庶不致于差谬矣。"《普济方·妇人诸疾门·总论》曰："夫济世之道，莫先于医，论医之难，济阴犹急。何则？妇人之病，比之男子，十倍难疗。"又曰："且妇人嗜欲多于丈夫，生病倍于男子，及病也比男子十倍难疗。"《邯郸遗稿·叙》亦曰："妇人之病难治于男子，禀性阴柔，气血最多凝滞，见症又诡变百出，往往误投一剂即酿成沉疴，所谓犯时微若秋毫，感病重于山岳，可不畏哉。"妇科病难治众所公认，所以我国古典医著汗牛充栋，而妇科专著，却寥寥可数。

历代医家对于妇女生理特点的认识是基本一致的。即妇女以血为主，以血用事。早在《灵枢·五音五味》篇中就有"妇人之生，有余于气，不足于血，以其数脱血也"的论述。李时珍《本草纲目》亦曰："女子，阴类也，以血为主，其血上应太阴，下应海潮。月有盛亏，潮有朝夕，月事一月一行，与之相符，故谓之月水、月信、月经。"汪石山亦主此论，说："妇人属阴，以血为本，但人肖天地，阴常不足，妇人加有乳哺月经之耗，是以妇人血病者多。"《普济方》、《景岳全书》论述更为明确，均认为妇科病无不是血病或肇端于血，《普济方·妇人诸疾门·总论》曰："或云七癥、八瘕，九痛、十二带下共三十六病，虽有名数，莫详证状。推原其理，莫非血病。”又说：“夫妇人乃众阴所集，常与温居，贵乎血盛气衰，血盛气衰是谓从，从则百疾不生，血衰气盛是谓逆，逆则灾害戾至。”最后又总结说：“大率治病，先调其所主。男子调其气，女子调其血。气血，人之神也，不可不谨调护，然妇人以血为基本……”《景岳全书·经脉类》曰：“女子以血为主，血旺则经调，而子嗣，身体之盛衰，无不肇端于此。故治妇人之病，当以经血为先……”朱丹溪倡“阳常有余，阴常不足”论，并根据这一点进一步阐述了妇人阴血不足的道理，他以“天阳地阴，天比地大；日阳月阴，日圆月缺”为喻，说明人自有生，即需哺乳和水谷以养阴气，方能与阳气相配的道理，并结合妇科经、带、胎、产诸疾，阐述了妇人气余血亏的自然生理。人乃血肉之躯，无形之阳气基于有形之阴血，妇人经、孕、产、乳屡耗其血，血不贵乎？正是基于妇人的这一生理，所以在妇科病的论治用药时，要处处照顾精血。特别是大辛大热、大苦大寒之药，用之须慎。辛热之药伤阴、耗液、损血，苦寒之味损伤阳气，且能化燥伤阴。愚意清热不宜过于苦寒，祛寒不宜过于辛热。例如附子辛温大热，气雄不守，通行十二经，《本草》将其置于大毒之前，功在回阳，弊在耗阴，用之不当，致祸甚速，黄宫绣《本草求真·补火》论附子“味辛大热，纯阳有毒，其性走而不守，通行十二经，无所不至……凡一切沉寒痼冷之症，用此无不奏效。”李时珍云：“乌附毒药，非危病不用。”桂枝辛温无毒，去冷气，善温经通脉，性行散，走而不守，古人有“桂枝下咽，阳盛则毙”之说。肉桂与桂枝，虽有小异，其辛热之性则一。可见此等大辛大热之药，若脏腑无沉寒痼冷，何处消受？同样，对一些大苦大寒之味，临床选用亦要谨慎，不可一见炎症，清热解毒之药，信手拈来，随意滥用，中病不止，以致后患无穷。总之鉴于妇女生理特点，对大辛大热、大苦大寒之药一般不用，确系命门火衰、沉寒痼冷或热毒炽盛，非此不可者，则应当机立断，大胆投用，才不致杯水车薪，药不抵病。所谓用药如用兵，知己知彼，知常达变，灵活运用，才能药到病除。

女子之身，依赖于血，血以通为用，是以妇人血病者多，但气为血帅，血为气母，血行原借乎气行，气行亦资于血行，气血相互资生，相互为用。故气病往往影响及血，血病亦影响于气，血为经之本，气血失调往往是导致月经病的主要机理。然气血由脏腑所化生，气血的病变多涉及所属的脏腑，故临床多通过调理脏腑来达到气血和调的目的。又心主血，肝藏血，脾为气血生化之源又主统血，肾藏精，精化血，血虽生于心，然必得肝、脾、肾三脏功能的相互协调、相互制约、相互配合，才能完成从生化、运行，到濡养五脏六腑、四肢百骸的作用，而其中肝、脾、肾的部位处于中下焦，与妇科病的发生部位相吻合。妇科病的治疗法则虽然很多，但重点是滋肾补肾，疏肝养肝，健脾和胃，肝脾肾这三脏与妇女生理、病理关系最为密切。刘完素说："妇人童幼天癸未行之间，皆属少阴；天癸既行，皆从厥阴论之；天癸已绝，乃属太阴经也。"可见妇人之身，重在肝、脾、肾的认识由来已久。在此将这三脏于妇科方面的治疗法则及其代表方、类方等，作一大概分析。

滋肾补肾

肾是中医医学藏象学说中的一个重要内容。虽肾为五脏之一，但由于作用特殊，其地位迥出五脏之上，古人把肾喻为脏腑的根基、生命的根本、五脏阴阳调节的中心。肾养五脏，既是真阴之府，又是真阳之宅，认为"肾者，精神之舍，性命之根……人之有肾，犹树之有根"，因此被称为先天之本。肾的功能极为重要，其中藏精、主生殖、为冲任之本的功能与女性的生理特点有着密切联系。《素问·上古天真论》曰："女子七岁，肾气盛，齿更发长；二七而天癸至，任脉通，太冲脉盛，月事以时下，故有子……七七任脉虚，太冲脉衰少，天癸竭，地道不通，故形坏而无子也。"由此不难看出，肾气之盛衰是决定女性生殖的物质基础，肾气盛则天癸至，女子月经来潮，生殖功能成熟；肾气衰则天癸竭，女子绝经，形体衰惫，丧失生育能力。藏精是肾的主要功能，亦是其他各项生理功能的物质基础。肾性潜藏，“肾者主蛰，封藏之本，精之处也……”清代姚止庵说：“精气至贵而难实……”肾中精气，只宜固秘，最忌耗泄，一旦耗泄太过或未能及时补充，均可导致肾中精气不足而发生疾病，故肾的虚证居多。因此治肾多用补法，妇女多耗血伤精，更是如此，或滋养肾阴，或温补肾阳。

肾为水火之脏，藏真阴而寓元阳。肾精属阴为真阴，对人体脏腑器官起着滋养的作用，为人体阴液之根，是生殖功能的物质基础；肾气属阳为元阳，对人体的脏腑器官起着温煦升腾的作用，为人体阳气之源，是生殖功能的根本动力。这样阴阳消长，水火相滋，以维持人体生命活动。如果肾水不足，就会引起相火妄动；肾阳不足，就会引起阴霾四布。阴阳互根，“阴在内，阳之守也；阳在外，阴之使也”，“阳胜则阴病，阴胜则阳病”，阴阳二者相互依存，阳要阴潜，火要水涵，阴阳互抱，不可分割，即所谓“阴平阳秘，精神乃治”，这都说明只有阴阳相对平衡，人体才不会发生疾病。可以作这样一个比方，阴阳两者一个半斤，一个八两，是相等的。如果阴亏了，只有四两、五两，相对而言阳就亢了，亢则害，不是阳多了，而是阴水不足，不能与阳相配，阴亏不能涵阳，则亢阳无制；反之，阳亏，阴水无阳，不能气化，便成死水一潭，即所谓阴霾。可见阴阳两者不能有所偏颇。正由于肾为水火之脏，又水火之间处于相互依存的关系，所以历代医家都在探讨补肾的方法，并创制了不少著名的方剂。

从汉代众法之宗、群方之祖张仲景所创制的肾气丸，可以看出他对补肾法体会很深，制方颇具匠心。肾气丸中寓有“少火生气，温之以气，下焦阴位，需阳助化，阴以抱阳”之意，肾气丸的创制开创了阴阳双补的先河。

唐代王冰对《内经》理论有所发展，后人称他的理论是发

《内经》所未发，他提出了治元阳之虚，要益火之源以消阴翳，治真阴之竭，主张壮水之主以制阳光，明确指出补肾不外壮水、益火两大法则。

宋代名医钱乙在此理论的基础上创制了六味地黄丸，被后人看成是滋阴的代表方，亦为古今医家所推崇。赵养葵说："肾虚不能制火，此方主之"，"壮水之主以制阳光即此药也"。

明代张景岳吸取儒家太极图阴阳互根的观点，提出"善补阳者，必于阴中求阳，则阳得阴助而生化无穷；善补阴者，必于阳中求阴，则阴得阳升而泉源不竭"，并创制了左归、右归之类，在治疗真阴、真阳衰微上更进了一步，用药法则亦更周密，特别是在扶阳中不离滋阴，滋阴中照顾扶阳。左归、右归的创制抓住了补肾法的关键，平调阴阳，从而把阴阳双补提高到一个新的水平。

综上所述，可以这样说，补肾法的发展，体现在以下几个方剂的演变及其制方理论上。下面深入剖析一下这几个方剂。

六味地黄丸：原名地黄丸，源于宋代名医钱乙所著的《小儿药证直诀》。本方是从《金匮》肾气丸减去助阳之桂、附，保留了地黄、山萸肉、山药、牡丹皮、茯苓、泽泻，全方六味，三补三泻，寓泻于补，开阖并顾，为通补开合之剂，亦为补阴之通用方。六味地黄丸以熟地黄为主药，该药味甘性平无毒，功能补精髓，养肝肾，明耳目，乌须发，用作滋肾养精壮水药。金·张元素《珍珠囊》论曰：熟地黄"补血气，滋肾水，益真阴"，清·黄宫绣《本草求真·温肾》曰："熟地黄，甘而微温，味厚气薄，专补肾脏真水，兼培黄庭后土，土厚载物，诸脏皆受其荫，故又曰能补五脏之真阴。"可见熟地黄乃壮肾水、补肾精之神药，这里重用半斤，而其余几味药都只用四两、三两，如山药、山萸肉是四两，泽泻、茯苓、牡丹皮是三两。有些医生在用地黄丸时不注意用量，则往往收不到预期效果。方中地黄滋腻，用量又大，为了使其补而不滞，滋而不腻，配泽泻以防其过于壅滞。另外肝肾同源，补肾的同时也要养肝，肾水不足，水不涵木，肝阳则旺，所以用山萸肉，以其酸入肝而养肝。山萸肉虽是很好的养肝药，但其味酸而性偏温，因此配牡丹皮以制其肝经血分之火。再者肾精的来源取决于后天水谷之精气，脾为生化之源，故用山药补脾，是以补后天而滋先天。用山药而不用白术之意在于山药甘平，而白术甘温，此时毕竟是水亏火旺，李时珍谓："山药入手足太阴，补其不足，清其虚热"，黄宫绣认为"山药补脾益气，除热，能补脾肺之阴"，可见山药乃补脾阴之良药，其性平和，不似黄芪之温、白术之燥，故在此选用。山药为补益之品，亦嫌壅滞，故配茯苓淡渗以制之。方中地黄、山萸肉、山药为三补药，泽泻、牡丹皮、茯苓为三泻药，三补是守药，补而不行，故用三味行药辅助之，寓行于补之中，以达到滋而不腻、补而不滞的目的。同时，此方虽说重在滋肾阴，实为三阴并治之剂，《医方论》认为本方"非但治肝肾不足，实三阴并治之剂"。其制方之妙，确实耐人寻味。

八味丸：即六味地黄丸加桂、附，于大队补阴药中少加温肾助阳鼓舞生气之品，桂、附与地黄相配，阳得阴生，阴得阳化，此名为温补肾阳之方，实为水中补火、阴阳双补之剂。其中，六味滋阴，"壮水之主以制阳光"；桂、附温阳，"益火之源以消阴翳"，相反适所以相成，真可谓"补阴之虚，可以生气，助阳之弱，可以化水"，正为经所谓"孤阴不生，独阳不长"也。《医宗金鉴·删补名医方论》在论及本方的配伍时说："此肾气丸纳桂、附于滋阴剂中十倍之一，意不在补火，而在微微生火，即生肾气也。故不曰温肾，而名肾气，斯知肾以气为主，肾得气而土自生也。"

左归丸（饮）、右归丸（饮）：明代张景岳创制了左归丸（饮）、右归丸（饮），他提出"善补阳者，必于阴中求阳，则阳得阴助而生化无穷；善补阴者，必于阳中求阴，则阴得阳升而源泉不竭。"他的这种认识，对当时偏于用辛热补火或苦寒泻火有很大的启发。他的学说中充分体现了对大辛大热、大苦大寒之药要慎用的观点。他说："善补阳者，必于阴中求阳"，而不能一味补阳，单纯补阳滥用辛热之药，以免补了阳但伤了阴，而应阴中求阳，使阳得阴助则能化物，完成气化的作用。气的化生依赖于阳，来源于阴，水能化气，如果无阴、无水，气就无以化生。反过来补阴也一样，如果用大量甘寒之药，壅滞不行，没有生机，就会成为死水一潭，所以要阳中求阴，使阴得阳助，则生化无穷。可以作这样的比喻，如烧锅炉产生蒸气就好比气化作用。蒸气是一种动力，锅炉四周是水，里面烧火，火旺水足，则气化正常。故在加火的同时，一定要注意添水，火大无水，水就会烧干，锅炉就会有爆炸的危险，反之加水的同时亦要注意火旺，火不旺就不能化气，此即阴中求阳、阳中求阴之理。至于泉源不竭、生化无穷，就是说有了充分的物质基础，气化功能旺盛，就能使水津四布，五液并行，阴平阳秘，精神乃治。所以张景岳的学说又在王冰的基础上大大向前进了一步，不愧为阴阳双补之巨匠。他的这些理论还体现在他的制方、用药上。例如左归丸（饮）、右归丸（饮）之类，其命名根据是左为肾、右为命门，取滋肾壮水归于左、养火补肾阳归于右之意。

左归饮是在六味地黄汤的基础上，去泽泻、牡丹皮，加枸杞子、炙甘草。其妙就在这两味药的变动上，改变了两味药，虽仍是滋补肾阴的方剂，但补的方法则大异。本来是三补三泻，三守三行，现在用枸杞子、炙甘草易牡丹皮、泽泻，仅剩下茯苓一味行的药，其余均为守药，仅保留一味茯苓而使整个方子中具有流动之性，此乃动静结合，补而得法。“善补阴者，必于阳中求阴”，故去泽泻、牡丹皮之苦寒，因苦寒之品有弊，一则伤阳，一则苦寒化燥伤阴，而换上枸杞子、炙甘草。综观全方，枸杞子、山药、熟地黄、茯苓均甘平，山萸肉酸温，炙甘草甘温，可见景岳壮肾水不用甘寒，而用甘平偏温，体现了阳中求阴之意。王孟英曾说过：“滋阴不厌其繁”，那是针对温病而言的，对妇科病，特别是妇科杂病、慢性病，就不一定适用。再者，左归饮用山药、茯苓、炙甘草补脾，补后天以滋先天，一方面脾为生化之源，精血者赖脾所化，脾应中宫之土，土为万物之母，另一方面，脾气散精，灌溉于五脏，洒陈于六腑，用这三味药补后天，亦是此方妙用之一，其制方用药，耗尽心思，实堪后人师法。

左归丸较之左归饮又有不同，去茯苓、炙甘草换菟丝子，再加鹿角胶、龟甲胶、川牛膝。因为阴虚水亏是慢性的，比左归饮证进了一层，平时一般阴虚血亏者用左归饮即可，如果是慢性病，非一两剂药就能解决问题，故用丸药以缓缓图之，创制左归丸，以加强补的力量。方中鹿角胶咸温，古人谓其有“通督脉之气舍”的功效，补督脉即补一身之阳气；龟甲胶咸平，得阴气最足，峻补阴血，善补任脉，补任脉即补一身之阴。龟、鹿相配，一阴一阳，均为血肉有情之品，经曰“精不足者，补之以味”是也，两者性既调和，味亦纯厚，而且这里均用胶，取其补精养阴之意。同时用菟丝子配枸杞子滋肾添精。诸药俱守而太壅，故加一味川牛膝，寓有推动之意，可防其壅补而滞，且在阴虚水亏时，相对火就旺了，川牛膝能引火下行，在补阴的同时以防火动，使其下行，潜入水中。这一味药在这里起了几个方面的作用，可见古人制方，思虑入微，用心良苦。

当然滋肾补肾，有补肾阳、补肾阴、阴阳双补，这里只举了几个例子，其余皆可如此类推。

疏肝养肝

疏肝养肝包括两个方面，肝气郁结宜疏，肝血不足要养，故有补泄两法。肝主要的生理功能是藏血，主疏泄。肝体阴而用阳，是说肝以阴血为体，而以调节一身之气机为用。肝藏一身之血，阴血充足，则肝体得养，而肝木畅茂，肝性喜柔恶刚，调节情志，条达气血，尽疏泄之能事。因此肝病的特点，主要表现在肝血不足和肝疏泄太过这两个方面。妇人之身，有余于气，不足于血，肝乃藏血之脏，血伤则肝首先受累，尤其在经行、孕后，阴血下注，肝阴不足，肝阳偏盛，诸症滋生；再加上女子之身，阴性凝结，常有不得隐曲，易于怫郁，郁结难解，气机不利，气病则诸病又起，此即妇科病的重要发病机理之一。朱丹溪曰："气血冲和，百病不生，一有怫郁，诸病生焉"，而六郁之中，气郁为先，古人有"气郁为六郁之始，肝郁为诸郁之主"之说。所以明代汪石山说"妇人以肝为先天"，叶天士亦认为妇科病治疗最重要的是调肝。正因为肝藏血，主疏泄，性喜条达，故治郁必须养肝血、疏肝气，顺其条达畅茂之性，伸其郁，开其结，养其血，行其气，俾春气升而万物化育。如隐曲不遂，肝气不舒，郁而成病，开始是肝气抑郁，如果发展就会肝气郁结，再进一步发展就肝郁化火，甚至引动风火。

治肝郁之首选方为逍遥散，《医贯·郁病论》说："予以一方治其木郁，而诸郁皆因而愈。一方者何？逍遥散是也。"本方最早载于《太平惠民和剂局方》，是由张仲景所著《伤寒论》中四逆散衍变而来的，以后的加味逍遥散、黑逍遥散等，均由本方化裁而成。取名逍遥散，含有疏达之意，木郁达之而诸症皆解，心情舒畅，故有逍遥之名。逍遥散乃和解方，以养血为主，调气为先，是调和肝脾、培土疏木之主方。经曰："木郁达之，遂其曲直之性"，因此治疗上首先要顺其条达之性，开其郁遏之气，并宜养肝血以健脾土。逍遥散由当归、白芍、柴胡、薄荷、茯苓、白术、炙甘草、煨姜组成，前四味对肝，后四味对脾，虽然本方重点是治肝气抑郁，但在用药比例上是肝脾相等的。经曰："五脏相通，移皆有次"，"五脏有病，则各传其所胜"，又云："肝受气于心，传之于脾"。《金匮要略》则将肝脾关系阐述得更明确，指出："见肝之病，知肝传脾，当先实脾"。尤在泾在《金匮要略心典·脏腑经络先后病脉证第一》中也提到："邪气之客于身也，以胜相加，肝应木而胜脾土，以是知肝病当传脾也。"肝藏血，而血从脾所化，肝郁乘侮脾土，脾气受克而失其运化，化源衰竭，则肝失所藏，所以在调肝的同时，要健补脾土，使肝脾二脏相互为用，脾土得肝木之疏泄则运化有常，肝木得脾土之培育则调节有度。《医宗金鉴·删补名医方论》对本方的配伍有过精要的解释："而肝木之所以郁，其说有二，一为土虚不能升木也，一为血少不能养肝也。盖肝为木气，全赖土以滋培，水以灌溉。若中土虚，则木不升而郁。阴血少，则肝不滋而枯。"再者肝气抑郁，常有气郁、气滞，一般认为起码要用香附、青皮、川楝子、郁金、延胡索等行气药，逍遥散为疏肝达郁主方，但全方没有一味理气的药，这是因为肝体阴用阳，肝气抑郁，一方面影响藏血，一方面又易于化火、动风阳，而行气之药，一般都比较辛燥，如香附、川楝子等辛燥药助阳而伤阴，不但不能去病，还会起反作用，王孟英说："然理气不可徒以香燥也，盖郁怒为情志之火，频服香燥，则营阴愈耗矣。"治此等之证，常以柔肝之法以柔济刚。故方中只用柴胡一味来疏肝达郁，柴胡苦平为厥阴之报使，本为气分药，入气能理气解郁，以气治血，即通过调气而治血分病；又因其入肝经，肝为血脏，故又能入血分，行血中之气。从药的升、降、浮、沉来看，柴胡主升，如补中益气汤中用柴胡配升麻，升发清阳之气，这里用柴胡来疏肝解郁，恐防不够，就加点薄荷。薄荷为辛凉解表药，用于此方有些医生不了解其妙用，开方时往往舍而弃之，殊不知此药虽量少质轻，但其效用颇大，常有出奇制胜之妙，这一是因为薄荷辛凉入厥阴肝经可以凉肝，二是因为其气芳香可以解郁。方中别的药都有剂量，惟独薄荷，只注明少许，因该药毕竟是辛凉解表之药，不能用之太过。又由于木郁影响肝藏血，故用当归配白芍以滋养肝血，肝血充沛，肝阴濡润，则肝郁自解。同时用白术、茯苓、甘草以健脾，助土以升木。又肝郁侮脾，脾土失运则湿聚，故用煨姜温中燥湿。如此脾土得健，生化之源泉不竭，血足养肝，则肝木畅茂。

如果肝郁化火，出现烦躁、口苦、口干、易怒，就在逍遥散基础上再加牡丹皮、栀子，为加味逍遥散，亦名丹栀逍遥散。这里不用黄芩清泻肝火，因为肝为藏血之脏，肝郁日久，血分就有伏火，火易妄动，火气上炎，此时只清不足以解决问题，故用黄芩力不能及，而改用栀子，一则清三焦之火，一则可以除烦，同时用牡丹皮直接泻血分之火，一泻气分之火，一泻血分之火，这样火气自然平熄。这里选用栀子、牡丹皮，而不用黄芩、黄连等药，可见古人制方择善而从，启人心思。

肝气郁则脏阴亏，肝郁化火伤阴，下累及肾而致水不涵木，精血不藏，肝郁又未解，就用此方加生地黄，叫黑逍遥散。取名黑逍遥散是因生地黄是黑的，使其具有滋水涵木之功。从疏肝达郁、壮水、降火等几个方面同治，俾其水足、火平，肝木条达。

如果久病引起五志化火，虽由肝郁未解所致，但此时则非逍遥散之类力所能及，就要用一贯煎以调肝为主来解五志之火。因肝阴已伤，方中用当归直接养血和肝，枸杞子滋养肝肾，沙参养肺胃之阴，麦冬养心阴，生地黄壮肾水，五脏用药，各有所得，但仍以肝为重；由于肝气抑郁而有胸胁攻痛，用一味川楝子以疏肝气。川楝子是苦寒之药，止痛效果好，此药善治两胁攻痛，金铃子散就是以川楝子为主的。一贯煎是针对五志化火、耗伤五脏之阴而设的，故方中选用的滋润之药，都是甘寒或甘凉之品，因病情发展到五脏阴亏火旺，故用大队养阴药。又由于肝郁未解，所以用一味川楝子疏肝解郁止痛；再则，用大队甘寒养阴之药容易滋腻，毕竟病由郁所致，郁要达之，甘寒之味虽能养阴，但有滞气之弊，所以用一味川楝子，不但能解郁止痛，而且在全方中起了一个调节作用，一举两得。

以上即为肝郁→郁而化火→化火伤阴这几步的选方用药。值得注意的是逍遥散、黑逍遥散、丹栀逍遥散都未加理气之药，一贯煎也只在大队养阴药中加了一味苦寒之川楝子，由此可见，在疏肝养肝方面，理气、行气、破气之药都不要轻易使用，因这些药虽能行气解郁，但有化燥伤阴之弊，是否使用要根据病情而定，且不要过用，否则不但达不到预想的效果，反而适得其反。

健脾和胃

脾胃为后天之本，气血化生之源，而人之五脏六腑、四肢百骸都赖精血濡养。历代医家都非常重视脾胃在人体的作用，经曰："脾胃者，仓廪之官，五味出焉……"明·李中梓《医宗必读·医论图说》曰："经曰：治病必求于本。本之为言根也、源也。世未有无源之流、无根之木。澄其源而流自清，灌其根而枝乃茂，自然之经也。故善为医者，必责根本。而本有先天、后天之辨。先天之本在肾，……后天之本在脾，脾为中宫之土，土为万物之母"。明·徐春甫《古今医统》曰："治病不察脾胃之虚实，不足以为太医。"补土派的先导者李东垣创"内伤脾胃，百病由生"的论点，说明脾胃是元气之本，元气是健康之本，脾胃伤则元气衰，元气衰则百病由生。后世医家多宗东垣学说，吴崑《医方考·脾胃门》曰："脾胃，人身之坤元也。至哉坤元，万物资生。故脾胃为百骸之母。东垣所以擅名当世者，无他长焉，知脾胃之为要尔。"张景岳亦曰："人以水谷为本，故脾胃为养生之本，惟东垣独知其义。"又说："诸药入口，必先入胃而后行及诸经"，"可知土气为万物之源，胃气为养生之主，胃强则强，胃弱则衰，有胃则生，无胃则死"。对脾胃的作用，《杂病源流犀烛》概括得尤为全面，它说："脾胃者……水谷之海"，"为十二经根本"，"故为六经内主"，"盖脾统四脏，脾有病，必波及之，四脏有病，亦必待养于脾，故脾气充，四脏皆赖以煦育，脾气绝，四脏不能自生。昔人云，后天之本绝，较甚先天之根绝，非无故也，凡治四脏者，安可不养脾哉。"总之人之始生，本乎精血之源，人之既生，由乎水谷之养，非精血无以立形体之基，非水谷无以成形体之壮。脾为中土，滋灌五脏百骸，脾病则心不能主，肾不能滋，肝不能藏……周身难健。而妇女由于经、孕、产、乳都以血为用，又屡耗血伤血，致机体常处于血不足的状态，故妇人以血病者多。

《灵枢·决气》曰:“中焦受气取汁,变化而赤是谓血”,李东垣曰:“夫脾胃不足皆为血病”,可见血虽生于心,施于肾,藏于肝,但以脾为基础。脾薄胃弱,药补难达于诸经,终无助于精血。《女科要旨·调经》曰:“虽曰心生血,肝藏血,冲、任、督三脉俱为血海,为月信之原,而其统主则惟脾胃,脾胃和则血自生,谓血生于水谷之精气也……”《邯郸遗稿》曰:“胎茎之系于脾,犹钟之系于梁也。若栋柱不固,栋梁必挠。”《女科经纶》引程若水言说:“妇人经水与乳,俱由脾胃所生……变赤而为血,血有余则注于冲任而化为经水……冲为血海,任主胞胎……流入乳房,变白为乳……”说明脾胃是经、孕、产、乳之本。因此健脾和胃,培后天,滋先天,以供养心身,藉以繁衍后代,亦是妇科重要治则。

健脾和胃之基本方四君子汤出自《太平惠民和剂局方》,此方补气而不滞湿,善调脾胃,作用平和,由《伤寒论》理中汤去掉大辛大热之干姜,换上淡渗之茯苓而成。理中汤理中焦,温中散寒,而四君子汤乃一般平补脾胃之方。方中人参甘温大补元气,配健脾除湿之白术,此乃益气健脾法的关键,炙甘草助人参益中气,这三味药均是壅补之品,脾虚纯于壅补,易碍脾聚湿,故加一味茯苓,淡渗以健脾利湿,既补脾之虚,又祛脾虚所生之湿,四药配伍,升中有降,补中有利,相得益彰,有补益之功,而无腻滞留邪之弊。这四味药都是王道药,治中焦气虚,组合谨严,缺一不可,颇似君子不偏不倚,其性平和,故名四君子汤。此方虽为平补脾胃之剂,但整方性味偏于甘温。土为万物之根,脾居中为土,万物生长需阳助化,近代名医金子久曰:“脾气者,人身健运之阳,如天之有日……”叶天士曰:“脾益升则健,胃宜降则和,盖太阴之土,得阳始运……”从主土派李东垣所创制的补中益气汤、调中益气汤、升阳益胃汤等方来看均为甘温之剂,脾亦有所喜恶,脾喜甘恶苦,喜温恶寒,喜补恶攻,喜运恶滞,喜升恶降,喜燥恶湿,此脾性也,而这些方剂恰好是甘、温、补、运、升、燥相结合的方剂,与四君子汤的组方原则类同,取其少火生气之义。

假如脾虚湿滞，胃脘不适，苔白稍厚，这时就非四君子汤力所能及，必须健脾、理气、化湿，轻者加陈皮名五味异功散。陈皮乃行气药，能行气化痰，这样全方有补有泻，有行有守，可收到异曲同工之妙，所以名为五味异功散。如果病情再重些，痰湿较甚，胃脘胀闷，苔白厚，那就要加化痰燥湿之法半夏，名六君子汤，功能健脾化湿，和胃降逆。如出现胃脘胀满，不思饮食，甚则胀痛，则加砂仁温中益胃、木香理脾行气，名香砂六君子汤。以上诸方都是由于脾胃偏虚，失于和降，引起脾虚湿聚的一系列症状，因其程度有轻重之不同，而制订出相应的治疗措施，但均是在四君子汤上逐步加味而成。这里体会到，前人辨证精细，制方用药周密，或增加药味，或增减剂量，有是证，便有是方，真令人惊叹不已，神其组方之妙也。以甘温除热、升提中气而著名的补中益气汤为金元李东垣所创制的名方，颇为历代医家所推崇，亦是由四君子汤发展而来。本方在异功散的基础上去淡渗之茯苓，因其走下，沉而不浮。方中黄芪补气助阳，配人参为参芪汤，乃有力的补气大剂，再加柴胡主升主浮，升麻升清阳之气，共奏升阳举陷之功，使脾气充而清阳复位。白术燥湿健脾乃补土第一要药，陈皮理气健脾，李时珍论陈皮时谓其“同补药则补，同泻药则泻，同升药则升，同降药则降”，用于本方主要是使其补气而无气滞之弊。《齐有室医案》在分析补中益气汤时说：“此方之妙，妙在用升麻、柴胡杂于参芪归术之中，以升提其至阳之气，不使其下陷于阴分之间。尤妙用陈皮、炙甘草二味于补中解纷，则补者不至呆补，而升者不至偏坠”。妇人育胎、行经无不损血，是以血病者多，妇人虽以血为本，然血生于气，源于脾之运化，脾虚化源不足，往往引起心血亏损，而出现心慌、气短、失眠、纳呆、崩漏等症。治宜补益心脾，如归脾汤，此亦由四君子汤变化而来，古人说：“养心不离补血，健脾不离补气”。本方益气健脾、补血养心四功俱全。方中以黄芪、人参、白术、炙甘草以补益脾胃之气，远志、酸枣仁、茯神、龙眼肉、当归身以养心血，助心脾化生而滋其生化之源，脾旺血足，则统摄有权。然脾性喜润恶滞，大量壅补之药，非脾所喜，故加一味广木香，理脾行气，芳香化湿，这里不用陈皮，因陈皮香燥有伤阴血之嫌，此时毕竟心脾血虚，最忌耗阴之品，而木香作用平和，又能起到理脾行气、补中有行之功。细细琢磨，其组方用药耐人寻味，归脾汤功在益气生血，使之归于脾，使脾有所生化、有所统摄，故名归脾汤。

以上简略地介绍了妇科病治疗特点，以及滋肾补肾、疏肝养肝、健脾和胃等法的用药和方剂举例，仅是个人点滴体会，供同道参考，如有不当之处，敬希指正。

补肾法在妇科的应用

“肾”是中医学藏象学说中的一个重要内容。中医对肾在人体中的作用极为重视，认为“肾者，精神之舍，性命之根”，“人之有肾，犹树之有根”，有“先天之本”之称。由于肾在人体生命活动中占有极其重要的地位，因此补肾法在临床各科普遍应用于治疗各种常见、多发疾病，对于提高、巩固疗效，改善机体体质等，发挥了重要的作用。下面谈谈补肾法在妇科的应用。

中医学对肾的生理认识

中医所指的肾，其生理功能较为广泛，归纳起来有以下几点：

1. 肾主藏精

肾藏精有两种含义，一为男女生殖之精，是生育、繁殖的最基本物质，所谓“人始生，先成精”；一为“后天水谷之精”，是人体赖以生长、发育的物质基础。《素问·上古天真论》说：“肾者主水，受五脏六腑之精而藏之"，并明确指出："丈夫八岁，肾气实……二八肾气盛，天癸至，精气溢泻，阴阳和，故能有子……七八天癸竭，精少，肾脏衰，形体皆极；八八则齿发去。女子七岁，肾气盛……二七而天癸至，任脉通，太冲脉盛，月事以时下，故有子……七七任脉虚，太冲脉衰少，天癸竭，地道不通，故形坏而无子也。"所以说，肾气的衰盛是人体生殖、发育和衰老的根本。

2. 肾主骨、生髓，脑为髓之海

《内经》中云："肾生骨髓"，"肾不生，则髓不能满"，"脑为髓之海"，认为髓和脑的生长、发育和充实与否，取决于肾气的衰盛。肾又主藏五脏六腑之精气，肾气的衰盛直接关系到机体精力的充沛与否和意识思维活动的强弱，故称"肾者作强之官，技巧出焉"。由此可见，大脑的部分功能为肾所主。

3. 肾为水火之脏

肾有阴阳。肾阴亦称"真阴"或"元精"，人体五脏六腑和各组织器官都要依靠肾阴的滋养，所以说是人体阴液的根本。肾阳又称"真阳"或"元阳"，人体各脏各腑均赖于肾阳的温养才能发挥其功能活动，是推动机体生理活动的动力。肾阴肾阳同属于肾，是肾脏生理的两个方面，两者是相互依存和相互制约的，阴液是阳气的物质基础，阳气是推动阴液的能动力量，两者相辅相成，才能发挥人体的各项生理功能。

此外，肾还"主水"、"主纳气"、"司二阴"、"其华在发"、"开窍于耳"，与人体的水液代谢、呼吸功能和体表的感觉器官亦有一定的关系。

综上所述，中医所指的肾，既包括了泌尿生殖功能，还包括有神经系统、内分泌系统和呼吸系统等的部分功能。

历代医家对补肾法的重视

正因为肾在人体生理、病理中占有重要的地位，所以历代医家对于补肾法在临床的应用极为重视。汉代张仲景的医学思想虽然以六经为中心,从所著《金匮》来看,他对补肾法是很有体会的,他所创制的"肾气丸"是治肾的典范。后世的"六味丸"、"八味丸"都是由它演变、发展而来的。唐·王冰认为辨证首先要明确脏腑的性质,对于治肾提出了"壮水之主以制阳光,益火之源以消阴翳"的理论,明确指出了补肾不外"壮水"、"益火"两大法,他的这一理论广为后世所推崇、应用。宋代许叔微的医学思想是以脾肾为中心的,但他治肾重于治脾,他认为"肾为一身之根蒂",补脾不如补肾,所以他主张在温脾健脾时"常须暖补肾气"。元代王好古,主"本气虚"论,他认为"本气虚"是发生疾病的主要原因,而"本气虚"又主要与肾脾有关,如"返阴丹"、"回阳丹"、"正阳散"都是以温补肾阳的附子为主药的。金元主火派的朱丹溪,倡"阳常有余,阴常不足"的学说,他认为相火妄动是致病的重要原因,而相火主要发于肝肾,他说相火"具于人者,寄于肝肾",治疗上强调养阴,是养阴派的倡导者。明代薛立斋的学术思想也是以脾肾为中心的,治疗上重视补肾,临床常用不过十余方,而六味、八味则为所习用。赵献可继薛氏之后以突出"命门真火"为主导,他认为命门为人身之主,命门之火乃人身之至宝,为生机之所系,强调补肾法在养生和治病方面的重要性,他说:"欲世之养生者,治病者,均以命门为真主",赵氏对补肾的六味丸、八味丸作了广泛的推荐,所以后世评其所著《医贯》,只是为八味、六味而作,虽然评价不是恰如其分,但道出了他对补肾法之重视。与赵氏同时的张景岳,亦非常重视养肾,他在补肾之中尤其突出养阴的重要,临床好用熟地黄,他所创制的左归、右归都是以熟地黄为主,故他被后世称为"熟地先生"。从上述所举著名医家对治肾的论述不难看出,补肾法在临床的应用为历代医家所重视。

肾在妇科疾病中的重要地位

人体以脏腑为本，气血为用，男女基本相同，所以一般疾病女子与男子无异。所不同者，女性在解剖上具有胞宫和女阴，在生理和病理上主要表现在经、带、胎、产四个方面。中医认为这一切都与肾有着极为密切的关系。在解剖上、生理上，“胞络系于肾”，“肾司二阴”，而女性的月经正常与否、生殖能力的强弱和有无，又取决于肾气的盛衰；病理上，中医认为妇科疾病的产生，不外乎在气、在血、属肾、属肝、属脾，但关键还是在肾。气血不和、脏腑功能失调是导致一切疾病的基础，但气血、脏腑功能失调，如气虚、血虚、脾虚、肝郁虽然可引起某些中医病证，但不一定出现妇科疾病，只有导致冲任失调后，才会出现妇科疾病。如脾虚，可出现大腹胀满、食少便溏，但不一定出现崩中下血或子宫脱垂，只有在脾虚失于统摄而致损伤冲任后，才会出现崩中或子宫脱垂。在妇科疾病的某一阶段，临床表现可能以肝脾见证为主，但其根本原因往往是由于肾阳不足，不能上温脾阳，或因肾水不足，不能涵养肝木所致。因此，治疗上在调肝健脾的同时，仍须兼以调补肾阴、肾阳，标本同治，才能获得理想的疗效。“冲为血海，任主胞胎”，冲任二脉皆起于胞中，属于肾，肾气的盛衰是冲任二脉功能正常与否的前提，由此可见，肾的功能对于女性的生理和病理处于关键的地位。正因为如此，历代医家极其重视补肾法在妇科的应用。我国第一部妇科专著的作者陈自明，在《妇人大全良方 · 调经门》阐述月经生理时，就是以《素问》所载“女子七岁，肾气盛……二七天癸至，任脉通，太冲脉盛，月事以时下，故有子”之说为依据，阐发肾气、天癸、冲任二脉与月经、生育的重大关系的。赵献可说：“调经以养水为主”，“滋水必兼养火”。张景岳说：“调经之要，贵在补脾胃以滋血之源，养肾气以安血之室”。明末清初的傅青主专长妇科,《傅青主女科》在论述月经病和妊娠期疾病时明确指出:“夫经本于肾”,“胞胎系于命门……系命门者通于肾”,认为“摄胎受孕在于肾脏先天之真气”,而肾阴又是胎孕的物质基础,“肾水足而胎安,肾水亏而胎动”,因此,治疗上强调肾精化血的重要性,提出“补精生血”的治法,发展了血源于脾肾的理论。傅氏临床以补肾着手为多,他主张用药不拘泥古方,遍观其治疗用药,熟地黄、枸杞子、菟丝子、龟甲、巴戟天等补肾之品皆为所习用,他所总结出的“补精生血,温润添精,血中补阴,气中补阳”等独特治法,给后世医家在治疗妇科疾病方面很大的启示和影响。

肾虚的临床表现及其妇科特点

一般来说“肾无实证”,所以有“肾病多虚”的说法。肾虚有阳虚、阴虚之分,临床必须辨证明确,施治恰当,才能获得预期的效果。

1. 肾阴虚

又称“肾水不足”。由于肾精亏损,或因阴虚生内热,可导致一系列临床证候。

妇科表现:月经量多(或少),先期,亦可后期,或崩漏,绝经前后诸症,流产,先兆子痫或子痫等。

全身症状:形体虚弱,头晕耳鸣,五心烦热,咽干口燥,夜寐不安,盗汗,舌质偏红,少苔,脉细或细数。

2. 肾阳虚

又称“下元亏损”。命门火衰,或导致脾阳不振。

妇科表现:月经后期,色淡质稀,量少或闭经,或崩漏,习惯性流产,不孕,白带清稀量多等。

全身症状:面色淡白,神疲乏力,怕冷,四肢不温,腰膝酸软,小便清长或夜尿多，便溏或五更泄，性欲减退，舌质淡，苔白，脉细弱或沉迟。

补肾法在妇科临床的应用

如上所述，肾与妇科生理、病理有着密切的关系，肾阴肾阳的偏盛偏衰，往往是导致某些妇科疾病的重要原因，所以，不少妇科常见疾患需要采用或兼用调补肾阴肾阳的方法进行治疗，才能获得理想的疗效。现将几种常见的妇科疾病的补肾治法列举如下。

1. 月经不调

所谓月经不调，是指月经周期的超前错后，或经量的过多过少。临床见证虽有寒、热、虚、实之分，但肾功能失调往往是其根本的、重要的因素，所以古人有“经脉不调，病多在肾”之说。治疗上多采用调补肾阴肾阳之法，用左归、右归、两地汤之类。

月经先期：多由肾阴亏损所致，阴虚生内热，血热则妄行。傅青主说：“先期者火气之冲”，是由于肾中火旺之故。治法宜“补肾壮水”，即傅氏所谓“水既足，则火自消矣”，可用两地汤（生地黄、地骨皮、玄参、麦冬、阿胶）加牡丹皮、当归，经量多者去当归，加旱莲草、莲房炭。

月经后期：往往由于肾阳不足所致。其机理有二：①肾阳虚衰，冲任失养，月事不能按时而下。②肾阳不足，不能上温脾阳，以致化源不足，血海空虚，不能按时充盈。治宜“温润添精，水中补火”，可用右归丸（鹿角胶、当归、熟地黄、山药、枸杞子、菟丝子、杜仲、山茱萸、肉桂、附子）去山茱萸、肉桂、附子，加桂枝、泽兰，月经量少者，加丹参、益母草。

2. 闭经

闭经一证，不外乎虚实二类。虚证之中，多由于肾虚所致，可分原发和继发两种。

原发性闭经:多由先天肾气不足,天癸不充,冲任失养,以致月事不行。治宜温润添精,益气养血。我科用自制"育宫片"(党参9g、当归12g、白芍9g、川芎6g、熟地黄15g、白术9g、茯苓9g、炙甘草6g、杜仲12g、菟丝子15g等)治疗,多取得满意的疗效。

继发性闭经:多因肝肾不足,来源枯竭,虞天民说:"月水全赖肾水施化,肾水既乏,则经水日以干涸……渐至闭塞不通"。治宜滋补肝肾、养血调经,可用左归丸(熟地黄、山药、山萸肉、龟甲胶、鹿角胶、枸杞子、川牛膝、菟丝子)去鹿角胶、菟丝子,加当归、阿胶、卷柏、刘寄奴。

3. 功能失调性子宫出血(以下简称功血)

属于中医崩漏范畴。崩漏所述症状虽然与功血很相似,但不能把崩漏和功血之间画等号,因为崩漏所涉及的范围较广,除包括功血外,还包括如肿瘤、息肉、炎症等所引起的不规则阴道出血。功血的发生,主要是肾虚影响到冲任二脉失调,不能固摄经血所致。在治疗上,出血多时当滋肾止血,血止后当根据肾阴肾阳的偏盛偏衰进行调补。我们的具体做法是:

止血(即中医塞流):肾阴虚当养阴清热止血,用"止血Ⅰ号"(旱莲草30g、仙鹤草30g、熟军炭6g、侧柏炭30g),或"止血Ⅱ号"(上方加血见愁30g)。肾阳虚当温肾止血,用"止血Ⅲ号"(赤石脂30g、禹余粮30g、补骨脂15g、鹿衔草30g)。以上药物我科现均已做成片剂,每日3次,每次6片。

调整周期(即中医澄源固本):肾阴虚宜育阴潜阳,用"功血Ⅰ号"(熟地黄18g、山药15g、桑椹子15g、枸杞子12g、茯苓9g、旱莲草24g、女贞子15g、白芍15g、紫河车9g,陈皮6g),内热者,去陈皮,加牡丹皮9g、生地黄15g;潮热者,去陈皮,加地骨皮9g、龟甲30g;气虚者加黄芪9g、太子参15g。肾阳虚宜温补肾阳,用"功血Ⅱ号"(熟地黄18g、山药15g、桑椹子15g、枸杞子12g、杜仲9g、菟丝子12g、鹿角霜15g、当归9g、白芍12g、紫河车9g、炙甘草6g、覆盆子9g、巴戟天9g)，性欲减退者，除覆盆子、巴戟天，加仙茅、仙灵脾各9g；怕冷者，加肉桂3g，鹿角霜易鹿角片；气虚加党参3钱、黄芪4钱。阴阳俱虚当补益肾元，用“功血Ⅲ号”(功血Ⅱ号去覆盆子、巴戟天)，气虚者加党参9g、黄芪12g。

4. 肾虚带下

带下之症，亦有虚有实，虚证多因肾阳不足，固摄无权，以致带脉失约，冲任不固，精液滑脱而下，表现为带下清稀如水，日久不愈，腰酸腿软，下肢清冷。治宜温肾培元，固本涩精，可用苓术菟丝丸(茯苓、菟丝子、白术、五味子、杜仲、莲子、炙甘草)去五味子，加党参、海螵蛸、鹿角霜、补骨脂、巴戟天。

5. 不孕症

不孕症的原因很多，有因先天生理缺陷的，有因后天生殖器官器质病变的。就子宫发育不良之不孕症而言，主要是肾阳不足，胞宫失于温煦所致，《圣济总录·妇人门》说：“妇人所以无子者，由冲任不足，肾气虚寒故也。”治宜温肾添精，益气养血。几年来，我们用由“毓麟珠”化裁创制的“育宫片”(见前)统一治疗子宫发育不良所致的不孕症百余例，收到了满意的效果，以资料完整的55例分析，受孕率为47.3%。

子宫发育不良之不孕症，虽然大部分病例表现为肾阳虚，但部分病例临床并无肾阳虚的见症，而我们用温肾添精的治法同样收到了疗效。我们的体会是：子宫发育不良所致的原发不孕，临床见症虽有肾阳虚、肾阴虚，肝脾不调，甚至无证可辨等种种表现，但其根本原因乃属肾阳不足。同样，我们认为子宫发育不良，亦对肾阳虚的诊断具有一定的参考价值。

6. 先兆流产

造成流产的因素不外乎母体和胎元两个方面，但不论母体与胎元，其根本原因在肾。“任主胞胎”，“胞络系于肾”，母体肾气亏损、冲任失固，则胎失所系，因而胎动不安；“人始生，先成精”，胎元的发育取决于先天的肾精，如果先天肾精不旺，必然影响胎元的发育、成长，胎萎不长，必致流产。临床每见个别经中西医治疗失败者，观其流出之胚胎，多为发育不良，所以说，先兆流产的主要原因在肾，治宜固肾安胎，可用寿胎丸（菟丝子、续断、桑寄生、阿胶）为基本方，气虚者加黄芪、党参；有口苦纳差者加黄芩、白术；血色鲜红者加生地炭、旱莲草；腰痛明显者加杜仲；腹痛明显者加白芍。

结　语

中医对肾的生理和病理的认识，主要表现在肾阴肾阳两个方面，而肾阴肾阳同居于肾，“火为水之主，水为火之源”，二者相互依存，相互制约，即所谓“阴阳互根”。所以，在治肾中绝不可一见阳虚就一味地补阳，一见阴虚就一味地补阴，必须阴阳兼顾，张景岳说：“善补阳者，必于阴中求阳，则阳得阴助而生化无穷；善补阴者，必于阳中求阴，则阴得阳升而泉源不竭”，是颇具指导意义的。尤其在妇科，妇女经、孕、产、乳都是以精血为用的，治疗中要处处照顾精血。由上述疾病的治疗可以看出，在补阳时很少应用附子、肉桂等辛热刚燥之品，而多用温而不燥之味，就是这个道理。

肾为先天之本，女子生长、发育与肾气的盛衰有着直接的关系。少女处于生长发育的重要阶段，许多疾病的发生，往往是因肾气未充所致。所以治少女之病，应着重于肾，即所谓“少女治肾”，而在补肾之中又必须处处照顾肾阳。我们对子宫发育不良所致的原发性不孕症，以及痛经、闭经、功血等，均应用温润添精的育宫片进行治疗，都是以这一理论作为指导的，临床上也确实收到了较好的效果。

肾阴虚、肾阳虚是导致许多妇科疾患的重要原因，但并不是导致一切妇科疾患的原因,例如:带下一证,有的是由于"脏空而虫蚀阴中"所致,则治法当清热、利湿、杀虫。肾虚所引起的某些疾病,在某一阶段中又出现以气虚、脾虚、肝郁为主的见症,治疗必须抓住当时矛盾的主要方面,标本兼治,才能取得理想的疗效。例如:妊娠晚期,由于肾阴虚可导致肝阳上亢,而引起头痛、头昏、血压高、甚至抽搐等症,其病因虽为肾阴不足,但此时肝阳上亢、化火生风,已成为威胁患者生命安全的主要矛盾,所以,治疗就不能单纯滋补肾阴,而必须养血熄风、育阴潜阳,用羚角钩藤汤加减。我们强调补肾法在妇科临床的应用,但绝不是说,也不可能以补肾法代替健脾和胃、养肝调肝、调理气血等妇科常见的治法,主要在于辨证施治,要用哲学思想指导医疗实践。

带下病的辨证治疗

"带下",首见于《素问·骨空论》"任脉为病,女子带下瘕聚"之说。《金匮要略·妇人杂病脉证并治》中有三处提到带下,一是"……此皆带下",二是"……此病属带下",三是"带下经水不利,少腹满痛"。以后王叔和《脉经》提到:"师曰:带下有三门,一曰胞门,二曰龙门,三曰玉门,已产属胞门,未产属龙门,未嫁女属玉门"。严用和《济生方·妇人门》中有"巢氏病源论妇人有三十六疾。所论三十六疾者,七癥、八瘕、九痛、十二带下是也"等等。由此可见带下之名由来已久,肇端于现存最早的古典医著《内经》,以后历代医家沿用至今。

带下有广义、狭义之分,广义带下是泛指一切妇科病,包括经、带、胎、产甚至癥瘕,因带脉起于季肋章门,环腰一周如束带状,而这些疾病都发生在束带以下,故名带下。王叔和《脉经》

中有一段记载:“问曰:有一妇人年五十所,病,但苦背痛,时时腹中痛,少食多厌,喜䐜胀,其脉阳微,关、尺小紧,形脉不相应,愿知所说。师曰:当问病者饮食何如。假令病者言,我不欲饮食,闻谷气臭者,病为在上焦;假令病者言,我少多为欲食,不食亦可,病为在中焦;假令病者言,我自饮食如故,病为在下焦,为病属带下,当以带下治之”。可见“带下”因其病变部位在带脉以下而得名。甚至妇科医生,亦称为带下医。如《史记·扁鹊仓公列传》载有“扁鹊名闻天下,过邯郸闻贵妇人,即为带下医”。狭义带下是指妇人阴中流出的一种白色黏液,如唾如涕。其取名带下有两种解释,一种是取名于病理,因这种病是由带脉失约所致的,傅青主说:“而以带名者,因带脉不能约束而有此病,故以名之”。一种是取名于症状,因带下病所下白物,绵绵不断,有如带状,所以叫带下。正如《邯郸遗稿》所说:“带如下带,不断者是也。”狭义带下亦有生理、病理两种含义。如月经前后和妊娠初期,白带适当增多,无其他特殊不适,为正常生理现象,此乃正常女子,发育成熟,肾气充盛,肝气疏条,脾气健运,任脉通畅,带脉健固,则阴液布于胞中,润泽于阴道而致。所以王孟英说:“带下,女子生而即有,津津常润,本非病也。”可见生理性带下,可有而不可无,可行而不可止。病理性带下是指带下的量、色、质、气味都发生了变化,并伴有不同程度的全身症状。此为妇女的常见病、多发病,民间有“十女九带”之谚,此气不能化经水,而反变为带病,虽无疼痛之苦,却有暗耗之害。明王肯堂《证治准绳》曰:“妇人有白带者,乃是第一等病,令人不能产育,宜急治之”。所以病理性带下是我们研究的重点。中医学对妇女带下病极为重视,一般妇科专书,将带下病列为经、带、胎、产四类疾病之一。《傅青主女科》亦将带下病放在全书之首。

带下的颜色、质地、气味是带下病的辨证要点。从颜色来看，古人把带下分为白、黄、赤、青、黑五种。首先由巢元方《诸病源候论》提出，以后在陈自明的妇科专著《妇人大全良方·崩中带下方论》中认为带下病的发生，是由于风邪侵入，五脏所伤发生的病变。由于所伤的脏腑不同而产生不同颜色的带下病，象征着五脏各有其带，他说："妇人带下，其名有五，因经行产后，风邪入胞门，传入脏腑而致之。若伤足厥阴肝经，色如青泥；伤手少阴心经，色如红津；伤手太阴肺经，形如鼻涕；伤足太阴脾经，黄如烂瓜；伤足少阴肾经，黑如衃血。"在这里他主要是根据《内经》的理论以五色配五脏。《女科正宗·带下总论》曰："带脉者，起于季胁，回身一周。妇人胃中浊痰郁久，从带而下，故曰带下……或如白涕，或如红津，或黄如烂瓜，青如泥泽，黑如衃血……轻则来而不来，重则来而无度，下流不止。"《张氏医通·妇人门·经候》曰："带下之证，起于风气寒热所伤，入于胞宫，从带脉而下，故名为带，有五色，不止赤白。"以上文献记载都提到五色带，从临床来看五色带也确实有之。虽傅青主曰"夫带下俱是湿症"，但五色辨证则有轻重，他根据湿的变化原因不同，而表现五种不同颜色的带下，如白带乃脾虚肝郁，湿盛而火衰，治宜补脾佐以疏肝；青带乃肝经之湿热，治宜清肝木之火，利膀胱之水；黄带乃任脉之湿热，治宜补任脉之虚，清肾火之炎；黑带乃火热之极，治法惟以泻火为主，火退而湿自除；赤带乃肝火内炽，脾土不运，湿热蕴结于带脉之间，治宜清肝火而扶脾土。具体分析来看，白带的发病机理主要是脾虚肝郁或肾气不足。

脾虚肝郁包括两个方面，一是脾虚影响到肝郁，多由饮食不节，劳倦过度，脾气受损，运化失职，以致水谷精微不能上输生津化血，反聚为湿，流注下焦，伤及任带两脉发为带下。一是由肝郁影响到脾虚，由肝气郁结，影响脾失健运，聚湿下流，但均必伤及任带始可发为带下。肝郁、脾虚这两者，互为因果，但两者中又以脾虚为主，因为只有脾虚才会聚湿，湿气下流，伤及任带才会发生带下，如缪仲淳说："白带多是脾虚，肝气郁则脾受制，脾伤则湿土之气下陷，是脾精不守，不能输为荣血，而下为白滑之物。"《医学心悟·妇人门》亦曰："大抵此症不外脾虚有湿。脾气壮旺，则饮食之精华生气血而不生带；脾气虚弱则五味之实秀，生带而不生气血。"脾虚肝郁是由于脾虚湿聚，湿为阴邪，湿盛则致脾阳不振，又脾与胃相表里，一湿一燥，一升一降，脾病势必影响到胃，肝喜条达而恶抑郁，肝郁木横，脾土受克，脾伤及胃，致中气无权，所以傅氏在论白带时有两句名言，即"湿盛而火衰，肝郁而气弱"。

肾乃封藏之本。或因素体肾气不足，或因房劳多产损伤肾气，致封藏失司，带脉失约，任脉不固，精液滑泄不禁，发为带下。正如《女科经纶》引赵养葵言所云："……下焦肾气损虚，带脉漏下……治法俱以补肾为主。"

黄带：指带下色黄如酽茶，质黏腻，且有秽臭气，此乃湿热为患，多因肝郁化火，脾气受制，运化失常，湿浊留滞，郁久化热，湿热相搏而下注，带脉失约，冲任不固所致。张景岳认为"妇人带下色黄者属脾"。《女科证治约旨》亦曰："因思虑伤脾，脾土不旺，湿热停蓄，郁而化火，其气臭秽，致成黄带。"傅青主则主任脉湿热之说，他认为："夫黄带乃任脉之湿热也，煎熬成汁，因变为黄色"。《女科易知录》亦曰："任脉积湿，湿盛主热，因而不能生精化血，故腐败而成黄带"。由此可见，黄带虽有脾经湿热和任脉湿热之说，但均言湿热为患则一，既以湿热为患，治宜清利湿热无疑。

赤带：是指妇女阴中流出一种红色的黏液。《妇人大全良方·崩中带下方论》描述的"其色赤如红津"，《神农本草》所谓"赤沃"，即是本证。赤乃心之本色，一般赤带以心火论治，陈自明云："伤手少阴心经，色如红津"。《妇科玉尺·带下》曰："赤带多因心火，时炽不已，久而阴血渐虚，中气渐损，而下赤矣。"亦有不从心火立论者，傅青主主肝脾之说。《丹溪心法》曰："女子之血，谓之七损，上为乳汁，下为月经，交合浸淫之水，与夫漏浊、崩中、带下之物，皆身之血也，何况赤带乎。"可见赤带由血变化而来。又肝藏血，脾统血，心主血，肾藏精，精化血，故赤带与肝、脾、心、肾关系密切无疑，特别是血分有热，然又有实热、虚热之分，具体论治时又当细细辨之。赤带还应与崩中漏下区别，前者似血而色不纯，必夹有黏液，后者流出全是经血。

青带：带下如绿豆汁，色青绿而稠黏，愚意青带乃脓性白带，绿脓样，多由湿毒感染而致，湿毒发病的机理，可以从两个方面来看，一是患者本身正气不足所致，经行、产后血室正开，胞脉空虚，湿毒之邪，乘虚而入；二是手术创伤，湿毒乘虚侵入，损伤任带而发为带下。薛立斋辨青带时云："色青者属肝"。傅青主自制"加减逍遥散"治疗本症。愚意既为湿毒感染，就应清热利湿解毒，亦从肝胆论治，以龙胆泻肝汤化裁，此时却非逍遥散之类力所能及，病重药重则病当之，欲起千斤之石，必用千钧之力，如用药轻描淡写，岂能力挽沉疴。

黑带：带下色黯如黑豆汁，其气腥秽者即是。通俗讲就是些坏血、死血、乌血，滞留熏蒸而变黑，黑色由肾所主，所以黑带归于肾。陈自明曰："伤足少阴肾经，黑如衃血"。然有虚实之分，湿热下注为实，精液不守为虚，实乃胃与命门火旺，虚乃脾肾两虚，此又不可不辨。

带下病除从颜色上辨证外，还可从质地、气味上辨证。从质看，有稀、有稠，有清、有浊。凡质清稀者多虚、多寒，质稠浊者多实、多热。再从气味来看，气腥者多寒；气臭者多热；臭秽难闻者，多由湿热化火化毒所致，甚至为现代医学所说的恶性病变。

带下病从脏腑来看多发生在肝、脾、肾，致病因素多为湿、热、寒、毒，主要是湿邪。其病因病机可以用五句话来概括："脾气虚，肝气郁，肾气亏，湿气侵，热气逼"。这里脾虚、肝郁、肾亏是脏腑功能失调造成内湿的主要原因，亦是导致带下病的间接原因；湿气侵、热气逼是外感湿邪导致带下病的直接原因。傅氏通过临床观察指出："出嫁之女多有之，而在室女则少也。"主要是出嫁之女直接感染的机会多，可见直接感染是造成带下病的重要原因。但是脏腑功能失调和感受外邪，这两者又是互相影响的，脏腑功能失调后，更易感受外邪，同样感受外邪后，进一步影响脏腑功能的正常行使。

这里要特别提及，由于带脉独特的循行路线，及其由此而决定的特殊功能，确定了它与带证的形成有着特别密切的关系。张子和曰："夫治病当先识经络，人身大经有十二，奇经有八脉，十二经与八脉，通身往来，经络共二十道，上下流走环周，昼夜不息。然此二十经，上下周流者，止十九道耳。惟带脉起少腹季肋之端，乃章门穴也，环周一身。经腰而过，如束带之于身。"可见一般经脉上下周流，独带脉围身一周，正由于带脉有独特的循行，围身一周，如束带然，所以直行的经络必须经过它的经道，其对诸经之约束，不言而喻。傅氏女科中说："冲、任、督三脉，同起而异行，皆络于带脉，冲、任、督三脉以带脉所约束之。"冲、任、督、带虽同属一个体系，而带脉又约束诸脉，妇科疾病包括带症都发生在带脉以下，与冲、任、督，带之循行，有所谓"经脉所过疾病所生"。因此冲、任、督、带成为解释带下病的主要经络。带脉主要功能是约束诸经，这就导出它的主要病理特点是带脉弛缓而产生各种下陷症状。正如沈金鳌所说："是知一身上下，机关全在于带，带不能自持其气，其证皆陷下而不上矣……"带下病就是由于带脉弛缓，不能约束诸经所致，《女科证治约旨》曰："若外感六淫，内伤七情，酝酿成因，致带脉纵弛，不能约束诸经脉，于是阴中有物淋漓下降，绵绵不断，即所谓带下也。"再者带下病的发生多与肝、脾、肾有关。而带脉又与肝、脾、肾关系密切。带脉附于脾，居中焦与脾同位，脾气盈满，周流带脉，此生理之常。王海藏云："带脉行于厥阴之分而太阴主之。"唐容川亦云："盖带脉下系胞宫，中束人身，居身之中央，属于脾经，脾经土气冲和，则带脉甯洁……"又带脉主要功能是提系，而脾主升，带证发生是带脉失约所致，补中焦之气即可提系带脉。健脾益气即升带脉也，《女科经纶·带下门》引缪仲淳语："盖以白带多属气虚，故健脾补气要法也。"可见带脉与脾关系密切。带脉起于季肋章门穴，而章门乃肝经募穴。《明堂经》曰："带脉有二穴，一为章门穴属足厥阴肝经，一为带脉穴属足少阳胆经。"不难看出肝胆与带脉精气是相通的，肝胆疏泄正常有助于脾肾精气对带脉的灌注，同时带脉对诸经的约束，亦有助肝胆疏泄，使之气机升降不致失常，两者相互为用。带脉络腰而下，腰乃肾之府，足少阴肾经之分野。唐容川曰："带脉出于肾中，得先天之精气灌注，后天之水谷濡养，则脉体充盈，弛张有度，何致发生带下？"故带脉与肾关系密切，带下日久必累及肾。

在治疗大法上，对脾虚肝郁，要健脾升阳，开郁、除湿；如果肾阳亏损，则须温补肾元，固涩止带，因精液滑泄，故要止涩；如果由于湿热内侵，则要清热利湿、解毒。总之，带下病的治疗大法不外如此三则，下面分别叙述。

脾虚（包括肝郁）引起的带下，特征为带下色白，或兼淡黄，质稠，味腥或无味。傅氏云："湿盛则火衰，肝郁则气弱"。从全身症状来看，由于脾虚而见面色萎黄，火衰气弱亦可见面黄或白；脾气不足，运化失司，则不思饮食或大便不实，甚则便溏；苔白根据脾虚的程度和湿盛的轻重而略有差别，一般是苔白，进一步白厚，再进一步白腻；大多脉缓，假如火衰气弱又加湿盛，脉则濡缓，甚至尺脉缓弱，尺弱主肾虚，濡主湿。此即从白带的色、质、气味、全身症状以及舌苔、脉象来辨证。治以健脾益气，升阳除湿。方用"完带汤"。本病的成因在湿，发病重点脏是脾，主要是脾虚，脾虚及胃，脾胃受病，中气无权，脾虚湿聚，脾湿下流，影响任带，成为白带。完带汤中，重用白术、山药各一两，白术甘温，山药甘平，都是甘味药，能健脾胃，一温一平有协同作用，均重用一两，健脾而扶其冲和之气，其中白术又有利腰脐间血和提系带脉的作用；苍术三钱，苦温，温阳升散，燥湿和胃；人参二钱，补中益气；甘草和中；陈皮五分，醒脾健胃。这五味药无疑是从异功散变化而来的，仅未用茯苓，共奏健脾益气，和胃燥湿之功。湿邪既去，则能使中州下陷之气升举，脾的运化功能正常。其所以稍佐疏肝的药，是因为脾虚肝郁，用柴胡六分，黑荆芥五分，舒畅肝气，这两味药直达肝经，疏肝达郁，用以升提肝木之气，其用量不过五六分，因肝为刚脏，木郁达之，应升散，但不宜太过，太过反使风木鸱张；傅氏除用以上两味药舒肝达郁，升提肝木之气外，用白芍养血柔肝，酸收以防风木鸱张；本病又因湿邪为患，宜散不宜收，白芍虽能养血柔肝，但毕竟酸收，所以用酒炒，使其敛中有散，柔而不滞，既不留滞湿邪，又使肝郁之气得以条达，风木亦自然平熄，此妙用与逍遥散相似，健脾调肝方法巧妙。本方健脾和胃、疏肝达郁、柔肝养血等几个方面的作用俱全。但此症主要是湿邪为患，是湿在下，损伤了任带而发为带下，所以用一味车前子清利水湿，不用茯苓而代之以车前子。试参见经方，体会一下茯苓的用法，如苓桂术甘汤，以茯苓为君，主治水气凌心，引水向下，茯苓在这里利湿在上焦；四君子汤有茯苓是专治中焦的。可见茯苓虽淡渗利湿，但作用在上中焦；而带下病，湿邪在下，治要开辟出路，因此傅氏不用茯苓，而用车前子，车前子走小肠，善于走下利湿，为在下的湿邪开辟出路，这亦是本方的妙用之处。观看全方，在健脾和胃、舒肝达郁利湿等几个方面都照顾到了。这样脾土健运，中阳日振，带脉恢复正常功能。傅氏说此方是肝、脾、肾三经同治，寓补于散之中，寄消于升之内，整个方义都在这两句话中，浓缩起来可以用“补、散、升、消”四个字来概括。而“补、散、升、消”的目的归根到底都是除湿。药虽十味，但药味轻重差别甚大，配伍巧妙，是一首名方。从此方分析中，我们体会到，前人遣方用药，用心良苦，立法严谨，用药丝丝入扣，面面俱到。我们应该认真体会前人的制方，以启发我们的思路。

假如湿邪郁久化热，湿热熏蒸，成为黄带，黄乃火迫所致，治宜清热利湿止带，如易黄汤。该方亦出自《傅青主女科》。方仅五味，但药简而力专，功在调补任脉，清利湿热。方中以山药、芡实为主，重用一两，并均炒用；山药味甘，《神农本草经》谓其入肺、脾、肾三经，芡实味甘苦涩兼酸味，亦入脾、肾，本症乃湿郁化热，为何选用这两味药？因脾上是肺，肺通调水道，下输膀胱，脾主转输，肾主气化，水津四布，五精并行是靠肾的气化。而水道通调主要是靠肺、脾、肾三脏共同来完成的。山药、芡实直接补此三脏，三脏功能正常，水湿自然而利，故能达到益脏除湿的目的。这里不用生山药而用炒山药，因生山药汁多，而带症是湿邪为患。同样芡实虽补脾胃，但有味涩之弊，所以炒用，其意是防其滞涩，使其补而不滞，又均重用一两，这样寓行于补，能守能走，守的是补肺、脾、肾之气，走的是除祛水湿之邪，此用方之妙，发人深省。带下病从脏腑来说虽以肝、脾、肾为主，然必是损伤了任脉之后，才会发生带下。说易黄汤补任脉，是因为山药、芡实都能补脾肾，而任脉与脾肾相通，补其脏即补其相通之脉，并加入白果直接补任脉。以上三味均为扶正药，不能祛邪，所以加黄柏，用盐水炒后直入肾中，清肾中之火；因其湿热聚在下焦，故用车前子利下焦之湿，妙在用酒炒车前子，前面完带汤不用酒炒，这里用酒炒，意在利的同时助其散，以达到清、升、散、利的目的，使湿邪有去路，这样湿热得解，任脉得安，黄带可愈。易黄汤药仅五味，选用精当，针对性强，亦为临床之常用方。

带下之形成是由湿浊下注，损伤任带，首先是白带；如湿浊壅聚，郁而化热，湿热交蒸成为黄带，其色如酽茶，有腥臭气；如果失于治疗，化火化毒，便成为赤白带、青带，甚至黑带。这时常伴口苦，小溲赤热，阴痒，阴道灼痛；带下之色由黄变成脓汁、衃血夹杂之物。这已非易黄汤所能奏效，而要泻火、利湿、解毒方可达到治疗目的。我在治疗黄带时受傅氏易黄汤的启发，宗其法而不泥于方。每以山药、生甘草、黄柏、车前子作为基础，然后随症加味。山药补肺、脾、肾三脏；生甘草既和中，又可泻火解毒；车前子利湿；黄柏清肾中之火。如口苦加炒栀子、牡丹皮，仿丹栀逍遥散之义，丹栀逍遥散的适应证就有口干口苦，此由肝郁化火所致，牡丹皮、栀子相配既可清气分火，又可清血分火；如小溲热赤或色黄，加茵陈、木通，既利湿，又可泻火除热；阴痒加苦参、地肤子、炒荆芥祛湿止痒；如血性白带，血分有热者加生地黄、赤芍；如带下腥臭气甚，加樗根白皮、土茯苓、忍冬藤。如有烦热加白薇，既退烦热，又可利尿；胸胁不舒加柴胡；少腹胀痛加川楝子、酒炒白芍；如果检查有滴虫、霉菌性阴道炎，那就按妇科杂病阴痒，另外用药。

肾虚带下，症见带下清冷，色白，质薄清稀，量多，淋漓不断，腰酸怕冷，小便清长，夜尿多，甚至五更泄等一派肾阳虚衰表现。治用内补丸加减。该方温肾培源，固涩止带，对本证针对性强，作为首选示范方。方中以鹿茸为君，功能大补元气，生精髓，益督脉；菟丝子补肝肾，固任脉；肉苁蓉壮肾阳；黄芪补气；肉桂、附子壮阳；潼蒺藜温肾止腰痛；全方有温肾壮阳，补气益精之力。

愚在运用此方时，每在原方的基础上适当加减化裁。其中鹿茸为血肉有情之品，能直接温阳升精，疗效虽佳，但价格昂贵，一般病家难以办到，愚意最好易鹿茸为鹿角或鹿角霜，虽力量较弱，但作用类同；方中肉桂、附子补命门真火，余往往取肉桂一味，本证是精液滑泄，肉桂补命门真火，补而能守。古人说善补阳者，必阴中求阳，善补阴者，必阳中求阴，在补阴时要照顾到阳，同样补阳时亦要照顾到阴，所以我在用鹿角、肉桂等补阳同时，还要用熟地黄、枸杞子、菟丝子养阴。因为肾虚带下，虽是肾阳虚衰，下元不固所引起，但其导致的结果是精液滑泄不禁，损伤的是阴液，故在温阳的同时要滋养阴液。患者往往有腰疼如折，即用补骨脂来补肾固涩，再加芡实、白术、山药是从完带汤来的；人参养后天补先天，补气升提；煅龙骨固涩直达肾中，临床使用，往往收到较好的效果，供同道们参考。

黄绳武

临床验案

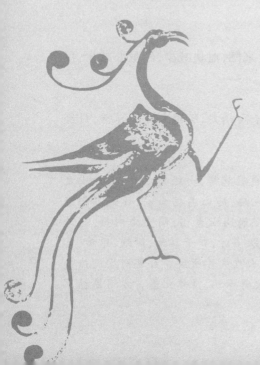

瘀结血崩(子宫肌瘤)1 例

陈某某,女,47 岁,初诊:1983 年 10 月 20 日。

月经过多 10 余年,近 1 年加重,每次用纸 4 ~ 5 刀,色黯红有大血块,经行腰隐痛,周期 25 ~ 27 天一潮,经行8 ~ 9天干净,末次月经 10 月 14 日来潮,现仍未干净,素头昏、两腿软,纳差,心慌,口干喜饮,烦躁多汗,大便干结,小便黄。今年 6 月妇检:子宫鸭蛋大,质稍硬,诊断“子宫肌瘤”,作 B 超结果相同。舌质黯淡,苔薄,脉细。

此郁结血崩。治宜:软坚化结,调经止血。

夏枯草 15g　益母草 20g　浙贝母 15g　生牡蛎 30g　鳖甲 20g　白芍 15g　山药 15g　冬瓜仁 15g　枸杞子 15g　三七 5. 5g

二诊:1983 年 11 月 25 日。

服药后月经于 11 月 10 日来潮,血块减少,经量亦减少,仅用纸 3 刀,大便正常,余症减轻。

继服上方。

服上药加减半年。妇检:子宫稍大,B 超未发现异常,月经量基本恢复正常。

按:“子宫肌瘤”属中医学癥瘕范畴,由经行之时,血欲出之际,停于胞宫,经血蕴积,煎熬成瘀,瘀血占据血室,致血不归经而崩。瘀血日久化热化火,又经崩阴血大伤,阴虚生内热,热灼冲任,迫血妄行,故崩漏并见烦躁多汗,口干喜饮,便结,尿黄,其头昏、心慌、腿软,乃失血过多,血虚失养所致。可见阴虚瘀热是此病发生之重要机理,故治宜化瘀养阴,清热止崩。方用夏枯草气寒而味辛，凡结得辛则散，气寒清热，兼通血脉凝滞之气，有软坚散结之功；浙贝母性寒，功能开郁散结、解毒化瘀；鳖甲咸平，补阴气、潜肝阳、消癥瘕，缪希雍《本草经疏》谓其“润下作咸，甲主消散者，以其味兼平，平亦辛也，咸能软坚，辛能走散，故《神农本草经》主癥瘕坚积”；生牡蛎咸涩性凉，能软坚散结且有收涩固脱之功。重用益母草活血调经，三七末既能化瘀血，又善止血妄行，乃理血妙品；用白芍养肝血，山药补脾阴，枸杞子补肾、养冲任。此方组成，虽下血如崩，但不止血，血不归经，徒止何益？虽有癥瘕但不攻破，亦不用辛温助动之药，而重在软坚散结，不失通因通用之意；其软坚散结之药，亦选鳖甲滋阴而软坚，牡蛎软坚而固涩，夏枯草、浙贝母软坚而清热解毒，三药同用使阴血得充，虚火得清，使离经之瘀结尽化其滞，未离经之血永安其宅。用山药、枸杞子、白芍养肝脾肾三脏阴血，补阴而无浮动之虑，循血而无寒凉之苦。即便活血亦选用能止能化之佳品，如三七、益母草之类。

气虚血崩1例

杨某某，女，49岁，初诊：1984年9月18日。

月经先期、量多3年余，开始服中西药可以止血，近年月经量越来越多，出血时间长，服中药亦不能止血。末次月经8月25日来潮，至今已20余天仍未干净，开始几天量多，有大血块，但腹痛不明显，每天用1刀多纸，后量减少，但淋漓不尽。近来感冒，不适，有冷感，欲呕，口干喜热饮，大便干结，小便可，面色萎黄，B超提示“子宫肌瘤待排”，舌质淡，苔薄白，脉细。观前所用中药均系清热凉血、固涩止血之品。

此气虚血脱。治拟：补脾益气，佐化瘀止血。

黄芪15g　白术10g　黑姜炭3g　甘草6g　三七末4.5g　制首乌15g　莲房炭15g　白芍15g　蒲黄炭10g

二诊:1984年9月26日。

服上方4剂阴道出血停止,大便正常,胃中冷感减轻,仍口干喜热饮,下腹部有点作胀,心慌,头昏,乏力,舌淡,苔薄,脉细。

继服上方加橘红6g。

三诊:1984年10月15日。

这次月经于9月30日来潮,量减少,用纸2刀,7天干净,大血块明显减少,下腹胀消失,余症均减轻,饮食增加,精神好转。

继服上方。

随访3个月,月经正常。

按:崩漏日久致阴血流失,气随血耗因之而虚,加上长期投以寒凉阻碍阳气升发,又犯见血止血之诫,介类、胶、炭之属,酸敛滋腻用之不慎,终碍脾胃。傅青主早就告诫曰:"世人一见血崩,往往用止涩之品,虽亦能取效于一时,恐随止随发,继致终年累月不能全愈者有之。"患者服止涩寒凉太过,虽止血一时,但损伤脾胃阳气,致胃冷欲呕,口干喜热饮,医者只知火盛动血,一见口干便结,以为热证无疑,不知便结固有热燥大肠,亦有血枯不润;口干既有热灼津液,亦有阳虚津液不能上承,辨证要点是喜热饮还是喜冷饮;结合其舌淡,苔薄,面色萎黄,喜热饮,属脾虚可见。脾者生血、统血,今患者头昏心慌,脾虚不能生血,崩中漏下不止,脾不统血使然。血者阴类,其运在阳,脾阳大虚故血无所统,所谓"阴虚阳必走"是也。《类证治裁》曰:"气虚血脱,宜温补摄之"。方中以黄芪为君,味甘性温质轻而润,能入脾补气,《本草求真》谓其"为补气诸药之最",补气摄血是也。赵献可曰:"古人治血,必先理气,气药多血药少使阳升阴也,有形之血大脱不能速生,几微之气惟以无形生有形,以阳气之药维之阴血暴亡之后,此阴阳相维之妙。"滋以白术健脾益气助其生发之气。黑姜温中散寒,《本经逢原》谓其"禀阳气之正,用治里寒",止而不移,炒黑去其辛散之性,而有止血、引血归经之妙,傅青主曰:"黑姜引血归经是补中而有收敛之妙"。莲房炭苦涩温,止血,《本经逢原》谓其"功专止血,故血崩下血溺血,皆火烧灰用之"。白芍敛阴,配甘草酸甘化阴,补阴血之不足;制首乌润肠通便,制后去毒,留润肠之功,而去滑利太过之弊。患者检查疑是子宫肌瘤,虽无腹痛,但大血块多,可见瘀血有之,《备急千金要方》曰:"瘀结占据血室,而致血不归经"。温中散寒止血,对脾虚不统血自属正治,但对瘀血却非其治也,故佐三七、蒲黄炭,三七善化瘀血又善止血妄行,为理血妙品,蒲黄活血化瘀炒炭又有止血之用。二药均一走一守合于一体,止血而化瘀,塞流而不碍畅流之义,使瘀化血活,结开畅流,血行经络以止经漏。观全方不求止血而血自止,温之止之,行之止之,与世俗见血非投凉即滋阴,相互成风不重辨证,绝然有异。

阴虚血崩1例

胡某某,女,42岁,初诊:1983年5月25日。

自去年3~4月份起月经量开始增多,9~10月份逐步经期提前,20余天一潮。今年月经紊乱,4月份停经47天后月经来潮,开始大出血有大血块,当时诊刮,根据病检报告诊断为"子宫内膜增殖症",诊刮后出血仍未干净,服避孕药及安宫黄体酮,血仍未止,做B超提示"子宫肌瘤待排"。现患者阴道有少许出血,伴烦躁、口干口苦、小便黄、头昏,舌尖红,苔黄,脉细数。

此肾虚火旺,迫血妄行。治宜:滋肾养阴,固肾调经。

地骨皮12g　旱莲草24g　生熟地各30g　阿胶15g　白

芍 15g　麦冬 15g　五味子 4.5g　生牡蛎 30g　益母草 10g。

二诊:1983 年 6 月 5 日。

服药后 6 月 1 日出血干净,精神好转,但仍头昏,小腹痛,肛门下坠,前几天患泌尿系感染,服西药 3 天好转,余证均有减轻。舌质红,苔薄,脉细数。

继服上方加甘草 6g、黄柏 10g。

三诊:1983 年 7 月 7 日。

末次月经 6 月 29 日来潮,头两天量多,用纸 1 刀$^{+}$,后两天量减少,7 月 6 日干净,经行 7 天,用纸近 3 刀,无腹痛,但仍感头昏。舌质淡红,苔薄,脉细。

上方加太子参 15g。

四诊:1983 年 7 月 28 日。

这次月经 7 月 25 日来潮,已用纸一刀半,今天量不多,无明显不适,舌质正常,苔薄,脉细。

继服上方,加贯众炭 10g。

观察至 11 月份,患者月经正常,27~28 天一个周期,用纸 2 刀,精神好转。

按:经所曰"阴虚阳搏谓之崩",是言阴虚而阳盛始发崩中。阳主气火,阴本涵阳,今阴不足,则阳独盛,迫血妄行而成崩中。《血证论》指出血证"气盛火旺者十居八九","血与火原一家","血病即火病,泻火即止血"等等,无非是言"人莫不谓,火盛动血也"。患者崩漏兼见月经先期,烦躁、口干苦、舌红、苔黄,脉细数,属热证无疑,然此火非实火乃虚火耳。患者素月经量多,又大出血,气随血耗、阴血大损,阳气亦因之而势微,可见此火非阳之有余,实阴之不足。阴虚何脏,烦者心也,躁者肾也,口苦尿黄肝也,又经本于肾,肾者水脏,主五液,今肾水不足不能镇守胞络相火,故血走而崩。方中重用生熟地大壮肾水,养肾精兼泻肾火,助以阿胶之甘大补精血,补不足之阴以配阳,泻有余之火以护阴，收水升火降之功。麦冬养心阴、清心火，白芍养阴敛肝，地骨皮清至里之热、降浮越之火，旱莲草性凉最善止血。妙在用五味子固肾摄精，助以生牡蛎其质类金石，性善收敛；肾者封藏之本，藏精气而不泻，今肾精亏损，固摄失职，只滋阴养血，势必血难以生，阴难以充，必加固涩之品以收敛耗散之肾气，始为正治。其中生牡蛎又能散结软坚化痰治子宫肌瘤，使血之已离经者尽化其滞，血之未离经者永安其宅。血以和为贵，经以调为顺，故佐益母草调经，祛瘀生新。全方妙在全不去止血而惟补血，又不止补血而更补阴，非惟补阴而更固肾，俟阴复而血复，血复而火灭，火灭而血自止。虽言热迫血行，但不用苦寒折火，而甘寒柔润重养肝肾，以清冲任之热，辅以固肾调经之品，补阴而无浮动之虑，缩血而无寒凉之苦，以清凉之中不离止涩，而止涩之中又须和血调经使其畅流，乃治阴虚火旺迫血妄行之崩中之一般法则。

心肾不交血崩 1 例

陈某某，女，30 岁，初诊：1984 年 8 月 26 日。

近一年半，月经过多，过频，有时一月二潮，持续 7 ~ 15 天，月经量多、色红。每经潮前几天量多如崩，后则淋漓不尽，月经周期提前，末次月经 1984 年 8 月 9 日至今仍淋漓不尽。口臭，多梦，平时经常牙龈出血，阵发性心慌，舌上有较深的裂纹，苔薄白，脉有间歇。

此乃心肾不交。治拟：滋肾水，清心火。

生熟地各 30g　柏子仁 10g　麦冬 15g　五味子 6g　旱莲草 30g　阿胶 10g　莲子心 6g　桑椹子 15g　白芍 15g　甘草 6g　沙参 15g

二诊:1984 年 8 月 30 日。

服药后第一天阴道反有淡黄色稀水,第二天出血止,近两天感胸闷、喘气、牙出血,身烦躁,心慌有所好转。舌淡,苔薄白,舌中有裂纹,脉有间歇。

继服上方加青盐 1g。

三诊:1984 年 9 月 14 日。

服上药 20 余剂,感觉全身轻松,精神好转,末次月经 9 月 10 日来潮,量中等,色红,现已干净,口臭,牙龈出血已好转,饮食增加,舌中裂纹变浅,脉细。

继服上方加乌梅 10g。服药 20 余剂月经自调,衄血停止。

按:患者月经不调年余,量多,持续时间长,现出血已半月余仍淋漓不止,《妇人规》指出:“崩漏不止,经乱之甚者也”。冲任损伤,不能制约经血,是崩漏之症发生的主要机理,然引起冲任损伤的原因有热、有瘀、有虚。《素问·阴阳别论》谓:“阴虚阳搏谓之崩”,是言阴虚而阳盛;盖阴主精血,阳主气火,阴本涵阳,今阴不足而阳独盛,迫血妄行而成崩中。《傅青主女科》亦言“人莫不谓火盛动血也”,大出血或长期失血,气随血耗,阴血大伤,阳气亦因之而微,故“此火非实火,乃虚火耳”。患者长期出血,形体消瘦,阴血必虚,月经超前,量多,色红,口臭,热象即可概见。肾虚则经行量多,下血不止,水亏火旺则牙龈出血,舌乃心之苗,心火旺故舌上裂纹,心主血脉,心血不足则阵发心慌。病在心肾二脏,根在肾水不足,故治宜滋肾水兼降心火。方中用生熟地、旱莲草、桑椹滋肾清热止血,用熟地、桑椹、阿胶重在养精血,麦冬、五味子、沙参养心阴,柏子仁益心气,莲子心清心火。交通心肾之主方黄连阿胶汤以黄连、阿胶为主药,患者口臭、舌上裂纹、多梦可知心胃火旺,本应用黄连,但患者脉结代,黄连苦寒虽能清心胃之火,但有伐心气之弊,故改用莲子心作用平和,既清心火,又无苦寒太过之弊。药后阴道出血停止,但仍牙龈出血，烦躁，烦属心，躁属肾，病仍在心肾，肾水不足，虚火上浮，仅加青盐1g引火归源。

情伤血崩1例

汪某某，女，44岁，初诊：1983年4月7日。

去年元月份正值经期，爱人病逝，事后又与家庭发生纠纷，当时闭经三月余，其间感口苦胸闷，心下痛，低烧，大便干结，全身不适，人亦消瘦。后月经来潮量多，淋漓不尽，有时20余天不干净，经常头昏、心慌、烦躁、纳差，曾服用一些中成药、西药均未见明显好转，末次月经3月14日来潮，至今已20余天仍未干净，先量少，后逐渐量多，色黯红有块；白带不多，无明显气味。曾大生三胎，人流二胎。舌质红，苔薄欠润，脉弦细。

此肝郁气滞化火伤阴。治宜疏肝养肝，滋阴清火。

竹柴胡6g　荆芥炭4.5g　当归10g　白芍20g　生熟地30g　阿胶15g　山药15g　旱莲草30g　甘草6g　太子参15g　麦冬15g　五味子6g

二诊：1983年5月18日。

服药两剂，月经于4月9日干净，这次月经5月4日来潮，5月7日干净，经行3天，色红，用纸1刀，胸闷明显好转，已无低热，感头昏，大便干结，舌正常，苔薄，脉细。

继服上方加制首乌15g。

三诊：1983年6月10日。

服药后近两个月，月经已恢复正常，心情好转，大小便正常，时感腰酸痛，舌脉同上。

继服上方加桑寄生12g。

按：经水者，阴血也，冲任主之，藏于肝，通于肾。肝主疏泄，疏理血脉，宣泄气机，疏泄有节，气血通调，经自畅矣。肾藏精系胞，傅青主曰："经本于肾"，肾精充足，肝体得养，冲任得荫益，血海宁静，封藏有制，经候如常。今正值经期，突受意外刺激，情志所伤，肝首当其冲，肝者将军之官，女子多愁善感，气机易郁，血脉易滞，疏泄失司则闭经、崩漏、胸闷、全身不适。五志过极，皆能化火，下灼肾水，上生心火则口苦、烦躁、心慌、头晕，大便干结。又经行日久，耗伤精血，阴血下虚，气无所附，横逆而散窜，终致肾无所藏。今患者出血20余天未净，张洁古曰："……肝为血府，伤则不藏血，而为崩中漏下"，即由肝郁所致，治宜平肝开郁，郁解则木自达，肝舒则火自平，木达火平，血自归经而得藏矣。然木赖水养，滋肝必壮水，水足则木茂。方用竹柴胡、荆芥炭疏肝气，郁病皆因气不流畅，当以顺气为先，然理气之药多俱香燥之性，频服香燥，耗血伤精，故宜少少与之。荆芥炒炭后去其香燥之性，且有引血归经之功；又助以当归、白芍养肝血，肝乃藏血之脏，血燥则肝苦急，血足则刚燥之性平；用生熟地、阿胶、旱莲草滋肾壮水，子母同治；麦冬养心阴以通肝络；太子参、山药健脾益气阴，免于横逆之虑；妙在用五味子不但收敛为功，坚固心肾，且味酸入肝，肝欲酸，酸补肝，一药而心肝肾三脏兼之。虽病由郁致，但治之不重在伐其有余，而重在培其不足；虽病在肝，但治之不尽治肝，而兼治子母，且培土以防其未然，此收效妙也。

少女血崩（青春期功能失调性子宫出血）2例

例之一

潘某某，女，14岁，初诊：1985年4月2日。

自去年9月份，月经初潮起，至今一年余阴道出血淋漓不干净，时而量多如注，时而漏下淋漓难尽，有时持续数月之久，有时一月仅干净几天又潮。这次月经于3月6日来潮，至今近一个月仍未干净，期间曾服止血药无效，家属拒绝用激素治疗，现已用纸6刀，色鲜红，量时多时少，无血块，无腹痛；平素大便干，头昏，腰痛，纳差，口不干，时心烦；追问病史，自幼爱好体育运动，月经来潮后亦未终止，后因长期出血才不得不停止，现每劳累后出血增多；形体消瘦，面色萎黄，舌质红，苔中心微腻，脉细数。

此脾肾亏虚，气血不足。治宜健脾益气，滋肾养精。

太子参15g　生熟地各30g　山药15g　旱莲草20g　甘草6g　阿胶15g　白芍15g　冬楂炭10g

二诊：1985年5月9日。

服药后月经于4月8日干净，这次月经于5月7日来潮，量多，经期大便溏，欲呕，心慌，乏力，舌稍红，苔薄，脉细数。

继服上方加半夏10g、荆芥炭4.5g。

三诊：1985年5月16日。

这次月经5月7日至5月15日，经行8天干净，用纸3刀$^{+}$，经后头昏乏力、心慌、口干喜热饮、恶心感消失，二便正常，但仍纳差，舌质偏淡，苔薄，脉细数。

上方去姜半夏、荆芥炭、太子参，加党参15g、炒枣仁10g。

四诊：1985年7月14日。

这次月经于6月24日来潮，6天干净，用纸2刀余，无特殊不适，仅经后感头晕、乏力，舌质淡，苔薄，脉细。

继服上方，加山萸肉15g，生熟地改成熟地20g。

按：本例或血下如注，或淋漓不尽，交错出现，并见头昏、乏力、纳差、面色萎黄，可见脾胃虚弱，不能摄血归源使然。每动则加剧者，乃动而耗气伤精故也，又患者年方二七，肾精未实，肾气未充，处于生长发育的重要阶段，古人有少女治肾之说，肾者主蛰，封藏之本，精之处也。青主曰："经本于肾"，崩漏乃经乱之甚也，观其崩漏并见腰酸腿软，肾虚确有之。正如李梴曰："脾胃有亏，下临于肾……迫血下漏"。从阴阳论之，长期出血阴分必亏，阴虚生热则舌红、脉数而烦，阳随阴泄，亦因之势微。虽年少之人火炽血热，毕竟崩漏日久，气血俱亏，既脾肾不足，气血俱虚，就应补益脾肾，益气养血。方用太子参、山药、生甘草补脾胃，一则益生发之气，使脾气升腾，血行经络，则无复崩矣；一则甘味药补气举世皆知，殊不知甘能生血，甘能养脏，此阴生阳长之理也。这里妙在补中气不用党参、白术、炙甘草，而易以太子参、山药、生甘草，以其补气而兼能益阴，味甘而无温燥之性。崩漏之症本动之有余，治必以静镇之，如用参术，益助其烈，更竭其阴，况患者舌红、脉细数，已有内热之象，治之稍有不慎，致祸甚速。又脾不健运，损及肾水，单补脾胃，不顾肾亏，终不尽病情。故用生熟地、白芍、旱莲草、阿胶养精血，阿胶、旱莲草又有止血之功。冬楂炭消肉食导滞，因其舌中心苔腻，炒炭又有止血之妙。血止后即将太子参、生熟地改党参、熟地，加山萸肉，补脾肾以固其本，补其虚。此时崩漏日久，阴精阳气随之大泄，所谓"贼去楼空"，患者虚惫，此时血止无虑，补气养阴用太子参、生地又力嫌不足，非党参、熟地不足为功。山萸肉强阴益精，涩精气。崩漏日久肾失封藏，固涩肾精尤为重要，又非补肾健脾等法所能代替。古人治崩有塞流、澄源、复旧三法，黄老治崩虽不尽用止法，亦不违背此旨，不重于止血，而重在澄源固本，又澄源固本不碍于止血，其用药精细即在于此。

例之二

梁某某，女，16岁，初诊：1985年6月19日。

月经13岁初潮，开始基本正常，14岁时因经期赛跑以及负重劳动即发生大出血，不能自止，曾多次住院治疗，经用中西药稍有好转，但经期、经量仍不易控制，有时一月两潮，有时整月不干净，非用激素方可止血，有时经净后复行，且量多如注，并伴心慌、纳差、口中乏味，长期便溏、头痛，舌质淡红，苔薄白，脉细数。

党参 15g　黑姜炭 3g　熟地 20g　白术 10g　山药 15g　芡实 15g　白芍 15g　山萸肉 15g　枸杞子 15g　阿胶 15g　补骨脂 10g　荆芥炭 4.5g

二诊：1985 年 7 月 10 日。

服药后月经于 7 月 5 日来潮，量多，色红，有块，小腹痛，块下痛减，今日有将净之势，食纳二便尚可，苔薄白，脉细数。

太子参 15g　熟地 20g　旱莲草 20g　阿胶 15g　白术 10g　山药 15g　白芍 15g　甘草 6g　芡实 15g　荆芥炭 4.5g　枸杞子 15g

三诊：1985 年 7 月 24 日。

月经于 7 月 12 日干净，经净后未复行，头已不痛，但仍腹泻，腿软，口干喜饮，厌油荤，苔白，脉细。

上方去阿胶、桑叶加焦楂炭 10g、炒扁豆 12g。

四诊：1985 年 8 月 14 日。

月经于 8 月 6 日来潮，6 天干净，用纸一刀半，大便正常，舌淡红，苔薄，脉细数。

继服上方 10 日方去阿胶、荆芥炭加桑椹 15g、鸡内金 10g。

五诊：1985 年 9 月 20 日。

上次月经 8 月 26 日来潮，又量多如崩，现月经已干净，呈贫血面容，苔薄白，脉虚数。

熟地 20g　旱莲草 20g　阿胶 15g　白术 15g　山药 15g　白芍 15g　甘草 6g　芡实 15g　枸杞子 15g　党参 15g　山萸肉 15g　炒枣仁 10g　黑姜炭 3g　鸡内金 10g

六诊：1985 年 12 月 23 日。

服上方加减 3 月余，月经基本正常，末次月经 12 月 7 日来潮,6天干净,用纸不到3刀,余症状亦消失。

继服上方以巩固疗效。

按:患者二七之年,正值经期劳累致崩,二七肾气初盛,肾精未实,肾气未充,在此肾气不足之时,又劳伤冲任,致不能约束精血为崩。患者长期便溏、纳差,口中乏味,此中气不足,不能统血,脾肾俱虚,每经行,血海泛滥,有不能止遏之势,肾欲藏之而不能,脾欲摄之而不得。长期大量出血,精血亦随之耗损,治宜滋肾健脾,固肾止血。滋肾以养精血固肾为主,健脾以助脾气引血归经为法,方中熟地、枸杞子、阿胶、山萸肉滋养肾精,其中山萸肉、芡实又可固肾涩精,山萸肉性味酸涩偏温,古人谓其"强阴益精,安五脏,收涩之中兼具条达之性,补益奇经而有止血之功"。芡实味甘涩,能补脾胃,滋任脉,补中兼涩,以土滋肾固肾以安血之室;方中党参、白术、山药健脾益气,其中白术、山药同用,白术甘温偏燥,补脾益气,山药甘平柔润多汁,益脾阴,二药同用,燥润并施;再者熟地与党参同用,党参有健运之功,熟地禀静顺之德,一阴一阳相为表里,一形一气互主生成,此乃益气之中不忘扶阴之法;又黑姜炭温中止血,引血归经,补中而兼收敛之功;荆芥炭引血归经,其用在于止血而无寒冻之苦;全方以脾肾为主,扶脾以益血之源,补肾以固经之本,治脾重在以甘味药补脾气,以益生发之气,盖甘能生血,甘能养脏,治肾以滋肾精为主,兼顾精血,养精血以培补耗损,固精血以防无度之耗泄。

血崩伴眩晕1例

周某,女,41岁,初诊:1984年11月18日。

素月经量多，近三个月来，月经量特多，每用纸 4 ~ 5 刀，经行 7 ~ 8 天干净，经行腹痛，色红有块，经期提前一周左右，经净后白带中夹有血丝。经行时常发眩晕，甚时不能起床，睁眼视物旋转，恶心呕吐，耳鸣；平素口干苦，小便黄，大便干，纳差乏力，入睡多梦，牙龈出血，烦躁、心慌、多汗，末次月经 1984 年 10 月 30 日。西医诊断：梅尼埃病、继发性贫血。曾用中药治疗，多用化痰之药，无效，舌质淡，苔黄微厚欠润，脉细数滑。

此肝肾不足，肝阳偏旺，肝旺侮脾。治宜滋肾潜阳，健脾止呕。

竹茹 10g　白术 10g　山药 15g　甘草 4.5g　橘红 9g　白芍 20g　枸杞子 15g　石决明 30g　熟地 20g　茯苓 12g　旱莲草 24g　阿胶 15g

二诊：1984 年 12 月 5 日。

服药后月经于 11 月 25 日来潮，量减少，仅用纸 3 刀$^{+}$，经行 6 天干净，腹痛减轻，眩晕发作次数减少，余症均明显减轻，仍纳差，舌淡，苔薄，脉细。

继服上方去阿胶。

三诊：1985 年 2 月 25 日。

服药后月经基本正常，眩晕近一月未发，纳食增加，余无特殊不适，舌红，苔薄，脉细。

继服上方以善其后。

按：月经量多伴眩晕，内科就诊以其苔厚、呕吐、脉滑数均以痰热论治，治痰之药燥而伤阴，病情有增无减。黄老观其月经量多，肝血肾精受伐，肝体柔性刚，赖水以养，今失其阴柔则刚燥之性易萌，肝乃风木之脏，风性喜动，木性外发，又内寄相火，一有激动龙雷不潜，相火外腾，上扰清空而眩晕、耳鸣；肝旺侮脾，纳差，使胃气上冲则呕吐；肝阳化火故口干苦，小便黄，大便干结，热扰血室，疏泄无度，则月经量多。若是痰浊为患，大便应溏，且服化痰药后病情应缓解,今病情加重,可见非痰所致。实肝肾不足,肝阳上扰,肝旺侮脾。正如叶天士说:“水亏不能涵木,厥阴化风鼓动,烦劳阳外,病甚自发矣。”虽眩晕、呕吐、耳鸣表现在上,实病根在下,长期精血耗损所致,伐其下者,枯其上也。治宜滋养肝肾为主,方用熟地、枸杞子、旱莲草滋肾壮水,滋其苗者灌其根也,重用白芍、阿胶养肝血、柔肝敛阴,阿胶、旱莲草又可止血崩,此肝肾同滋,抑木务先滋水,阴平则阳自秘,平肝重在养血,血充则肝自平。白术、山药、茯苓、甘草健脾,木横土衰,培中可效;用竹茹清肝热,利小便,又可降胃中上逆之气,使之下行;石决明平肝潜阳,正如叶天士所曰:“凡肝阳有余,必以介类潜之”,收摄横逆龙相之火。全方肝脾肾三脏同治,滋肾之液以清热,缓肝之急以熄风,培土之虚以生精血,扶阴分之不足为主,抑阳分之有余为辅,不治月经而月经自调。从此例可见,治此等虚风暗动之症,其风非发散可解,其火非沉寒可清,重在滋补,以培其本。正如《景岳全书》眩晕一证,虚者居其八九,而兼火兼痰者,不过十之一二耳。

血崩伴阴道流水1例

李某某,女,34岁,初诊:1984年11月27日。

月经提前量多,伴阴道流水两年余。

1982年生小孩,产后大出血,以后月经逐月增多,质稀,有小血块,伴腹隐痛,每次用纸6~7刀,经行8~10天干净,每20余天一潮,每经行前后阴道流黄水,量多,需垫纸。伴腰疼痛,面肿,失眠多梦,纳差,面色皖白,二便正常。今年6月份作B超提示“左侧附件囊性包块”。末次月经11月14日。舌淡,苔白,脉细软。

近年来患者一直服中药治疗，观前所用方均清热止血或清利下焦湿热之剂。

此脾肾不足，冲任受损。治宜温肾健脾，益气养血。

党参 15g　黄芪 15g　白术 15g　山药 15g　当归 10g　白芍 12g　巴戟天 10g　菟丝子 12g　枸杞子 12g　鹿角霜 15g　熟地 20g　补骨脂 10g　荆芥炭 4.5g　生甘草 6g

二诊：1984 年 12 月 15 日。

服药后阴道流黄水已净，纳差，腰痛减轻，精神好转，这次月经 12 月 9 日来潮，量较前减少，用纸 3 刀余，今经行第 6 天，量极少，将净，余无不适，舌淡红，苔薄，脉细。

继服上方。

随诊半年余，均随上方加减，现月经已基本恢复正常，阴道已不流水，余证均减轻。

按：月经量多伴阴道流水，起病于生产大出血后，可见冲任受损，气血俱伤。精血外泄，阳气亦因之势微。人言："血者阴类，得热则行，遇寒则凝。"亦有因阳气虚，统摄无权而致崩者。盖气为血帅，气虚则血无制而暴下，血去而气更虚，气虚而血尤脱。况患者伴阴道流水，并见纳差、面肿、经质清稀，畏冷腰痛，夜尿多，其脾肾阳虚之象若是。脾主统摄司运化，肾主封藏司水液，脾阳不振，运化无权，统摄失司；肾阳虚衰，封藏失职，水液气化失常。且肾乃水火之宅，火潜水中，真水不足对上不能温煦脾阳，对下不能摄精制水。经行前后，精血下注外泄之时，脾肾之阳益虚，统摄制水两失所司，而致精血外泄，精微不化，制水无权，发为崩中和经前后泄水证。阴道流水，世人一见色黄，均以湿热之证。崩中起于大出血后，且伴月经先期，以为阴虚热迫血行，观前面用药多以湿热论治，既伤阴血，又损阳气。譬犹冰冻之地，又遭寒霜，非但无益，反受其害，正如薛立斋所言："苛用寒凉止血之药，复伤脾胃，反不能摄血归源，是速其危也。”既脾肾阳虚，就应温补脾肾，但毕竟起病于大出血后，又经行量多如崩，阴道流水，精血为之大伤，所以虽宜温，只宜温润，不宜温燥，否则愈耗精血。方中用党参、黄芪、白术健脾益气，俾血随气生，帅摄有主；巴戟天、补骨脂、鹿角霜温肾助阳，温而不燥，均肾家阳药中之驯良者，补骨脂又可强腰治其腰痛，鹿角霜软坚散结，治其附件包块；妙在重用熟地滋肾，当归、白芍养血，枸杞子、菟丝温润添精。以上诸药合于温阳药中以求水中补火，阴中求阳，阳得阴助而生化无穷。荆芥炭引血归经又可止阴道流水，少佐一味生甘草泻火解毒，因其毕竟阴道流水色黄。全方重在治脾肾，补脾胃以资血之源，养肾气以安血之室。用药冲和，忌用刚燥，其调经之法，不先治水，亦不惟治其血，而重在补气，气旺而血自生，气旺而湿自除，此治之妙也。

肾虚血崩（更年期功能失调性子宫出血）1例

王某某，女，48岁，初诊：1985年11月2日。

患者一贯月经量多，近一年月经紊乱，经期超前，甚至一月两潮，经量特多，淋漓不尽，经净后又赤白带下，带下量多，伴口鼻干燥、身燥，下肢尤甚，夜晚有时燥得不能入睡，经常耳鸣，大便一贯溏，平时稍吃滋腻即大便稀，舌质淡，苔薄，脉右沉细、左细数。多次服中药，均无明显疗效。观所用药均养阴清热之品。这次月经10月20日来潮，至今未净。

百合24g　山药20g　芡实15g　甘草6g　乌贼骨20g　贯众炭12g　荆芥炭4.5g　五味子4.5g　煅龙牡30g

二诊：1985年12月6日。

服药后上次月经11月5日干净，这次月经12月1日来潮，今日已有将净之势，用纸2刀，大便基本正常，烦躁、带下亦较前明显好转。舌质红，苔薄，脉细。

继服上方观察3个月，月经恢复正常。

按：患者年近五旬，冲任已衰，开合无制，是为漏下之证。其辨证看，身燥，口鼻干燥，可见有热；又大便溏泄亦甚，又非能以热概之，而有中阳不足之证。血海不宁，投之以凉，折其沸腾之势，但损伤脾之阳气，脾虚不能摄血归源，致经行淋漓不断，非属正治。纯补脾益气，忘却患者阴虚之证，不独无益，反增燥灼温热助动之嫌。因此治疗上宜阴阳兼顾，用药避其寒热偏颇。《妇人规》云："若虚夹火者，所重在虚，当以养营安血为主"，养营重在补中焦，助气血生化之源。方中以山药、芡实、甘草补脾益气，不用党参、白术、炙甘草温燥动血，此补虚而无浮动之虑；安血以乌贼骨、五味子、煅龙牡固涩止血，此安血而无寒凉之苦；贯众炭止血又可清热解毒治赤白带下；荆芥炭引血归经又可止带，而无寒凉碍胃之弊；重用百合养心安神除烦。全方以补中固涩止血为主，补中避温燥，止血避寒凉，是治疗本病的用药特点，亦是治疗取效的根本原因。

崩漏治疗小结

黄老治疗崩漏，不离塞流、澄源、复旧三法，但也不泥于初塞流、中澄源、末复旧的步骤，而是将三法融为一体。出血期间塞流时不离澄源、复旧；非经期复旧中重在澄源以治其本。以上7例崩漏，其病因各异，治法亦截然不同。因于火者，即火盛动血，多因虚火所致，非实火可比，治宜清热止血，但清热不用苦寒折火，以免泻火而伤阴，而以养阴为主，阴足而火平，养阴又以滋肾为主，肾者水脏，五脏之阴皆归于此。止血不专于炭药，虽言血色红，见黑则止，但药物炒炭后，改变或降低了药性，有人滥用炭药致离经之血不能畅流，反招瘀血为害。黄老每多选用生地、旱莲草、白芍、枸杞子、山药、阿胶等味，血热者加赤芍，口渴者加麦冬，大便干结者加制首乌等。气虚者，阳虚而阴必走是也，亦可表现月经先期、量多如崩、继而口干便结等症，与血热妄行者实难分辨，但细细审之无热象可查，绝非火迫所致，而有脾虚之象，治宜健脾益气为主，佐以止血，如党参、黄芪、白术、山药、甘草等药，且益气之中，不忘护阴，必加养阴止血之品，如生熟地、旱莲草、阿胶等，其引血归经之荆芥炭、黑姜炭也每酌情选用。

瘀血致崩，虽不可止血，亦不可一见包块癥瘕，纯于大队破气破血之药，因其虽可化瘀，恐有增加血量之嫌，如临床多见的子宫肌瘤血崩，每选用能化能消之鳖甲、浙贝母、鹿角霜、生牡蛎等。逐瘀如扫，而止血如神，即便活血，亦选用活中寓止之三七末、炒蒲黄、藕节等，不失通因通用之意，此于一般治瘀血致崩亦有独到之处。少女血崩，则多从脾肾着手，此类病者，多因先天肾气不足或后天失于调理，如经期跑步、负重、劳累。少女处于生长发育的重要阶段，在此肾气不足之时又加劳累伤肾伤脾，而致脾肾亏损，治疗往往选用生熟地、旱莲草、阿胶、山药、党参、白术、枸杞子等。总之导致崩漏的病因甚多，其治法各不相同，但终不离肝、脾、肾三脏，随其病因而治之。治疗崩漏还应注意：①血者阴类，得热则行，遇寒则凝，崩漏一症动之有余，静之不足，故治宜以静镇之，因而用药宜偏平凉，不可过用温药；即使气虚致崩，亦不可尽用甘温益气，以防温热助动。②肾者封藏之本，精之处也，又经本于肾，故崩漏多兼肾虚，在益气养阴或温肾补阳的同时，要加固肾摄精之品，才能阴充阳复，如五味子、芡实、生牡蛎等。③崩漏之时慎用淡渗利下之药，如茯苓等，虽能健脾，但淡渗利下，必致崩漏盈甚，临床用药又不可不知。

月经先后不定期1例

王某某，女，37岁，初诊：1983年4月23日。

月经先后不定期10余年。1969年曾患急性盆腔炎，经用中西药治疗后退烧，症状缓解，以后经常发生少腹隐痛，以左侧为甚，连及腰部，月经先后不定期，时提前10余天，时推后5~6天，经色先茶色，后转黯红，再转红，量时少时无；经行前后少腹痛甚，末次月经4月18日来潮，上次月经3月11日。平时带下量多、色淡黄、无气味，素口干喜饮、心烦、头昏胀、小便黄、大便干，舌质红，苔薄，脉弦细。

此肝郁气滞，气血不调。治宜疏肝肾之气，养血调经。

白薇10g　当归10g　白芍15g　牡丹皮10g　川楝子10g　生地15g　山药15g　丹参12g　香附12g　莲子心6g　桑寄生15g　甘草6g　薏苡仁15g　川芎9g

二诊：1983年5月23日。

服药后月经于5月12日来潮，少腹痛明显好转，睡眠差、头昏、心慌、带下量减少，舌质红，苔薄黄，脉细。

上方去川芎，加太子参15g、柏子仁10g。

服上方50余剂，患者月经正常，腹痛基本消失，仅劳累后稍觉不适。

按：经行时有时无量不均，周期超前错后时不定，少腹连及腰部疼痛，其病责之于肝肾。肝司血海而主疏泄，肝郁则木失条达，疏泄失司，血海失调而致经期错乱，张山雷曰："肝家气滞则血病皆从此而生，肝气郁久，最易化火，伤及肝血，证见月经量少色黯、心烦、头昏胀等；责之于肾者，因肝肾一体精血同源，肾主胞宫而藏精液,经本于肾,肝郁及肾,肾郁则精血失化而胞宫失养,故经行紊乱,经少带多,腰痛。”治宜疏肝肾之气,养肝肾之精。方中当归、白芍之甘,养肝血柔肝木;生地壮肾水清肾火;白薇清芬以疏肝郁;香附、川楝子行肝肾之气;牡丹皮、丹参凉血活血;川芎味辛行血气;莲子心清心火通小便;桑寄生补肾壮腰;山药、薏苡仁之甘淡以利肾水治其带下。全方使肝肾之气舒而精通,肝肾之精旺则水利,郁既开而经水自有定期。这里妙在疏肝不用柴胡,而易之以白薇。柴胡乃疏肝解郁之主药,其疏肝之力最强,虽味微寒,但性升散助肝火,患者已头昏胀、心烦、口渴,火炎于上,故去柴胡而易白薇,疏肝兼能滋阴,无升散助火之弊,且有利尿之功。再者既有肝郁化火之兆,何用当归、川芎辛温助火之药,一则经行量少色黯,乃气血不畅,归芎辛温助动,有温养流动之机,一则与丹参、牡丹皮等清热凉血药合用,共同调经活血,又可互制其偏。

消渴合并闭经1例

王某某,女,18岁,初诊:1984年11月12日。

14岁月经初潮,每2~3个月一潮,近一二年来,有时4~5个月一潮,有时需用西药黄体酮月经始潮;每经行第一天小腹绞痛,疼痛难忍,全身发冷甚至出冷汗,无恶心呕吐,无大便泄泻,痛甚时服云南白药可以缓解;月经量不多,色黯红有块,经行4~6天用纸半刀;素口干喜饮,饮水多,小便频数,纳食一般,白带量多,阴痒甚。末次月经7月12日,是用西药才来潮的。15岁偶然发现有糖尿病,追问其母亲有糖尿病史,查尿糖(++),曾多次求医效果不明显,来武汉一则请家庭教师补课,一则慕名求医。舌质红,苔少欠润,脉细。

此肺肾阴虚,气血不和。治宜滋养肺肾,调和气血。

熟地 20g　山药 20g　麦冬 15g　白芍 20g　鸡血藤 15g　当归 10g　生蒲黄 10g　五味子 4.5g　黄芪 15g

二诊:1984 年 11 月 29 日。

服上药 20 余剂,月经于 11 月 27 日来潮,色黯有块,量少,腰腹疼痛未作,白带减少,阴痒稍有减轻,口干,饮水量较前减少,小便次数仍多,舌红,苔薄,脉细。

继服上方加桑叶 10g。

三诊:1984 年 12 月 30 日。

服上药近 30 剂,月经于昨日来潮,量增多,无腹痛,仅感腹部作胀,阴痒程度明显减轻,带下正常,口干减轻,饮水量和小便次数均明显减少,饮食、大便正常。查尿糖(微量)。

继服上方加鸡内金 10g。

嘱患者回广州后继服中药以巩固疗效。

按:患者因闭经就诊,追问有糖尿病史,糖尿病属中医学"消渴"范畴,临床虽分为上、中、下三消,病因则不外阴虚阳亢,正如《临证指南医案·三消篇》所曰:"三消一证,虽有上、中、下之分,其实不越阴亏阳亢,津涸热淫而已",以阴虚为本,燥热为标。结合患者以口渴多饮、小便频数为其特征,其病变部位重在肺肾,二脏之中又以肾为主。因肾主五液,肾阴亏虚不能上润肺金,金病则水乏其源,治节无权,肺不布津则口渴喜饮,燥热伤肾则气化无常,不能主水,致小便量多,多尿则津伤,津亏血虚,气血运行不畅则经水不行或经行腹痛,其阴痒不适亦因消渴所致。《诸病源候论》在论及消渴时明确指出其并发症有痈疽等,可见患者有闭经、痛经、消渴、阴痒等多种病并见,然主因在消渴,根源乃津亏热淫,气血不和。故治宜滋阴润燥,养血活血,方中重用熟地,取其能助肾中之真阴上潮以润肺,治下而润上也;山药、麦冬养肺阴,以五味子取其酸收之性,封固肾关治小便频数;当归、白芍养血，精血渐复则病必自愈；妙在用黄芪，阴涸热淫何用黄芪，一则消渴一证多由元气不升，黄芪升元气止渴，又津液之来源赖中气之运化，故有气旺津生之说，一则患者兼见闭经、痛经，用药不宜过于寒凉，而应兼以温通，否则热势似消，痛经、闭经更甚。虽通经之要在于开源，治其消渴升其源也；然患者兼有痛经、经量少、色黯有块等气血不和之候，故用当归、鸡血藤、生蒲黄养血活血促其月经来潮。药共9味组方严谨，药简力专，其效甚捷。此方妙在治消渴不用寒凉而用甘柔滋润之品，重在养阴，佐以温通，兼顾到闭经、痛经。还妙在治消渴以养阴为主，合固涩、活血于一炉。养阴重在肺肾滋其源。固涩用五味子升精固肾，用黄芪助气化使水液代谢正常，不至小便多而伤阴。佐以活血化瘀药，以治痛经、闭经，亦有助于消渴之证。现在不少研究表明糖尿病与瘀血有着明显关系，并提出用活血化瘀治疗糖尿病，如《对糖尿病人瘀血的研究》（中医杂志1982年1期）、《活血化瘀法为主治疗糖尿病病例报告》（新医药杂志1979年8期）等。可见黄老治病遵古不泥，仿古而附有新义，注重现代的研究，其组方用药，不落俗套。

血虚闭经2例

例之一

张某某，女，24岁，初诊：1983年12月13日。

自1982年患肝炎后，月经量逐渐减少，后期，45～60天一潮，经色变淡，继而经色呈淡黄色水近半年，有几次已无月经，仅是黄水周期性出现，末次经水12月2日，阴道流淡黄色水，二天即净，流水第一天，小腹疼痛，平时白带不多、大便干、神疲、二目发花、全身乏力，舌质淡，苔薄白，脉细。

此血虚经闭。治宜养血通经。

当归15g 川芎9g 川牛膝10g 枸杞子15g 鸡血藤15g 白术15g 丹参15g 熟地15g 白芍10g 菟丝子15g

二诊:1984年1月10日。

服药后精神好转,乏力、头昏减轻,昨天又出现周期性流水,今天已不用垫纸,舌淡,苔薄,脉细。

继服上方。

服上方3月余,月经始行,先量少色淡红似水,后逐渐增多,色转红,服药半年后月经基本正常,余证减轻。

按:经水者,阴血也,冲任主之,上为乳汁,下为月水。今患者月经量少,后期、渐至闭经,且伴头昏、眼花、神疲,血虚精亏使然。何以经行无血而流水,唐容川云:"女子主血,血从水化而为经……女子之经,血中有水,故经行前后俱有水浆为验。"古人辨证以经淡似水为气血俱亏,今仅水无血,以其色不能化赤,是血虚之甚者也。月经将行,气血即动,血虚则经脉不能充盈,气虚则无力推动,虚而致滞,故经行小腹疼痛。虽无血下,然周期尚可,可见月经周期调节正常,只因精血亏少,无血可下,故流水而不流血。治宜大补精血,方中以白芍养血,熟地添精,以静为养,大补精血非地芍不足为功;血者阴类,其运在阳,故重用当归、川芎血中气药,以行为养,行血滞而具有温养流动之机;助以枸杞子、菟丝子温润添精,温养肾中真阴之气;丹参、鸡血藤养血活血,养血为主,活不攻破;川牛膝引血下行而调经;用白术一味健脾益气助生血之源。全方重在养血添精,温养少火以助生发之气,但不活血攻破,而重在养血充之,"若欲通之,必先充之"是也。精血充足,血行通畅,自无疼痛之苦。虽流黄水,亦不以湿论之,如以湿治,必伤精耗血,非但无益,反增其害。

例之二

吴某某,女,22岁,初诊:1984年11月15日。

以往月经一贯后期,自去年考入建材学院到武汉上学以来,不来月经。刚开始用西药(黄体酮)月经即可来潮,近半年用了西药亦不来。感腰酸,阴道干涩,白带近乎没有,每次月经来潮,量极少,色红,无明显血块,无腹痛,无乳胀,饮食、二便尚可,末次月经1984年7月1日。观其形体瘦,面色无华,舌质淡红,苔薄白,脉细。

此血虚经闭。治宜养血调经。

当归15g　川芎9g　白芍12g　鸡血藤15g　枸杞子15g　泽兰10g　柏子仁20g　川牛膝10g　熟地15g　菟丝子15g

二诊:1984年12月13日。

服上方20余剂,月经仍未来潮,但感乳胀,腰酸较前减轻,阴道分泌物增多,口干喜热饮,舌淡红,苔薄白,脉细。

继服上方。

三诊:1985年3月6日。

近3个月一直服上方加减,已来两次月经,上次月经元月10日来潮,这次月经2月25日来潮,量较以前增多,色红,经行2~3天,用纸半刀余,无腰腹疼痛,观其面色转红润,人亦长胖了,舌质红润,苔薄,脉细。患者继服上方。

按:《妇人规》曰:"女子以血为主,血旺则经调而子嗣,身体之盛衰,无不肇端于此。"故治妇人之病当以精血为先,月经的物质基础,精血也。患者月经后期,渐至闭经,伴阴道干涩,形瘦而面无华,舌淡、苔薄、脉细,乃一派精血不足之象。纳可,便调,可见病不在脾。叶天士曰:"经带之症,全属冲任,治冲任之法全在养血。"而冲任由肝肾所主,肝藏血,肾藏精,可见病在肝肾,虚在精血,又精血互化,补血亦养精,养精而生血也。用药以四物汤加味,方中熟地、白芍养精血;当归、川芎行血气;动静结合,养活并举。又加枸杞子、菟丝子温润添精;以上用药虽静中有动,毕竟以养为主,此乃闭经患者,必寓行于养之中才能血充经行,故加鸡血藤、泽兰活血调经,加川牛膝引血下行以促月经来潮;又用柏子仁养心、滋肾,调肝,《本草纲目》谓其"味甘能补,辛而能润",《新修本草》谓其"安五脏……六腑令人润泽、美色……"。观全方贵在养精血以资血之源,既不孟浪攻破,亦不滋腻呆补,养血为主,调经为先。整个用药又偏温性,血者阴类,遇寒则凝,得热则行,生身之机,必得氤氲之候温润滋补,经候自至。治此等慢性病还在于守方,只要辨证准确,不要轻易改变主攻方向。有形之精血难以速生,只有慢慢滋补,水到渠成,则经候自会复常。

肾虚闭经(子宫发育不良)1例

汪某某,女,17岁,初诊:1985年6月6日,未婚。

月经不调2年,14岁月经初潮,继而月经不调,时提前时错后,量多,一年后月经渐至正常。近两年无明显诱因月经推后,常2~3个月一潮,量少,末次月经3月25日来潮,乃停经近3个月后用西药黄体酮方潮,量少,色红;现又70余天月经未潮,感小腹正中痛,腰胀痛,白带多,纳差,形瘦,妇科检查(肛诊)提示:子宫小。舌质淡,苔薄白,脉细。

此肾虚精亏。治拟补肾添精。

当归20g　熟地20g　鸡血藤15g　白术15g　香附12g　泽兰10g　鹿角胶15g　仙灵脾10g　川牛膝10g　菟丝子15g　茯苓12g

嘱其禁食生冷。

二诊:1985年6月27日。

服药后，末次月经6月12日来潮，经行6天，量多，用纸近2刀，色黯红，血块多，经行小腹隐痛，白带较前减少，口干喜饮。

继服上方加白芍10g。

三诊：1985年7月25日。

这次月经7月13日来潮，经行5天干净，量中等，带下正常，有时小腹隐痛，舌淡，苔薄，脉细。

继服上方加枸杞子15g。

按：经水，阴水也，属冲任二脉，出自肾中，为至阴之精，而有至阳之气。"经本于肾"，月经物质基础是精血，然月经正常来潮与肾气有关，经曰："女子七岁，肾气盛……二七天癸至，任脉通，太冲脉盛，月事以时下……"。患者少女未婚，处于生长发育的重要阶段，更应考虑到肾。况妇检"子宫小"。黄老认为子宫发育不良多由肾气未充所致。治疗上抓住关键在肾，滋肾补肾，方中重用熟地大补肾精；助以菟丝子、枸杞子温润添精，三药配伍相得益彰，其滋养之力更强。又用鹿角胶、仙灵脾温补肾阳，鹿角下连督脉，故能补人身之督脉，补督脉即补一身之阳气，其用胶者，补阳之中寓有添精之义；仙灵脾补肾阳，温而不燥，不似附子燥烈、肉桂温热，此合扶阳育阴于一法，其目的在于协调阴阳，使阴生阳长，温阳补火助其生化。丹溪曰："天非此火不能生物，人非此火不能有生"，故万物之生，皆由阳气，补肾添精滋其化源，此治其本。抓住肾就抓住了本源，正如前人所说，"通经之法在于开源"，但毕竟是闭经，又兼经行腹痛，可见气血不活，又应以通为治，然通经之法绝非破气、破血所能囊括，通经之要，妙在变通。这里变通在于要想通之，必先充之，精充血足，经候通畅自行，所选当归、泽兰、鸡血藤、川牛膝，皆养血活血通经之品，通不破散，养在其中；香附行气，直入胞中，还妙在重用当归达20g之多。当归，养血之首选药，以行为养，以通为用。黄老通常用量10g，平时最忌妄用重剂，以取速效，这里重用，只因当归能养能通，与患者因虚致闭，正好药证吻合，故不惜重用，而取效甚速。用白术、茯苓健脾，滋其化源佐以温通，通不破散，补不滋腻，变通灵活，恰如其分，故取速效而无副作用。

少女闭经（多囊卵巢综合征）1 例

康某，女，18 岁，初诊：1985 年 6 月 13 日。

患者 11 岁月经初潮，既往月经后期，每 40 ~ 50 天一潮，量少，伴有痛经，后经治疗痛经好转，但月经后期越来越严重；1984 年春节回北京探亲时，因“闭经”做腹腔镜检查，诊断为“多囊卵巢综合征”。自去年 8 月份开始，至今近一年月经一直未潮，其间求医，曾服中药近二百余剂，大便干结，腹部胀气，经服中药治疗有所好转，但月经终未来潮。观其形体消瘦，面色黯，情志抑郁，多毛，以双下肢为甚；小便次数多，口不甚干；舌偏红，苔白，脉细数。

鹿角霜 15g　香附 12g　鸡血藤 15g　鳖甲 30g　菟丝子 15g　薏苡仁 15g　鸡内金 10g　柏子仁 10g　泽兰 10g　川牛膝 10g　益母草 12g

二诊：1985 年 7 月 4 日。

月经仍未潮，夜晚发燥热，口干喜饮，二便调，纳可，舌红，苔薄黄，脉细。

继服上方加浙贝母 15g。

三诊：1985 年 7 月 21 日。

服药后月经于 7 月 16 日来潮，始色黑如渣，后转红，量少，三天干净，经后烦热感消失，舌红，苔薄，脉细弱。

继服上方。

四诊：1985年8月16日。

服药后月经于8月9日来潮，现已干净，量较前增多，月经颜色已转红，无腰腹痛，精神转佳，舌红，苔薄，脉细。

继服上方以巩固疗效。

按：多囊卵巢综合征，中医学无类似病名，散载于中医文献"月经过少"、"闭经"、"不孕"等篇里，据现代一些报道，多囊卵巢综合征的中医治疗多采用补肾养血、化痰软坚法治疗。例如上海第一医学院妇产科报道根据多囊卵巢综合征的主要表现，以补肾、化痰、软坚治疗，中国人民解放军第三军医大学附属西南医院妇产科报道以益肾养血，散结软坚治疗此症，均获较好的疗效。黄老根据患者具体情况，辨证与辨病相结合，此患者月经后期渐至闭经，现已停经年余未潮，虽已服中药近二百余剂，均未见明显疗效。以辨证看，其突出特点是年方18，属室女闭经，少女处于生长发育的重要阶段，经曰："女子七岁，肾气盛……，二七天癸至，任脉通，太冲脉盛，月事以时下……"，傅青主曰："经本于肾"，可见肾气盛是女性发育时的重要物质，是月经来潮的先决条件。患者年过二七月经不潮，无不与肾有关，并伴面色黧黑，亦肾虚肾色外露之象，故治疗上抓住重点在肾，方用鹿角霜咸温，用作温补强壮药，缪希雍《本草经疏》论鹿角曰："……能峻补肾家真阳之气……鹿之精气全在于角……"，又曰："……角本下连督脉……故能补人身之督脉……"。又配以菟丝子补肾精，菟丝子禀气中和，善补而不峻，益阴而固阳，且具有流动之性，与其他滋阴药之偏于腻滞迥异。患者表现出的突出症状是闭经，况闭经兼见舌红、苔黄、口干喜饮、烦躁，似有化热之象而投以寒凉，古人早有告诫："医家多以为室女血热，故以凉药解之，殊不知血得热则行，冷则凝。"闭经之病，虚寒者多而实热者少，即使有火，多属虚火，血虚生热致成烦热，舌红，脉数。治宜补血制火，补宜通之，因势利导，使血海充，由满而溢，自有水到渠成之效。方中用柏子仁养心血又可润肠通便，牛膝、泽兰活血调经引血下行，此治室女闭经之柏子仁丸主药；又助以鸡血藤养血活血，多囊卵巢综合征就中医观点看，卵巢肿大、包膜增厚，属中医癥瘕范畴，故用鳖甲、浙贝母配鹿角霜软坚散结。其中鳖甲又能坚阴，补阴不足；浙贝母祛痰化湿，清热解毒。患者虽多毛但并不肥胖，缘何用祛湿化痰药？多囊卵巢属囊性肿块，聚湿生痰所致，故在浙贝母的基础上更重用生薏苡仁利湿以解下焦之毒。香附行气开郁治其心情抑郁，又治闭经，治血以行气为先是也；鸡内金消腹胀又活血化滞，其用多途。全方辨证抓住重点，辨病符合情理，故取效迅速。

闭经伴不孕1例

刘某某，女，35岁，初诊：1982年4月9日。

闭经二年伴原发性不孕5年。15岁初潮，经色、周期尚可。1979年结婚后，渐月经量少、后期，末次月经1980年1月，至今2年余仍未来潮，期间曾服中药近50余剂，未见明显效果。白带量减少，性欲减退，畏寒，睡眠差，纳食不香，人体消瘦。妇检：子宫鸽蛋大。舌质淡红，苔中后部微厚，脉弦细。

此宫寒不孕。治宜温润添精。

当归15g　熟地20g　川芎9g　白芍12g　吴茱萸6g　艾叶9g　阿胶15g　川牛膝10g　白术15g　茯苓12g　丹参15g　桂枝4.5g

二诊：1982年4月23日。

服药后月经仍未潮，但带下量增多，大便干，舌质淡红，苔薄，脉细。

继服上方加仙灵脾10g、肉苁蓉12g。

三诊:1982 年 5 月 7 日。

服药后月经于今日来潮,色红,质稠,无小腹疼痛,舌脉同上。

继服上方。

四诊:1982 年 5 月 21 日。

末次月经 5 月 7 日来潮,4 天干净,第一天量多,后减少,无腰腹疼痛,舌质淡红,苔薄,脉细。

继服上方加仙茅 10g、鹿角霜 15g。

五诊:1982 年 6 月 17 日。

服药后,末次月经 6 月 14 日来潮,今日干净,经前乳房作胀,余无不适,舌质正常,苔薄,脉细。

继服上方。

六诊:1982 年 7 月 29 日。

患者月经未来潮,近日头昏乏力,晨起恶心,查 HCG 阳性,暂停服中药。1983 年 3 月顺产一男婴。

按:古人认为月经不通,以通为法,然通经之法,绝非破气破血之属所能囊括。古人早有告诫,经水不通,分有余、不足,差之毫厘,谬之千里,有余者通之,不足则补之。黄老治疗闭经注重充、通二字,特别是渐至闭经者。患者月经量少、后期、渐至闭经,且形体消瘦,可见枯之为病,其来渐也。血枯经闭,犹大旱之年,沟渎干枯,虽百汁疏浚,无益也。古人云:欲想通之,必先充之,冲任通盛,脉道满溢,则经候正常。经本阴血,何脏无之,治疗多端,不离乎血。然血生于阳明,藏于厥阴,又经本于肾,月经不行,病在冲任,治在厥阴,况患者子宫发育不良,亦与肾有关。故治疗上以充为主,肝脾肾三脏同调,方用四物汤养血调经,茯苓、白术健脾以助生血之源,此养血之中兼以培土之法,用丹参、牛膝养血活血调经,充盛之中兼有流通之机,熟地、阿胶养肾中精气。然精为火宅,火衰则精与血皆衰,畏冷,性欲减退,张景岳曰:“阳为发育之首”,同时指出:“水为造化之原,火为万物之先”,所以养精血之中,必助以温润之药,含有冲和之气,寓有生发之机,始能畅达生理功能,故选鹿角霜、仙灵脾、肉苁蓉、仙茅等温润之品。肉苁蓉甘咸温,温而柔润,从容和缓,故名,张山雷谓其:“厚膩滋填而禀阳和之气,阴中有阳,不威不猛且通大便”。巴戟天辛甘微温,功能强阳益精,温而不燥,体质柔润,被誉为肾家阳药之驯良者。鹿角霜温肾助阳,兼养阴精,得鹿之精气最足。仙茅辛热,补火助阳暖精,《本草正义》曰:“仙茅乃补阳温肾之专药……与巴戟天、仙灵脾同类,而猛烈又过之。”黄老对性欲减退者以其生理功能低下,往往选用仙茅温补命门、暖精,助其生理功能。艾叶入下焦,调气机,暖胞宫,桂枝温通经络。以上表面上是温肾药物的堆砌,但所选药物均温而不燥,且与养肾精之熟地、阿胶同用,达到阴阳双补、阴中求阳之目的,合于肾乃水火之宅之旨,待阴生阳长,生理功能强盛,则月经按时来潮,受孕之期可待。

闭经治疗小结

治疗闭经,黄老注重“充、通”二字,益脏与温通并举,益脏以充源,温通以行经血、促月经。张仲景早有“经闭有血隔、血枯之不同,隔者病发于暂,通之而愈,枯者其来渐,补养乃充”,说明闭经有虚实之别,治法攻补各异。但从临床来看,属虚者多,纯实者少,即使有实,亦多虚实夹杂之症。经本阴血,血以充经,气以行经,又经本于肾,因此治疗虚证闭经,以益脏为主,温通为辅,益脏重在肾精、肝血、脾气,应以四物汤加补肾健脾药,如枸杞子、菟丝子、桑椹子、白术、茯苓等。因闭经毕竟闭而不行,故治立足于通,血者阴类,其运在阳,用药宜温通为主,于大队养荣补血药中掺入温通活血之品,充养血海,条达冲任,疏通胞脉,引血下行,促使胞宫推陈致新,以静寓动,以增强补血调经之效应。对于少女闭经，每以四物汤合治室女闭经之“柏子仁丸”加减，如当归、川芎、熟地、柏子仁、泽兰、牛膝、鸡血藤、枸杞子、菟丝子等补肾养血之中不失活血通经之义。虽治闭经兼以通法，但绝不猛浪通利为事，其养而通之之当归、川芎、鸡血藤、丹参、益母草、川牛膝亦多选用，以达到养而能通、通而不破散之目的。其中当归养血活血，更为首选。对于夹实者，观其所类，每酌加针对性的驱邪药。如兼痰湿者则加生薏苡仁、茯苓、浙贝母等，如兼瘀滞者则加蒲黄、三七等，如兼癥瘕者则加鳖甲、鹿角霜等，仍很少用破血药。因病而致经闭者，则重在治病佐以调经，病除而经自通。总之闭经一证，最忌一见闭经而滥用破血通利之法，以伐生身之气，有时亦能取效一时，但终无益于患者。

少女痛经4例

例之一

陈某某，女，18岁，初诊：1984年6月7日。

12岁月经初潮，每次月经提前5~8天，平时大便稀，每日3~4次，下腹部有冷感。每经行腹痛、腹坠胀，以坠胀为主。经行第一天痛甚，手脚发冷，全身出冷汗，有时呈休克状，不能站立，但不呕吐。痛时欲解大便，且大便稀溏，经期次数增多，每日4~5次。每次经行7天，用纸不到一刀，痛甚时经色淡红。平时纳可，食后有不消化感。观其面色萎黄，形体消瘦，舌淡，苔薄，脉细软。

此乃脾肾不足，气血不和。治拟健脾补肾，调和气血。

党参15g　土炒白术15g　炙甘草6g　陈皮10g　砂仁6g　巴戟天12g　枸杞子15g　川芎6g

二诊:1984年7月12日。

服上药10余剂,大便成形,每日2次,末次月经6月25日来潮,经期坠胀感消失,仅感小腹隐隐作痛,但完全能忍受。经期大便较平时稍溏,但次数明显减少,经期无明显的畏寒感,亦无冷汗出等症状。

继服上方以巩固疗效。

按:腹痛以坠胀为主,痛时欲解大便,平时大便稀,每日3~4次,经期每日3~5次,痛时手脚发冷,又形体消瘦,发育较差,其脾肾气虚之象昭然若揭,然脾胃之中又以脾气虚为主。清·江之兰《医经一筏》谓:“气虚则行迟,迟则郁滞而痛”。脾胃居中,为升降之枢纽,而升降之机者,在乎脾土之健运,当升不升必经行泄泻,腹部坠胀。脾之阳气又必须依赖肾阳之温煦,张景岳说:“而脾胃为中州之土,非火不能生,岂非命门之阳气在下,正为脾胃之母乎。既脾胃气虚,就宜补脾益胃,故用四君子去茯苓加陈皮、砂仁,健脾和胃祛湿,其中重用党参、土炒白术。党参益气补中与白术健脾除湿配伍,乃是益气健脾法之关键。茯苓既助脾气,又祛脾虚所生之湿而止泻,本应选用,但本品乃淡渗下行,患者本以坠痛为主,用此必助其坠,故舍而不用。陈皮燥湿和中,砂仁芳香化湿,行气畅中,都能达到调畅气机,祛湿止泻的目的。用巴戟天、枸杞子益肾。妙在用川芎,既脾肾亏虚,何以用川芎。苟不知痛经毕竟是气血为病,因脾肾气虚,寒自内生,患者表现平时少腹发冷,故选用一味辛温之川芎,乃血中气药,能化瘀滞,升阳气,开血郁,上行头目,下达血海,血之壅者,必赖辛之为散。既行气又活血,用药十分的确,再者前人曾提出“痛无补法”,《沈氏尊生书》指示:“凡痛必温散,切不可补气,以气旺则不通;则反甚之,顾安可忽视之哉”。临床来看并非如此,不可拘于一说,贵在辨证论治。

例之二

陈某某,女,21岁,初诊:1983年9月30日。

自13岁初潮开始,即有经行腹痛。近年来疼痛逐渐加重,每经来潮第三天开始疼痛,痛时吐绿水,手脚发凉,经色开始两天淡红,后逐渐转红,经量多,每次用纸3~4刀,经行6天干净。月经周期推后,常40~50天一潮,经期大便不稀,平时纳差,精神不好,白带量不多。观其形体消瘦,面色皖白,末次月经9月5日来潮。舌质淡红,苔薄白,脉细。患者因痛经不能坚持工作,曾到处求医,但效果不显。

此属精血不足,胞脉失养。治拟养血滋肾,调经止痛。

阿胶15g 艾叶6g 当归10g 川芎9g 熟地15g 白芍24g 吴茱萸3g 香附12g 甘草6g 山萸肉15g

二诊:1983年10月21日。

服上药10余剂,末次月经10月10日来潮,4天干净,经色鲜红,用纸2刀,已无腹痛,但仍有少量血块,口干喜饮,舌红,苔薄,脉细。

上方加太子参15g、麦冬15g、鸡血藤15g。

三诊:1983年11月18日。

服上方10余剂,末次月经11月15日来潮,现已干净。这次月经经量较上次减少,用纸一刀多,色红无块,已无腹痛,有时口干,余无不适,舌淡,苔薄,脉细。

仍服上方善后。

按:《景岳全书·妇人规》云:"经行腹痛,证有虚实……实者多痛于未行之前,经通而痛自减,虚者多痛于既行之后,血去而痛未止,或血去而痛益甚。大都可按可揉为虚,拒按拒揉为实。"此可谓痛经虚实之辨证要点。患者不在经前痛,亦不是见红而痛,而是每经来潮第三天开始腹痛甚,并伴有经期延后,经色淡红，形体消瘦，面色㿠白，月经量多，两脉细弱等，属虚证无疑。前人论痛证颇重“不通则痛”之理，即便是虚证亦必导致瘀滞致痛，正如《竹林女科》所说：“经后腹痛，此虚中有滞也”。血虚之体，脉道不充，气血不旺，血行迟缓，易于凝聚成瘀，犹如源泉，盛则流畅，少则壅滞。此瘀由虚所生，本案乃血虚精亏，治疗突出“补”字。古人说：“若欲通之，必先充之，气血充沛，脉道满盈，则运行无阻，通则不痛矣”，故选用胶艾四物汤原方加味。胶艾汤乃养血固冲任之要方，后世多用于治崩漏，此例痛经中选用，主要取其养精血、和气血、暖宫调经之目的。方中四物汤养血和血调经，重用白芍配甘草解痉镇痛，阿胶养血固冲任，成无己说：“阴不足者，补之以味，阿胶之甘，以养阴血。”艾叶性味苦温，配合香附暖宫行气镇痛，又可制阿胶、熟地、山萸肉之滋腻，吴茱萸暖肝止呕。痛经的论治，对阿胶、熟地、山萸肉等滋腻药一般都比较慎用，以防其滞而致痛。而此病例中却三药同用，可见只要辨证准确，一旦抓住虚的本质，在施治上即不拘于“痛无补法”之说，放手使用而获良效。

例之三

肖某某，女，21岁，初诊：1983年10月7日。

痛经8年余，近1年疼痛加重。

自12岁月经初潮开始，每经前腹痛，伴有腰酸痛不适，经行第二天疼痛缓解，痛时喜按，月经周期尚准，每经行5～6天干净，经色黯，有少许血块。末次月经9月24日至9月29日，用纸一刀多，此次经行痛甚，经色黯，有小血块，痛时大便溏泄，手足发凉，伴恶心呕吐，以致不能坚持工作，舌淡，苔薄白，脉细。观其前面病历，近几个月来一直服中药治疗，所用方剂无非是温经汤、失笑散、金铃子散等加减，疗效不显。

此脾肾亏虚，胞脉失养，血行不畅所致。治宜温肾健脾，和血止痛。

当归 10g　川芎 10g　吴茱萸 6g　焦白术 15g　香附 12g　茯苓 12g　艾叶 6g　巴戟天 12g　熟地 15g　白芍 20g　甘草 6g　乌药 12g

二诊:1983 年 11 月 11 日。

服药 12 剂,月经于 10 月 27 日来潮,经行 5～6 天,色红,量可,无血块,无腹痛,仅经前一天腰部有点隐隐作痛,饮食、二便无异常,舌淡,苔薄,脉细。

继服上方加续断 12g 以巩固疗效。

按:经前腹痛,经行第二天缓解,有少许血块,经血稍黯红,一般医者以瘀血论治,投温经汤、失笑散、金铃子散等剂无效。观其患者面黄消瘦,形体不充,腹痛喜温喜按,又伴大便稀溏,恶心呕吐,痛甚四肢发冷,出冷汗,脉细,两尺尤弱。此乃脾肾亏虚,胞脉失养,血行不畅所致。同时脾肾亏虚,往往兼有寒象,此寒自内生。脾虚则面黄,经行便溏,四肢发凉。又此患者乃年轻未婚女子,处于生长发育阶段,此时妇科病多由肾气未充所致,观其形体消瘦,切脉两尺尤弱等一派先天禀赋不足、肾气不充之象。此痛经并非瘀血所致,如一味攻伐,破散太重,血既枯而复通之,则枯者愈枯,其与榨干汁者何异?所以前用活血化瘀之法无效。既是脾肾亏虚,就应从脾肾着手。方中四物汤培肝肾而养精血;焦白术、茯苓补脾胃以振中气,止经行腹泻;巴戟天温肾,香附、艾叶暖胞,配乌药行气止痛,吴茱萸暖厥阴而止呕;重用白芍配甘草缓急止痛。待血旺精充,冲任通盛,胞宫得养,痛经自愈。从此例可见虚证痛经,并非只痛在经后、经期,亦有经前痛者。因月经将潮,虽阴血下注胞宫,但精血不足,胞脉不充,又脾胃肾气虚,寒自内生,经脉绌急,必致气血不畅。正如张景岳所说:"凡人之气血,犹源泉也,盛则流畅,少则壅滞,故气血不虚则不滞,虚则无有不滞者",也即是精血亏虚,致胞脉失养和胞脉壅滞,所以虚痛亦可发生在经前。

例之四

易某某,女,17岁,初诊:1984年4月25日。

患者15岁月经初潮,周期尚准,第二年因学习负担重,又正值经期遇考试,精神紧张,便发生经行腹痛。每经来潮第一天开始小腹痛、腹胀,痛甚时面色发白,出冷汗,恶心欲吐,不能坚持学习,并因此对考试和痛经产生了畏惧感。后退学到工厂当工人,但痛经仍未缓解,经量偏多,用纸二刀余,经色红,无血块,经5~6天干净。末次月经4月16日来潮,已干净,但仍感腰腹痛,身上作胀。平时口不干,大便正常,身体困倦,舌尖红,苔薄白,脉细。患者曾在新洲经中西医治疗几年,未见明显好转,特求治于黄老。

此气血不和。治宜养血调气。

当归10g　白芍20g　川芎9g　香附10g　甘草6g　续断12g　吴茱萸4.5g　枸杞子15g　泽兰10g　柏子仁10g

二诊:1984年5月18日。

服药10剂,患者月经于5月12日来潮,经行3天,量减少,腹已不痛,仅经前腹部隐痛一天,能坚持正常工作,无恶心呕吐,大便正常。

后续服上方观察几个周期,均未发生痛经。近几个月已停服中药,月经周期正常,亦无痛经发生。

按:痛经由精神因素所致。肝藏血,调节情志,主一身之气机,尽疏泄之能事。肝血充足,则肝体得养,而调节一身之气机通畅,协调五脏之气血。痛经乃气血为病,患者情志不畅,肝气不舒,郁而成病,朱丹溪说:"人之气血周流,忽有忧思恚怒,则郁结不行,此经候不调不通,作痛。"经期阴血下注血海,肝血更虚,肝体失养,调节失司,则气血为之不畅,致成痛经之病。所以此患者发生痛经主要机理是气血不和所致。治疗上主要以养肝调气血为主。故选用四物汤去熟地之滋腻，养肝血，和气血，调月经。四物汤乃调经要方，方中当归、川芎为血分动药，地黄、白芍乃血分静药。此气血不通为病，治宜从通入手，所以动静之中又以动为主。重用白芍、白芍酸敛，一可养血柔肝，酸敛治其经量多，又可配甘草缓急和阴止痛。四物汤中惟熟地养肾精，少女二七天癸至，正处在生长发育的重要阶段，精血同源，经期耗血伤精，黄老顺应生理之自然，培补耗损之不足，避熟地之滋腻，而选枸杞子甘平滋肾补肾，又无过腻之弊。方中用香附，辛以散之，调经止痛，李时珍谓其“利三焦，解六郁”，称之为“气病之总司，女科之主帅”。吴茱萸暖厥阴止呕，续断补肝肾治腰痛。泽兰活血调经止痛。妙在选用柏子仁，该药味微甘微辛，气香性平，能补助心气，涵濡肝木，滋润肾水。《神农本草》谓：“柏实能安五脏，而实于肝脏尤宜也。”患者痛经因怕考试，精神紧张所致。精神紧张，情志由心、肝所主，心主神明，肝调情志，柏子仁养心、益肝又滋润肾水，一药调治三脏。可谓选药如奕棋，一着得当，满盘皆活。

虚实夹杂痛经1例

张某某，女，30岁，初诊：1984年6月12日。

素来月经量多，用纸二刀余，经行5天干净，经色黯红，有血块，每经前几天就感腰腹坠胀，见红肚子痛，第一二天痛甚，痛时欲解大便，每次都用阿托品、去痛片缓解。平时有恶心感，痛经时尤甚。从初潮即有痛经病史，近几年痛经加重，平时带下多，色黄，素来性情急躁，自1981年开始发现右腿硬皮症。近来病情逐步加重。末次月经今日来潮，现正感小腹疼痛难忍。舌质正常,苔白,脉弦细。

此乃气滞血虚。治拟滋养精血,活血调经。

当归 10g　白术 12g　香附 12g　川芎 10g　枸杞子 15g　白芍 15g　鸡血藤 15g　益母草 12g　甘草 6g　吴茱萸 6g

二诊:1984 年 6 月 16 日。

服上药 4 剂后,疼痛明显好转,但月经量仍多。现月经将净,已无恶心感,二便正常,舌脉同前。

上方加黑豆 30g、熟地 20g、荆芥炭 4.5g。

三诊:1984 年 7 月 18 日。

服上药 20 余剂,这次月经 7 月 10 日来潮,现已干净,经期已无明显疼痛感,经量亦减少,经期无明显不适,右腿硬皮症稳定。

继服上方以善其后。

按:患者经前腰腹胀,见红肚子痛,此乃虚中有滞。虚则素来月经量多;瘀则经前坠胀,见红腹痛,经净痛止,经色黯红有块。然虚瘀之中以瘀为主,瘀则不通,不通则痛。气血调和,全赖肝气之通畅,患者素来性情急躁,肝郁不扬,经期冲任气血运行不畅,经水不能随气而行,经血滞于胞宫作痛,所谓"经前腹痛,无非厥阴气滞,络脉不疏"所致。然妇人之身血本不足,又经行量多,耗血过甚,已伤精血。治疗上如一味活血攻破,恐将来虚证徒起,如一味滋补必壅而更痛。痛经一症,纯实者少,纯虚者亦不多见。惟虚中夹实者比比皆是,治疗上颇为棘手。必须仔细权衡。此例乃虚实夹杂,虚在精血,实在瘀滞。治必寓养于行之中,寓补于活之内,四物汤正合此拍。四物汤养血调经要方,地、芍静顺以养精血,归、芎辛温以行血气。因瘀虚之中以瘀为主,故去熟地之壅,恐滞而更痛,换枸杞子补肝肾之精血,又不似熟地之滋腻,加鸡血藤、益母草活血而不攻破,四物汤治血有余,治气不足,故加香附行气止痛助其不足。痛时欲解大便,加白术健脾止泻,又能提系带脉治月经量多。不用茯苓,因其淡渗利下,于月经量多不利,故舍而不用。因恶心欲呕,故加吴茱萸暖肝止呕。本病由肝郁而致,不解郁缘何?殊不知,枸杞子养肾精,精足而能濡木,当归、白芍养肝血,血足而能柔肝,肝肾得养而冲任自调,经行合度痛亦自止。二诊时痛经虽好转,但月经量仍多,经行刚过,血海空虚,故加熟地、黑豆大补精血,培补耗损之不足。荆芥炭疏肝、止带,又能引血归经,治其月经量多。

虫积痛经1例

吴某某,女,14岁,初诊:1983年8月26日。

去年7月份,13岁时月经初潮,此后周期基本正常,但经量特别多,每次用纸5~6刀。今年2月份开始,经前腹痛,满腹疼痛,以小腹为剧,呈阵发性绞痛,痛甚时手脚发凉,身出冷汗。月经来潮后疼痛缓解。月经颜色鲜红,无血块。末次月经7月底,具体日期记不清,现正值月经前期,腹部又开始隐隐作痛。观其口腔轻度糜烂,舌上有虫斑,追问其病史,小时拉过蛔虫,现在有时晚上磨牙。舌质稍红,苔白,脉滑数。自痛经发生后因影响学习,曾四处求医,观其方多以补虚止痛为治,终无明显效果。

证属虫积气痛。治宜和血行气,杀虫止痛。

当归10g　白芍24g　生甘草6g　川楝子10g　麦冬12g　槟榔10g　枸杞子12g　枳壳10g　桑椹子15g　胡黄连2g

服药后患者本次月经明显好转,腹痛减轻,能够忍受。经量亦较前明显减少,用纸3刀。经后继服上药,配合西药驱虫,拉出蛔虫10余条,痛经完全消失。

按：痛经与虫证并见，患者口糜，舌上有虫斑，夜磨牙，追问有蛔虫病史，有时腹部隐痛，但能忍受，并未介意。现月经来潮，经前腹痛加剧，不能忍受。虫积气滞，气滞虫行受阻，气血不和而致腹痛。又患儿年方14，肾气未充，冲任二脉气血运行尚不畅，经血滞于胞宫致痛，此并非瘀血所致，不可用破血行血之药，而以气痛为主。治宜痛经与虫证同治，故立法理气杀虫，和血止痛。方中川楝子、槟榔、枳壳行气止痛，黄老对行气药，一般比较慎用。因行气药多辛燥之品，易耗血伤津，而妇人之身有余于气，不足于血，往往处于阴血不足的状态，因而治疗时要处处顾护精血。这里用大队行气药并非取快于一时，虫积气滞，如不用重药，轻描淡写，终无济于事。其中槟榔，川楝子又可杀虫。金铃子散不用延胡索，因其月经量多。重用白芍配甘草缓急止痛，白芍酸敛，酸泻厥阴，俾酸以缩蛔，胡黄连杀虫清心胃之火，麦冬清心火、养心阴。虽为虫积气痛之实证，但患者毕竟年方十四，恐稚龄质薄，剥削元阴，故用桑椹、枸杞子滋补肾精，又不似熟地之壅滞。经治疗痛经消失。原来都就痛经治痛经，往往徒劳。此病案全在识病，观察详尽，始得查明其原因。所以古人说"治病易，识病难"，故诊断精详为医家第一要务。

术后粘连痛经1例

张某某，女，27岁，初诊：1981年10月13日。

患者自12岁初潮后即有痛经病史，结婚一年余（于1981年2月）行右侧卵巢囊肿切除术，术后经行腹痛加剧，每经前3天开始少腹冷痛，喜温喜按，腰胀乏力，烦躁不安，恶心欲吐，经量偏多,用纸二刀余,经色黯红,有血块,块下后疼痛减轻。经后腹胀痛不减。平时口干口苦,但不欲饮,大便溏,纳差,舌质红,苔根部微黄,脉细滑。末次月经10月18日,现已干净,但仍感腹部微胀不适。

妇科检查:外阴阴道(-);宫颈:轻糜,呈颗粒型;宫体:前位,稍偏右,大小正常,活动,质中;附件:两侧附件增粗,压痛(+)。

做子宫、输卵管碘油造影,结果:①子宫左下及宫颈疑有息肉或肌瘤。②宫颈炎及双侧输卵管炎可能。

证属寒热虚实夹杂,又恐手术后有粘连。辨证与辨病相结合,治以活血化瘀为主。

泽兰10g　益母草12g　血竭9g　生炒蒲黄12g　九香虫6g　丹参15g　白术15g　川楝子10g　延胡索10g　竹茹12g　白薇10g　白芍30g　甘草6g

二诊:1981年11月19日。

服药5剂,月经于10月21日来潮,量中等,经色转红,有小血块。经期腹痛减轻,经后仍感腰腹胀痛,痛处有手掌大小处不温,畏寒,四肢发凉,口干苦,苔黄腻,脉细滑。

继服上方加桂枝4.5g、牡丹皮10g,5剂。

三诊:1981年11月29日。

这次月经于11月27日来潮,量不多,色红,有少许小血块,无明显腹痛,余证亦减轻,舌偏红,苔薄黄,脉细滑。

服活血调经方:

当归12g　川芎10g　赤白芍各10g　益母草15g　生炒蒲黄各10g　生炒五灵脂各10g　香附10g　延胡索10g　九香虫10g　小茴香6g　甘草6g

按:此患者痛经病达10年之久,手术后疼痛加重,经前痛,经期亦痛,经后仍痛,又兼见寒热虚实夹杂。寒则少腹冷痛,喜温喜按；虚则便溏、纳差，月经量多；热则口干口苦，舌红、苔黄、烦躁不安；实则经前、经期腹痛，经后仍胀痛不减。痛经发生乃气血为病，冲任二脉气血运行不畅，经血滞于胞宫所致。“不通”是其主要矛盾。患者术后疼痛加重，必有粘连，又素易情绪烦躁，痛甚呕恶，经后乃胀痛不已，可见肝旺气滞，气有一息息不通，则血有一息息不行。气滞不能运血以畅行，血亦不能随气而流通，经血滞于胞宫则疼痛难忍。可见病情虽复杂，然详细析之，辨病与辨证相结合，气滞血瘀为其首要，治拟活血化瘀为主。方中泽兰、益母草、生炒蒲黄、延胡索活血化瘀止痛；血竭用9g之多，意在专攻，本品功能化瘀止痛，《海药本草》谓其治“一切疼痛，内伤血聚”，黄老用来剥离组织粘连，化血结，屡治屡效，此乃经验之得；九香虫理气止痛，此血中气药；丹参祛瘀调经，又可清热解毒；生炒蒲黄活血止痛，川楝子疏肝泄火，白薇清肝热，重用白芍配甘草缓急止痛，用白术健脾益气止泄。从方子的用药可见黄老只要辨证准确，祛瘀不虑经量之多，行气不忌川楝子、九香虫、延胡索之猛，活血不畏血竭用量之大。服药后，月经来潮，经量反不多，腹痛减轻，但畏寒、怕冷，故加桂枝4.5g温经通阳，同时加牡丹皮清血分伏火，桂、丹一炉，温凉互制，行血滞而达气机，寒痛可除，又无助热之弊。再次月经来潮已恢复正常。

从此例可见经后疼痛，亦非纯于虚痛，因虚而痛应以空痛为主。此以胀痛为主，必有瘀滞。再者亦不能从痛而喜温喜按定虚实。从临床来看，无论寒热虚实，大多痛时喜按或喜热敷，因为温或揉动之后，局部气血得以活动，疼痛暂时可以缓解。

痛经治疗小结

痛经，是妇科常见病之一，以经期或经行前后，小腹疼痛，并随月经周期发作为其特征。其发生机理，是冲任气血郁滞不畅所致，然气血不畅有虚实之别，因于滞者，行而通之，因于虚者，补而通之。黄老通过长期临床观察，发现本症多见于年轻未婚女子，或继发多产房劳以后。根据痛经伴随月经周期性出现，且经期耗血伤精的特点，认为痛经发生，除冲任气血郁滞外，精伤血耗亦应是主要病理，因而临床上纯实者少，纯虚者亦不多见，而以虚实夹杂为主。治以养血活血为基本大法，自拟"痛经基本方"：当归、川芎、白芍、甘草、香附、枸杞子。观此方乃四物以熟地易枸杞子加香附、甘草而成。四物乃血证第一方，功能生血之源，导血之流。方中当归、川芎血中动药，具温养流动之机，养血之中兼行血之妙；白芍养肝肾精血，而无壅滞碍血之嫌；痛经乃气血为病，故加香附以补四物汤治气之不足。若痛以少腹为甚，则加柴胡、川楝子、延胡索等，疏肝理气止痛。若经行大便溏泄，则加土炒白术、茯苓等健脾止泻。若伴恶心、呕吐，偏热者加竹茹清热止呕，偏寒者加吴茱萸温阳止呕。若经行小腹冷痛，手脚四肢冰凉，则加菟丝子、艾叶、乌药、巴戟天温阳散寒止痛。如少女痛经，其经量多，面色㿠白，形体不充者，则加熟地、阿胶、山萸肉等峻补精血。若血滞成瘀，寒瘀者加泽兰、鸡血藤、炒蒲黄，热瘀者加丹参、益母草、赤芍等。若子宫内膜异位症，且有实质性结节者，则加血竭化瘀止痛。以上7例痛经均不离此法。前4例乃血虚血滞之证，治以养血为主，行血为先，充而通之。偏于虚者，基本方加熟地、阿胶、山萸肉峻补精血，偏于滞者，基本方加鸡血藤、益母草、泽兰等行血气。虽有基本方，又不泥于是方，贵在辨证论治。例5，脾肾不足，以经行腹冷痛兼便溏、便次增多为主，治宜温补脾肾，佐以调和气血。例7，现代医学所说的子宫内膜异位症，痛经日久且寒热虚实夹杂，治以活血化瘀为主，并兼养血调经。至于虫积痛经，又全在于识证，但终不离治气治血之法。总之万变不离其宗，抓住痛经与耗血伤精关系密切的特点，治疗上处处照顾精血，气血充足，冲任流通，自无疼痛之忧。

经行吐衄2例

例之一

王某某,女,39岁,初诊1983年10月28日。

近两年来经常鼻腔、牙龈出血,时交错出现,时同时发生,经期衄血加重,几乎每天都衄,色鲜红,量多。患者一贯月经量偏多,自发衄血后月经量更多,每次用纸3刀余,经行7~8天干净,色红,有小血块,查血小板60×10^9/L,血红蛋白6.2g/L,红细胞2.16×10^{12}/L,两年来曾先后在耳鼻喉科、口腔科、内科治疗,均无明显效果,且病情愈益加重。平时面部虚浮,四肢乏力,面色㿠白,腰酸,口干苦,尿黄,饮食一般,有时烦躁;舌质红,苔薄黄欠润,脉细稍数。

此乃阴虚火旺,迫血妄行。治拟滋肾清热止血。

生熟地30g　青盐1g　玄参15g　阿胶15g　旱莲草30g　制首乌15g　炒栀子10g　牡丹皮10g　骨碎补10g

二诊:1983年11月11日。

服药后诸症悉减,月经于11月4日来潮,此次经期仅衄血一次,量少,但经量仍较多,用纸二刀余,经后感两少腹作胀,非经期衄血次数亦明显减少。舌质略红,苔薄微黄,脉细数。

上方加白芍15g。

三诊:1983年12月20日。

服上药20余剂,月经于12月6日来潮,经量中等,用纸近二刀,未再发生鼻衄、齿衄,但仍感口干,纳谷不香,小便微黄,舌略红，苔薄，脉细，复查血小板 96×10^9/L，血红蛋白 100g/L，红细胞 3.50×10^{12}/L。

继上方加黄芩炭 10g 善后。

按：肺开窍于鼻，鼻衄在肺。肾主骨，齿乃骨之余，齿衄在肾。患者经行量多，肾精受损，子盗母气，累及于肺。衄之为患，总源乎火，《济生方》云："失血之妄行者，未有不因热之所发，益血热则淖溢，血气俱热，血随气上，乃吐衄也。"东垣云："诸见血皆责于热"，丹溪亦云："血无火不升"，二家之论，道出世人治吐衄者，皆以清热降火为法。此患者西医诊断为"血小板减少"，中医辨证舌红、苔黄、口干、尿黄，乃一派热象。血主乎阴，以静为体，得寒则凝，遇热则行，热迫血行故经行量多，衄血不止，其色鲜红。然此火非实火乃虚火也，衄血起于肾水不足，一则肾虚失于潜藏，经量多；一则水亏，龙雷无制，火性炎上，血亦随之上溢，故衄血。此患者衄血与一般倒经者略有不同，倒经者有升无降或升多降少，倒行逆施是也。此患者平时衄血，经期经量愈多、衄血愈甚，缘何如此？经期阴血伤于下，血伤愈多，内热愈甚，故衄血愈多，病根在肾。源于阴血亏损，阴不配阳，虚火上越，故治疗与一般倒经亦略异。倒经以降火引之下行为主，此例只宜清火止血，不宜引之下行，否则必致月经量更多。结合脉证治宜滋肾为主，清热止血为辅，方中生熟地、首乌、阿胶滋养肾精，取其大补精血治本。旱莲草、玄参养阴清热，青盐降肾火止齿衄，栀子、牡丹皮清三焦之热除血分伏火。不用川牛膝，因其经量多，若降火引血下行于此不利。妙在用骨碎补一味，本品苦温治骨病，齿乃骨之余，借此配青盐止齿衄，又制栀子、牡丹皮之苦寒，又因肾乃水火之脏，滋水须兼补火，才不致死水一潭。药后衄血明显减轻，因两少腹胀痛，故加白芍柔肝止痛，又敛阴止血。共进 20 余剂而衄血止。

例之二

陶某某,女,34岁,初诊:1984年4月22日。

素来月经提前7~10天,甚至一月二潮,近一年来每经前经期发生鼻衄,血色黯红,量时多时少,伴有头昏、眼花、烦躁、胸闷、乳胀,有时恶心,口干不苦,乏味,双腿发软不能久立。末次月经4月10日,经行4天,月经量少,色黯,有血块,每经前小腹痛,平时性情急躁,身体消瘦。有胃下垂病史。舌质红,苔薄,脉细数。

此乃木火刑金。治拟调肝泻肺。

青蒿10g　竹茹10g　橘红10g　山药15g　茯苓15g　桑白皮6g　丹参15g　川楝子10g　沙参15g　郁金12g

二诊:1984年5月16日。

服药后月经于5月8日来潮,经行4天,衄血仅3次,较前明显减少,月经量增多,经色转红,经后自觉午后有低热,舌红,苔薄,脉细数。

继服上方加地骨皮12g。

三诊:1984年6月10日。

本次月经于6月15日来潮,现已基本干净,经量中等,经色鲜红,经前无小腹痛,未再出现衄血,亦无发热感,心情亦较舒畅,仅感咽鼻干燥,舌质稍红,苔薄白,脉弦细稍数。

继服上方10剂,以巩固疗效。

按:鼻总系肺经之窍,血总系肝经所属。患者素来性情急躁,虽无口苦,但乳胀、头昏、眼花、胸胀不适,可见肝旺。一则肝旺侮脾,致肝胃不和而呕吐,一则月经将行,血海充盈之时,火性炎上,木火刑金,血随气行,势必激血上溢而衄;热迫血行,则经期提前;舌红、脉数、烦躁,乃一派热象。然此热在上,木火升腾,阻遏清阳,则头昏、眼花、目胀。经前腹痛,经色黯红有块,经量少，乃气血不畅所致。此患者虽然衄血，但不宜止涩；因经量本少，又伴腹痛，止血势必导致经闭，腹痛更剧，衄血亦必更甚。既是木火刑金，就应调肝泻肺。肝主血，肺主气，治血者必调气，且痛经乃气血为病，治肝肺，调气血，不治痛经而痛经自愈，不调月经而月经自调。方中青蒿气味清芬疏肝气，宣利血滞而清血热，与其他大苦大寒而伐生气者不同；竹茹味淡性微凉，降胃中上逆之气，使之下行，故能治呕吐，止吐血、衄血；川楝子、郁金泻肺解郁治其胸闷；丹参凉血活血调肝；橘红理气而不伤肺；山药补胃阴以防木火刑金，又可补肺气；沙参养肺阴；茯苓健脾淡渗利湿，使热易从小便而解；妙在用桑白皮，甘寒泻肺利水之药，《本草纲目》曰："肺火有余者宜之"，罗天益言其："泻肺中伏火而补正气，泻邪所以补正也。"全方重在少少清火而水不伤，略略滋阴而火不旺，故收中肯之效。

经行口糜1例

周某某，女，29岁，初诊1983年12月6日。

自1981年流产后，每逢经期即发口腔溃烂疼痛，平时每操劳后易发，发作时常伴口渴、心烦、多梦，月经周期尚准，经量偏多，经色正常，经期腰痛明显，无腹痛。每次月经来潮后，口腔溃面慢慢开始愈合。末次月经于今日来潮，开始量少，观舌上有散在的大小不等的溃疡面，口腔充血，伴心烦、口渴、小便黄、咽红、喉痛，大便正常，舌红，苔薄，脉细稍数。曾多次就医，服中西药效果不显。

此乃水亏火旺。治拟滋肾水，清心火。

生地20g　玄参15g　麦冬15g　青盐1g　白芍12g　甘草4.5g　乌梅4个　丹参15g　桑椹子15g　地龙15g

二诊:1983 年 12 月 13 日。

服上药 5 剂,口腔糜烂好转,以往经净后才慢慢恢复,这次月经来潮当天服药后,口腔疼痛即明显好转,经行 4 天,口腔溃烂已基本愈合,月经量亦较前减少,舌红,苔薄,脉细。

继服上方。

三诊:1984 年 1 月 10 日。

末次月经元月 5 日来潮,现已干净,经期未发生口腔糜烂,但仍感心烦、口渴、咽痛,舌脉同前。嘱其服上方。以后随访几个周期,再未发生口糜,余症亦消失。

按:每值经期或经行时,口舌红肿,溃烂生疮,如期反复发作者,称经行口糜。患者每逢经期或操劳后易发,舌乃心之苗,经期阴血下注,肾水既亏,不能上济心火,心火偏亢,火性上炎,遂发口糜。肾水不足,其府失养,故腰疼痛,虚火在上故心烦、口渴、多梦,每操劳复发,劳则伤肾耗精,思虑耗及心阴,阴虚火旺亦发口糜,可见此患者口糜一证,每耗血伤阴而发,虽为有火,乃虚火也。本在肾水大亏,标在心火过旺。治宜滋肾水,清心火,引火下行。方中重用生地,配玄参、桑椹滋肾壮水;白芍养血敛阴;麦冬养心阴,水足而火自灭;丹参苦微寒,能活血、清血热、除烦满,入心经补心气,于大队养阴药中辅以丹参,补中有行,而使行不伤正;青盐咸寒,《本草纲目》谓其治齿舌出血,助水脏而益精气;乌梅酸温平涩,明·缪希雍谓其"味酸能敛浮热……治虚火上炎,津液不足,酸能敛虚火,化津液";生甘草清热解毒,又有降火止痛之功,配合治疗口腔糜烂,屡用屡效;而地龙咸寒无毒,本草记有治喉痹,缪希雍谓其大寒能祛热邪,除大热,咸能主下走,对口糜兼有咽红喉痛者,用之神妙。服上方两个周期,经行口糜痊愈。

经行咯血1例

陈某某,女,27岁,初诊:1984年4月28日。

于今年元月开始,每经前一天即发咯血,持续至月经干净。每次咯血多时7~8口,以午后为甚,痰中带血丝,其色鲜红;平时性情急躁,经前尤甚,伴恶心欲呕,大便干,口中无味,口干,经后双下肢发软;月经周期正常,经量少,色黯有块。曾在医务室注射安络血,当时咯血量略减少,但终未停止,肺部透视正常。原有痛经病史,并发此证后,痛经逐步减轻。末次月经4月9日,舌红,苔薄黄,脉细数。

此乃木火刑金。治拟清肝火养肺金。

沙参15g　川贝母6g　青黛4.5g　丹参15g　川牛膝10g　白茅根12g　百合15g　藕节10g　甘草4.5g　山药15g　生炒蒲黄10g

二诊:1984年5月15日。

服上方10余剂,月经于5月11日来潮,无咯血,亦无痛经,经量较前增多,余症均减轻。舌偏红,苔薄,脉细。

继服上方20余剂,观察几个周期未再发生咯血。

按:咯血者,诸家皆言其出于肺。肺为华盖,诸脏皆居其下,故他脏痰火皆能上熏,动射使肺逆咳。患者平素性情急躁,乃肝旺之体,有余之气本源于不足之血,经水将行阴血下注,肝血更虚,肝旺益盛,木火刑金则肺燥,肺燥则络伤而咯血。所以患者除咯血外,还伴恶心欲呕、便结、口干、舌红、苔黄、脉数等肝旺肺燥之象。既为肝旺刑金,治宜清肝火,养肺金。方中用青黛直泻肝经郁火;沙参、川贝母、百合、山药养肺阴除肺燥。肺乃金体,其质轻清，肺中常有阴液充养其体，经期阴血下注，其体失养而肺燥亦盛。滋阴养肺其体得养，行其清肃下降之令，咯血何致发生？白茅根气清质轻，最善止肺血；丹参养血活血，寓补于行；木火刑金，火邪在上，故用川牛膝引火下行，滋肾活血，又治其月经量少；生炒蒲黄活血止血，使血止而不留瘀，又治痛经之经行不畅；藕节活血止血，寓行于止。此患者有痛经病史，自发咯血后，痛经逐步减轻。痛经乃气血为病，不通则痛，总缘于气血运行不畅，更何况此患者伴有经行量少、色黯有块，必有瘀滞。咯血本应止血，但有瘀又不能纯于止，止必瘀甚，痛经加剧；但又不能活血攻破，破必致咯血更甚，所以黄老用丹参、牛膝寓养于行，生炒蒲黄、藕节寓行于止，使活不破散，止不留瘀，达到既止血又调经止痛之目的。

经行头痛 3 例

例之一

杨某某，女，58 岁，初诊：1985 年 4 月 5 日。

经期、经后头痛复发 3 个月。

患者 7 年前曾患经行头痛，痛甚时不能起床。曾到我院就诊，服黄老中药 5 剂，至今 7 年未发。近几个月因家务事劳累，又复发经期、经后头痛，以颠顶为甚，胀痛为主，痛甚时头昏目眩；伴经期提前，有时半月一潮，有时 20 天一潮，经行 7 ~ 8 天干净，量多、色红，用纸二刀余；经期、经后左下肢筋骨酸痛。素带下量多、色淡黄、质稠，口苦，口干喜饮，小便黄，纳可，形体消瘦，颜面潮红，BP100/70mmHg，末次月经 3 月 22 日。舌尖红，苔薄白欠润，脉弦细数。

此乃精血不足，肝阳上扰。治拟滋水涵木，平肝熄风。

生熟地 30g　白芍 15g　枸杞子 15g　钩藤 10g　石决明 30g　丹参 15g　莲须 10g　黄柏 10g　牡丹皮 10g　木瓜 10g　麦冬 15g　桑叶 10g

并嘱病者:禁食辛辣,调情志。

二诊:1985 年 5 月 10 日。

服上药 10 余剂,这次月经 4 月 18 日来潮,头痛明显减轻,月经量稍多,用纸 2 刀,白带量减少,余症均较前减轻。舌尖稍红,苔薄,脉细数。

继服上方善后。

按:头为诸阳之会,厥阴肝经上于颠顶。头痛一证,非外来之邪,乃肝胆之风阳上扰。肝者将军之官,内寄相火,得真水以涵濡,水足木旺,则刚劲之质得为柔和之体。今患者起居失常,劳累过度,又近绝经之年,肝肾虚馁,肾水不足,木少滋荣,每经行经后,经血外泄,肝肾经血骤虚,木失濡养,复夹相火上踞高巅而致头痛。厥阴之病,在上则风热兼作,故头昏目眩、口干口苦;在下则湿热俱盛而带下量多、色黄而稠,便干、尿黄。肝肾阴亏则相火容易妄动,若迫血妄行则月经提前、量多、色红。又肝主筋,肾主骨,经后肝血肾精不足,关节筋骨失养而疼痛。风木者五脏之贼,百病之长,风木为病,诸证蜂起,故症状繁多,要在风木鸱张所致。观患者颜面潮红,口干口苦,便干,尿黄,烦躁,舌红,脉数,似有热象。然绝非阳之有余,实为阴之不足,慎不可见热投凉,务在补阴以潜阳。方用生熟地为主药,既水亏火旺就应用生地壮肾水,兼泻水中之火;为何生熟地同用,因患者毕竟近绝经之年,肾气已衰,又经行量多,重伤精血,大补精血非熟地不足为治,故生熟地同用,既补肾精壮肾水又泻水中之火,以治其本。钩藤为手少阴心经与足厥阴肝经要药,专主肝风相火之病,平肝熄风,祛肝风而不燥,性寒清火而不伤阴,风静火熄则诸症自平。石决明潜阳熄风,清热明目,为凉肝镇肝之要药,其味咸寒又能入肾补阴，且能利小便。白芍柔肝，枸杞子养肝肾，牡丹皮清血分伏火，木瓜柔筋，莲须、黄柏治下焦湿热带下。妙在用桑叶一味，高巅之上惟风可到，取桑叶味轻，阴中之阳，在下滋肾，在上去颠顶之风，又有凉肝之功。观全方用药可谓平淡无奇，均用柔剂清润不腻之品，重在滋真阴之不足，潜浮阳之有余。处方结构严谨，选药精当，故收效甚捷。

例之二

万某某，女，35 岁，初诊：1983 年 9 月 13 日。

经行头痛近十年，近一年症状逐步加重。每经前一周左右开始头痛，以左侧为甚，痛甚时不能坚持正常工作，吃去痛片只能得到暂时的缓解，一直痛到月经干净才慢慢缓解。痛时常伴恶心吐涎，有时伴有牙龈出血。月经量中等，有血块，经量少时头痛加重。平时性情急躁易怒，五心烦热，口干不甚饮，二便正常，饮食一般。末次月经 8 月 27 日。曾在黄冈地区多处求医，均无明显疗效，特来汉求治。

此属肝肾阴虚，肝阳上扰清空。治拟滋养肝肾，平肝熄风。

钩藤 10g　丹参 15g　白芍 20g　熟地 20g　竹茹 10g　龟甲 30g　麦冬 15g　地骨皮 12g　阿胶 15g　桑叶 10g　生牡蛎 30g

患者看病后带中药回黄冈地区，服 10 余剂月经来潮，头痛明显减轻。后坚持服药一段时期，再未发生经行头痛。

按：头痛一证有因热、因寒、因风、因痰、因瘀、因虚等而发的，临床上以其疼痛的部位和性质辨其虚实，分经论治。然头痛伴随月经周期性的出现，除按一般头痛辨证外，还应考虑与精血有着明显的关系。肝属木脏，赖肾水濡养，水足则肝木畅茂。妇人气盛血虚，患者平素性情急躁，肝气本旺，月经将行阴血下注血海，水亏则肝木失养，肝阳上亢干扰清阳，故头痛。肝旺侮脾，则恶心吐涎。肾主骨，齿乃骨之余，肾水不足，虚火上炎则齿衄，五心烦热，舌红、少苔均为阴虚火旺之象。头乃诸阳之会，人身阴阳相互维系，阴水在下，清阳在上，阴足则阳顺，阴亏则阳浮。此例病在上，根在下，宜治其下也。方中重用熟地、阿胶滋肾补精血；白芍养血柔肝，钩藤平肝熄风，入手足厥阴经，足厥阴主风，手厥阴主火，专治肝风相火之病；麦冬养心阴治五心烦热；丹参养血活血调经；牡蛎咸寒属水，以水滋木，则肝胆自得其养，又质类金属重镇，其性善收敛，故能平肝潜阳，配龟甲味咸益肾阴，质重潜浮阳，使平肝熄风之力相得益彰；用竹茹清热降胃中上逆之气，使之下行而止呕；桑叶轻清发散，祛风清热又补肾之不足，桑叶、竹茹相配轻清凉泄，使少阳郁遏之邪亦可倏然而解。此患者因病久必伤及肝阴，故加咸凉柔镇之龟甲、牡蛎壮水熄风，使其刚亢之威一时顿熄。总之治肾水不足而风阳上扰之头痛，当大补肾水。妙在治肾而兼治其肝，大补肾水兼养肝木，又加轻清之品，少少散之，收效甚速。

例之三

柯某某，女，41岁，初诊：1983年9月30日。

近半年来经常头痛，每经期前后加重，一个月只有一个多星期好一些。头痛以前额、颠顶到后脑痛甚，以胀痛为主，口中发冷发麻，似从喉咙中发出来。口中痰多，胸闷，头痛时伴面肿，两腿发重发冷。月经周期正常，经量中等，色鲜红，有血块。腰痛，平时白带不多。每经前双乳作胀。末次月经9月24日。血压不高。舌红，苔薄，脉细。

此乃痰浊头痛。治宜升清降浊，化痰止痛。

荷叶1小块　省头草6g　全瓜蒌15g　薤白6g　生龙骨24g　细辛1.5g　川楝子10g　炒白芥子3g　牡丹皮10g　丹参20g

二诊：1983年11月5日。

患者月经于10月26日来潮，先后仅服上药8剂，头痛基本未发。

按：头者诸阳之所聚，诸阴脉皆至颈而还，独诸阳脉皆上至头目，则知头面皆属阳部也。人之阴阳，宜顺不宜逆，头乃清阳之地，只受得清气，受不得浊气，经曰："浊阴在上则生䐜胀"。患者头痛以胀为主，伴胸闷、乳胀、痰多、面肿，此浊阴占阳位为患，非血虚所致。如是血虚头痛，应以空痛、昏痛为主。每月经前后加重，因经期阴血下注，肝失濡养，疏泄条达失司，故诸症加重。治宜升清降浊。方中荷叶清香，升清阳降浊气解其胸闷；省头草专治痰湿头痛之证；瓜蒌、薤白温通心阳驱浊气；生龙骨升清降浊，生用又可化痰；细辛辛温香窜，善发散寒邪，温肾又可治头痛，喉冷一症乃沉寒痼冷，非细辛不足为治；炒白芥子化痰止痛。此患者曾多次就医均无明显疗效，观前所用方，均用药在上，有升无降也，故加一味川楝子降浊气又兼治胸闷乳胀。大队温药配丹参、牡丹皮反佐，又可活气血、调月经，其中丹参兼有补养作用。此头痛非川芎、白芷力所能及，关键在于升清降浊、祛痰，使清升浊降，阴阳归位。服上方8剂，头痛及伴随症状基本消失。此辛温发散之药不可久服，故嘱患者加强营养以调其虚。

经行发热1例

严某某，女，38岁，初诊：1983年10月25日。

近半年来每月经前后发热，体温持续在38℃左右，身上有燥热感，夜间尤甚，伴全身骨节酸痛，口苦。月经周期正常，经行5～6天，量中等，色红无块，平时纳差，食后胃脘胀痛不适，呃逆频频，大便干结。末次月经10月19日，今天已净。这次经前8天开始发热，体温37.8～38℃，盗汗，经量正常，色淡红。时有腹痛伴关节痛，眼睑浮肿，平时白带稍多，多汗，时心烦欲呕。曾多次就诊，观前所用方均以益气养阴清热为主。舌质红，苔黄微腻，脉细。

竹茹10g　黄芩10g　姜半夏12g　白术10g　茯苓12g　甘草4.5g　枳壳10g　橘红10g　鸡内金10g　砂仁4.5g

二诊：1983年11月28日。

服上药20余剂，月经于11月17日来潮，量中等。这次无发烧，燥热感减轻，眼睑浮肿消退，胃脘胀痛、呃逆消失，时感头痛。舌质偏红，苔薄，脉细。

继服上方加桑叶10g。

三诊：1984年1月10日。

服药一月余，已无经前、经后发热，余症亦消失，惟劳累后感腰酸。舌质红，苔薄，脉缓有力。

继服上方加桑寄生12g。

按：患者经前发热伴食后胃脘胀痛，纳差，心烦欲呕，可见病在胆胃，胆热则口苦欲呕，脾胃虚生痰，痰涎内生则脘胀、纳差、苔微腻。每经将行之际，阴血下聚血海，肝胆失其滋养，胆热亦盛。经后气随血耗，脾气虚痰聚更甚，故发热尤剧。此乃胆热用怯，脾虚生痰。而病之关键在胆，胆乃中正之官，喜宁谧而恶烦扰，喜柔和而恶壅郁，痰浊壅盛加之经前阴血下注，必伤少阳之和气。十一脏皆取决于胆，胆先病必传至他脏，故见症繁多。治宜清胆消郁，健脾化痰，以温胆汤加味。温胆汤首载于《备急千金要方》，方中并无温胆之药，反有凉胃之品，其以温胆名汤者，以胆欲不寒不燥，常温为候耳。此乃二陈汤加枳实、竹茹二味凉药而成。功在清净胆气，涤痰化浊，调气降火，达到泄胆热，和胃祛痰之目的。温胆汤治痰有余健脾不足，故加白术健脾，补脾之虚；黄芩清肝胆之热，治其口苦；砂仁、鸡内金醒脾调胃，快气宽中，消腹胀；其中鸡内金，鸡之脾胃也，黄老认为其消化之力特强，又为血肉有情之品，有健补脾胃之功，而无伐脾气之弊，消瘀积、健脾胃治其胀满，往往选用鸡内金疗效甚佳。服药后患者月经前后发热消失，诸症亦减轻，故随证加减以善其后，巩固疗效。

经行腰痛 1 例

肖某某，女，28 岁，初诊：1984 年 4 月 17 日。

经行腰痛，不能俯仰年余。

患者近年来每经行前几天开始腰痛，甚则不能前屈，经行时腰亦痛，不能俯仰，并向下肢放射，然周期正常，经行 4 天干净，量偏多，色鲜红无块。今年元月行人流术后腰痛增剧，经期延长，经量增多。末次月经 4 月 12 日来潮，今已经行 6 天，仍未干净。平时白带量多，时黄时白，无气味。伴头昏，性情烦躁，口干不多饮。舌偏小，少苔，脉右尺沉弱，左关细弦。

此乃肝肾不足，络脉失养。治宜补肾柔肝，养血调经。

熟地 20g　山药 15g　续断 12g　白芍 15g　桑寄生 15g　玉竹 15g　枸杞子 12g　芡实 12g　甘草 6g　桑椹子 15g　阿胶 15g

二诊：1984 年 4 月 21 日。

服药 2 天月经干净，腰痛亦减轻，白带量减少，仍感两骶部及下肢酸痛，嗜睡。舌质红，苔薄，脉细。

继服上方去阿胶、枸杞子，加木瓜 10g、沙苑子 10g。

三诊：1984 年 5 月 20 日。

服上方月余，这次月经5月12日来潮，经行5天干净，经前经期腰痛基本消失，能够俯仰，仅有时感腰疼，白带量正常。舌质正常，苔薄白，脉细。

继服上方巩固疗效。

按：腰乃肾之外府，古人云“肾病者，其候在腰”，女子之肾，胞脉所系，经行阴血下注血海，胞脉空虚，脉虚则肾气虚，肾主腰，故见腰痛。又刮宫术后，手术伤及冲任，冲脉伤则经不调，任脉伤则带下。冲任由肝肾所主，冲任俱伤则腰痛不已。从脉来看，右尺沉弱乃肾不足，必见腰痛；左关细弦乃肝阴已伤，肝脉失养。又见患者舌小、少苔，乃真阴不足，而病在肝肾，实则肝肾阴血不足，治拟补肾柔肝，养血调经。方中熟地、阿胶、桑椹、枸杞子滋养肝肾精血，培其本，精血充足，其府得养，疼痛何致发生；妙在养精血同时酌选续断、桑寄生、玉竹等直达病所专治腰痛之药。桑寄生味苦而甘，性平而和，不寒不热，号为补肾补血要药，清·张隐庵《本草崇原》言其“能滋养血脉于空虚之地，而取效倍于他药也，主治腰痛者。腰乃肾之外候，男子以藏精，女子以系胞，桑寄生得桑之精气……故治腰痛”，黄老认为它治腰痛，能补其虚而且具有流动之性，故补而不滞，活动血脉，古人用此治风湿性的腰腿痛；续断苦微温，清·黄宫绣《本草求真》谓其“味苦其性温，能入肾经以补骨，又缘其味辛，能入肝经以补筋，味兼甘又入中州以补虚……且审其味涩，故能止血治血”，张山雷谓其“味苦辛而微甘，其气温和，气味俱厚，故兼入气血，能宣行百脉，通利关节，凡经络筋骨血脉诸病无所不主之……又其味苦而涩，能行能止则疗崩漏带下……”可见续断不仅治肾虚腰痛，又能止血治带下，一药而所主多途为效良夥。方中玉竹气味甘平，质多津液，虽与人参、地黄同为补剂上品，但较人参气薄，又不似地黄味浓，性平醇良，气味和缓，譬诸盛德之人无所不利，《神农本草经》谓其"主诸不足",《名医别录》又云主"虚热腰痛",甄权认为其"内补不足去虚劳客热",黄老认为它禀天地清和之气,性平质润,对津液为邪热所灼,筋不柔和者,久服则令津液充满,故治阴虚之腰痛者效尤佳,与续断、桑寄生、玉竹同用则养阴血、和血脉、止疼痛,又直达病所;白芍养血柔筋,与甘草相配,既可酸甘化阴,又可缓急止痛;山药、芡实乃"易黄汤"之主药,功在调补任脉,利湿止带。

二诊时因患者嗜睡,故去阿胶、枸杞子,因腰骶痛并向下肢放射,故加木瓜柔筋。沙苑子甘温入肝肾二经,专治肝肾不足之症,《本经逢原》谓其"性降而补,益肾,治腰痛"。上方加木瓜、沙苑更加强滋补肝肾、柔筋止痛之力。全方思虑入微,制方别致,颇堪效法。

经前烦躁 1 例

李某某,女,40 岁,初诊:1982 年 5 月 27 日。

经前烦躁伴月经提前 5 年余。

一贯月经先期量多,近几年来伴经前烦躁,每经前一周余即感烦躁不安,有时不能自制,坐卧不安,近来有逐步加重趋势。伴经前乳胀、头昏、面肿,经行后诸症减轻。素夜尿多,小便黄,口干口苦,易汗出。有关节炎病史。末次月经 5 月 20 日。这次月经提前 7 天,用纸 2 刀半,经色红,现月经已干净。舌红,苔薄,脉细。

此肝肾不足,虚火上扰。治宜滋养肝肾,清热理气。

地骨皮 12g　熟地 20g　山药 15g　竹茹 10g　白芍 15g　麦冬 15g　五味子 4.5g　阿胶 15g　川楝子 10g　旱莲草 20g

二诊:1982 年 6 月 24 日。

服药后末次月经 6 月 15 日来潮,经前烦躁未作,乳胀亦明显减轻,用纸近二刀。肿消退,睡眠好转,近日有时头昏,双眼发雾。舌淡,苔薄,脉细。

继服上方加旱莲草至 24g。

按:烦与躁实有区别。烦者,心烦乱不安,属阳;躁者手足扰动不宁,属阴,皆火之为病。虽五脏之火,皆令烦躁,又以心火为阳,火盛则烦;肾火为阴,火炎则躁更为多见。患者烦躁一证每于经前而发,与经前妇人生理之变化有着明显的关系。一则经前阴血下注血海,肝肾精血骤虚,阴虚火旺;一则经前冲任脉盛,气冲而血流急,经脉壅滞不通,肝气横逆,积郁之火伺机而发,木旺生心火,二火相并,势不可遏,故烦躁欲死,坐卧不安。经脉壅滞不通则经前乳胀;经前精血亏虚,阴虚阳旺,则头痛、口干口苦、小便黄。月经既行,积郁之气已泄,虚火自平,则诸症消失。烦躁一证有虚实之别,就妇女而言,常血不足而气有余,虚证更为多见。经期耗血伤血,每于经前精血将耗之时,烦躁即作,可见与精血亏损关系明显。本病起源于肝肾精血不足,波及于心。病在心肝肾,肝肾不足,虚火内扰。治宜滋养肝肾,清热理气。方中重用熟地大补肾精,配以阿胶,其养精血之力更强;白芍养肝血,麦冬养心阴,此心肝肾三补,重在补肾。佐以地骨皮清肾火泻胞热;竹茹清肝;五味子敛心阴,清热生津,此心肝肾三清。用旱莲草滋养肝肾,其性大寒,又善止血,又有清肝明目之功。妙在用川楝子一味,疏肝理气,顺畅经前壅滞不通之气。虽烦躁本火之为病,但全方重在养精血滋肝肾,壮水以制阳光,而不在泻火;又并非单纯壅补,而是滋养之中轻清其热,而不至阴伤使烦躁更甚。此用方之妙,在于用药之轻重,权衡利弊,恰如其分,无太过亦无不及。古人曰:“用药如用兵,知能善任,才能药到病除。”

经行浮肿1例

李某某,女,39岁,初诊:1983年8月20日。

1978年因流产大出血,当时输血600ml,以后即发浮肿,经期尤甚,近年逐步加重。经量少,色黯红,带下量多色黄。平时头痛,腰酸痛,纳差,心烦易怒,经前心烦尤甚。全身作胀,胸胁痛,大便时干时溏,小便量多。有关节炎及肝炎病史。末次月经8月8日。舌质淡黯,苔白,脉弦两关软。曾多次查小便均未发现异常。

白薇10g　丹参15g　白术12g　茯苓20g　去白陈皮9g　黑豆30g　枸杞子15g　远志6g　莲子心6g　鸡血藤15g

二诊:1983年9月11日。

服药后月经于9月6日来潮,现已干净,浮肿明显好转,烦躁减轻,带下基本正常,余症均有不同程度的好转。饮食增加,精神好转明显。舌红,苔薄。脉细。

继服上方以巩固疗效。

按:浮肿且伴腰酸纳差,无不与脾肾有关。脾主运化,水惟畏土,其制在脾,肾主开阖,水为至阴,其本在肾。今运化开阖失常,水湿泛溢遂发水肿。每于经前尤甚者,一则经行阴血下注冲任,气随血下,脾气益虚,转输失司,水湿停聚;一则肾精不足,经行阴血外泄,阴伤于下,经水即行,气血先动,气血与水本属一物,《景岳全书·肿胀》曰:“凡病水者即人身之气血……”气血运行有赖脉道之通畅,犹如源泉盛则流畅,少则壅滞,今血亏气虚,血行不畅,古人曰:“血不行则病水”,并见月经量少、色黯等气血不畅之症。结合患者多次查小便无异常，此与一般水肿略有不同，属功能性水肿，多与脾肾气血关系密切。又素心烦易怒，胸胁全身作胀，经前尤甚，烦者属心，怒则伤肝。可见病在心肝脾肾，为脾肾不足，心肝火炽，气血不和所致。方中白薇疏肝清肝热而不伤阴，水肿乃精血皆化为水，属精血亏败之证，况其曾大出血，精血耗损尤甚，故重用黑豆、枸杞子滋肾精，以精化血，黑豆又有利尿之功，此壮水通窍，即治肾也；白术健脾，重用茯苓健脾利湿，此补中焦助气血生化之源；去白陈皮行气利水，作用平和而不伤阴；远志养心，莲子心清心火、除烦热。全方治水肿，但不重在分利治水，而重在养血治血，又不纯用养血药，而从脾肾着手，滋肾以精化血，健脾助气血之生化，又加丹参、鸡血藤养血活血调经，其妙用之处即在于此。

经行身痛1例

聂某某，女，23岁，初诊：1984年9月27日。

素双下肢疼痛，经期尤甚，痛甚不能起床活动，以双膝为重，月经量多时疼痛稍有减轻，经量少时痛加剧。素月经量少，色黯红。曾在宜昌服中药数10剂，自述服热药后，手足心发热身发躁，服凉药则双膝疼痛更甚。每到夏天仍要穿秋裤保暖。每经前3~4天腹部作胀，末次月经9月18日。大便稍干，小便可，饮食一般。舌质淡，苔薄，脉细。

此精血不足，气血不和。治宜养血活血，柔筋止痛。

当归15g　熟地20g　白芍15g　川芎9g　鸡血藤15g　木瓜12g　丹参15g　川断12g

服上方30余剂，下肢及双膝疼痛明显好转，经期第一天下肢稍感不适，但已能下床活动，嘱其继服上方以巩固疗效。

按：患者下肢双膝疼痛，经期尤甚，且伴月经量少、色黯，一是精血不足，一是气血不和。血不足则经量少，且伴舌淡、脉细；气血不和则下肢疼痛，经量少时疼痛加剧，且经前腹胀。世人以其膝痛，热天亦要穿秋裤取暖，以为寒邪为病，所用温热之药，虽有祛寒流动血脉之功，却有伤精耗血之弊，故手足心热，烦躁尤甚；且夏以寒凉投之，寒凉滞血故疼痛加剧，亦非正治。《证治准绳》引《产宝》云："经水者，行气血，通阴阳，以荣于身者也，气血盛，阴阳和则形体通。或外亏卫气之充养，内乏荣血之灌溉，血气不足，经候欲行，身体先痛也。"此非寒热为病，乃气血不足使然。双膝部位肌薄而骨节粗隆，乃肾之所属，每经行之时，阴血下注，本精血不足又外泄骤虚，复遭外邪侵袭，留滞经络，故经前疼痛尤剧。方用四物汤生血之源，导血之流，充养之中兼有流动之机。川芎辛窜，既善行血尤善调气，行血中之气；鸡血藤行血而能补血，惟行血之力较强，且有舒筋活络之功；丹参养血活血。如此，则有虚则虚可补，有瘀则瘀可除，无瘀可借其温养流通之力。既气血不和，缘何重用白芍，白芍阴柔敛血，本动之不足，何以静治之？肝主筋，筋主运动，经曰："肝者，罢极之本……其充在筋，以生气血"，白芍养肝血，与专走下焦之木瓜相配，其柔筋止痛之力更强。川断养肝肾，续筋骨，又能疏通血脉。全方药仅八味，以养血资源为主，养血之中寓有活血导滞之义，待血足经通则疼痛自止，经候如常。

经行口糜阴溃（狐惑病）1 例

吴某某，女，35 岁，初诊：1984 年 4 月 9 日。

经行口腔溃疡3年，并发外阴溃疡年余，每经前4～5天开始口腔、外阴溃疡，溃面大小不一，口腔溃疡以舌面为主，阴部溃疡渗液，疼痛难忍，行动不便，曾在医务室内服龙胆泻肝丸，外搽黄连素等无效。月经对期，经行6天，量多，用纸二刀余，经色黯红，无腹痛，带下量多、色黄、有腥臭味，每经前乳房胀痛，素性急躁，二目干涩，视物发花，口中无味，口干不甚饮，小便黄赤，舌质淡红，苔薄黄，脉细。

此肝胆湿热。治宜清利肝胆湿热。

地骨皮12g　生熟地30g　白芍15g　牡丹皮10g　玄参15g　乌梅10g　白薇10g　茵陈10g　莲子心6g

二诊：1984年4月30日。

服药后月经于4月23日来潮，外阴溃疡未发，口舌虽未溃烂但仍有不适感，经前乳胀好转，白带量减少，仍口干，二目干涩作胀。舌淡，苔薄，脉细。

继服上方加麦冬15g。

三诊：1984年6月18日。

服药后月经于5月21日来潮，口腔外阴溃疡未发，但此次月经持续时间稍长，7～8天干净，二便正常。舌淡，苔薄，脉细。

继服上方加桑叶10g。

按：患者口腔外阴溃疡，其症状与《金匮》中描述的狐惑病相类似，类似现代医学白塞病即慢性复发性眼－口－生殖器三联综合征范畴。中医认为本病是由七情郁火，湿热上熏下迫所致。足厥阴经循阴器，妇人阴户为肝经之分野。七情郁火，肝经湿热下注则阴户溃疡生疮，正如《医学准绳六要》所曰："妇人阴蚀疮，湿热客于肝经而然。"带下量多、色黄、气臭，亦肝经湿热所致。二目干涩、眼花、经前乳胀、烦躁，均为肝火上炎之兆。又木旺生心火，舌乃心之苗，心经积热，上蒸于舌，则口腔溃疡，舌面尤甚。《证治准绳》曰："心属君火是五脏六腑之大主，故诸经之热皆应于心，心脉布于舌上，若心火炎上熏蒸于舌则口舌生疮。”综上所述，病因乃湿热为患，病位以心肝为主。其每于经期加重者，乃阴疮虽湿热所致，湿热之所以内蕴与本身正气有关。行经期间，正气相对不足，阴血下注血海，肝血骤虚。《女科经纶》曰：“肝经血少，津液枯竭，致气血不能荣运则怫郁生湿，湿生热……”由此治宜清利肝经湿热，兼养阴精，固护正气。方用生熟地滋肾水养肾精；用白芍养肝血柔肝缓急；茵陈清利肝经湿热；白薇疏肝利尿又有养阴之功；牡丹皮、栀子一清血分热，一清气分热；莲子心清心火；乌梅味酸生津，又可收敛溃面；玄参色黑味甘性凉多液，为清补肾经药，又善滋阴，且有明目之功；地骨皮性凉长于清热，能下行清肾热，通利二便；后又加麦冬养心阴，用桑叶在下滋肾，在上轻散风热之邪。细观此方之组成，妙在清利肝胆湿热，仿龙胆泻肝汤不用龙胆草易之以茵陈，亦能清利肝胆湿热又不似龙胆草苦寒伤阴；不用柴胡易之以白薇，亦疏肝气又不似柴胡升散伤阴，且有利尿养阴之功；不用利尿之茯苓、泽泻、木通等味，恐渗利伤阴，而以生熟地、白芍、玄参养阴血；同时清心火不用黄连而易以莲子心，亦清心火又不似黄连苦寒伤阴。全方清热利湿意在保阴，养阴扶正意在托邪，充分体现了黄老在妇科杂病的治疗方面对大苦大寒药慎用的观点，处处以照顾精血为其思想核心。

经后惊狂1例

陆某某，女，34岁，初诊：1983年8月3日。

1978年因胎盘残留大出血，当时急救止血，但未输血，以后即感头昏，头重不支，手足发麻，怕冷。1981年输卵管结扎后月经量多、色黯红，伴痛经。每于经后，晚上发狂躁、惊叫、失眠，甚则整夜不能入睡。有时发狂手脚躁扰不能自止,白天心情烦躁。经前如常人。家人怀疑其有精神病,到精神病院检查并未发现异常。素大便干,小便黄,口干不甚饮。舌质黯红,苔薄,脉细。末次月经7月14日。

熟地20g　百合24g　炒枣仁10g　茯苓12g　白芍15g　麦冬15g　五味子6g　生龙齿24g　甘草4.5g　夜交藤24g　牡丹皮10g

二诊:1983年8月26日。

服药后这次月经未发狂躁惊叫,但仍烦躁,双目干涩,有热气上冲感,纳差,头昏胀。舌红,苔薄,脉细。

继服上方去五味子、甘草、熟地,加石决明30g、丹参15g、生熟地共30g。

三诊:1983年9月17日。

末次月经9月10日来潮,现已干净3天,狂躁惊叫未作,余症均减轻。自述近来人感到很舒服,精神亦好转。舌红,苔薄,脉细。

继服上方巩固疗效。

按:狂躁惊叫、手足躁扰不能自止,伴口干便结尿黄,此火之为病无疑。经曰:"重阳者狂",可见以火立论由来有本。然火有虚实之别,慎不可不辨。今起病于大出血以后,且伴头昏、手足发麻,可见精血亏损使然。人乃血肉之躯,无形之阳气,基于有形之精血,今精血大伤,阳无以附,阴不配阳,孤阳上越,心为热乘则浮越妄动,而致惊狂。可见此火乃虚火耳。有火之名,无火之实,实则水之不足。慎不可苦寒折火,只宜壮水之源以制浮游之火。方中重用生熟地滋肾大壮肾水,以上济心火。阴虚有火缘何用熟地?熟地乃精血形质中第一品纯厚之药,大补血衰,滋培肾水,此壮水之主以制阳光。张景岳论熟地曰:"阴虚而神散者非熟地之守不足以聚之,阴虚而躁动者非熟地之静不足以镇之。”心藏神,心神浮越,用麦冬养心阴,佐以酸枣仁养心,酸收而敛心气。肝藏魂,今魂游不定,用白芍柔肝敛魂,配甘草酸甘化阴。百合敛气养心安神定魄,仲景用此治百合病证。以上皆壮水滋阴之药,水者主静,水足而静不易动,此壮水意在以静治动。又狂则气上,必佐重坠之药镇其浮越,故用质重之龙齿、石决明。其中龙齿收魂安魄,许叔微曰:“魂游不定者,治之以龙齿”;石决明凉肝镇肝之要药,且性善明目,二药同用收降浮越之阳使之下归其宅。五味子酸收,敛耗散之气使之神归心舍,不但以收敛为功,且能兼固心肾,为虚劳用药。夜交藤养心安神治彻夜不眠。牡丹皮、丹参凉血养血活血,调经止痛,又清泻血分伏火。于大队养阴药中佐以丹参、牡丹皮,使补而不滞,滋而不腻。虚火起于精血不足,患者内有热而外畏寒,热郁于里,因郁热而发散必更伤精血,此精血亏者之大忌;因热而折之以寒则热愈不得泄,冰伏其内必伏火难尽。全方治火无一味苦寒折火之药,而是大队静养之味,重在增水以灭火,补阴以配阳,俟水旺血足则虚火自灭,其收效之妙即在于此。

绿带下2例

例之一

余某某,女,32岁,初诊:1984年4月26日。

黄绿带下量多,有腥臭味2~3年,伴月经量多、经期提前年余,1981年检查有宫颈重度糜烂,带下量多色绿,无阴痒,经中西医药治疗均无明显疗效。自去年上环后,月经量较前增多,每次用纸近2刀,经期提前一周余,伴腰痛、口苦、头晕,小腹时痛,牵引腰背,睡眠差。末次月经4月1日,提前7天,量多,先紫后红,有血块,经行腰腹痛但可忍受,素心烦易怒,手足心发热,大便干，夜尿多，平时四肢颜面肿，有时牙龈出血。舌黯淡，苔黄微腻，脉细。

此肝郁脾虚，湿热下注。治宜养肝健脾，清利湿热。

党参 15g　白术 10g　当归 10g　白芍 15g　生薏苡仁 15g　青蒿 10g　生地 15g　莲子心 6g　川楝子 10g　桑寄生 12g　甘草 6g　荆芥炭 12g　山药 15g

二诊：1984 年 5 月 12 日。

服药后带下由绿转白，量亦减少，无明显气味，末次月经 4 月 29 日来潮，腰腹痛不明显。舌黯淡，苔薄黄，脉细。

继服上方。

三诊：1984 年 5 月 19 日。

服药后带下量明显减少，腰痛亦减轻，牙龈出血未作，但仍感心慌、心烦、口干不欲饮。舌嫩、中有裂纹，脉细。

此湿热渐退，阴液渐伤之象。

继服上方加麦冬 12g。

四诊：1984 年 6 月 10 日。

服药后，带下正常，无心慌、心烦，诸症减轻。舌正常，苔薄，脉细。

继服上方。

按：傅青主曰："夫带下俱是湿症"，陈自明明确提出五脏各有其带，曰："伤足厥阴肝经，色如青泥"。青带多以肝经湿热立论，其湿热从何而来，乃因肝者木脏，最喜水涵，肝气先郁不能制脾，而脾气反侮，即所谓"木病则土气乘之"。脾喜燥而肝恶燥，所喜与所恶合，互相交争，则肝郁益甚，郁久化热，湿热互结，胶着难分，肝气欲升不能升，湿气欲降不能降，互相牵制留于中焦，此即先肝郁而后脾湿乘之，致湿热留于肝经而下为青绿带。就本患者辨证来看，素心烦易怒、头昏、口苦、纳差、面肿、苔腻、青绿带下，肝郁、脾虚、湿热下注皆有之，但又不可纯以湿热实证立论。患者带下2~3年，虽无疼痛之苦，却有暗耗之害，况其月经量多，重伤精血，而伴有头晕、纳差、心慌、手足心热、腰酸、脉细等肝肾阴血不足之象。对青绿带下者本应清热利湿，但对此虚实夹杂之证，不可过于清热渗利，以重虚其虚。方中疏肝不用柴胡，因其升散提肝火，而易以青蒿亦入少阳经，舒肝气，性味苦寒气禀芳香，适用于血虚肝郁之人，而无劫阴升肝阳之弊；又助以川楝子疏通肝气，用当归、白芍养肝血；党参、白术、山药健脾益气提系带脉；生薏苡仁利湿解毒，又资以生地滋肾水，恐其渗利伤阴；用荆芥炭利湿止带，以风能胜湿是也，用炭又能止血引血归经治其月经量多；少佐莲子心清泻心火。全方重在疏肝健脾，疏肝以养肝为主，疏在其中。清利湿热，不过用苦寒渗利，意在扶正以祛邪，待正复而邪自去。再诊时青绿带已愈，色转白，量亦减少，但患者仍感胸闷、心慌，观其舌苔由腻渐至嫩中有裂纹，此湿热已去，阴血渐伤之象，故在上方中加麦冬养心阴，药后诸症减轻。由此可见，治此等湿热伤阴之症，既要去湿热又要照顾阴液，一旦湿热将去，阴伤之象显露，就应即时随证化裁，切不可拘泥，否则其结果必将功未获奏，害已随之。如此用药轻重缓急之分寸，非临床经验娴熟者不可至此。

例之二

王某某，女，50岁，初诊：1984年5月3日。

带下色绿量多气臭1年余，4年前爱人因车祸而死，此后一直心情不佳，家庭负担又重。近1年多，带下量增多，先黄后逐步转绿，气味臭秽，质黏稠，每于经前带下量尤多，但无阴痒。月经对月，量中，开始经色黯黑有臭气，后逐渐转红，经前心烦尤剧，头痛，素心烦易怒，口中有臭气，手足心发热，胸闷，善叹息，面色红赤，查白带常规，未见滴虫、真菌。有糖尿病史，末次月经4月17日。舌质红，苔薄黄，脉弦细数。

生地30g　牡丹皮10g　炒栀子10g　土茯苓15g　茵陈

10g　连翘10g　黄柏10g　车前草10g　麦冬15g　生甘草6g　生薏苡仁15g　山药20g

二诊:1984年5月22日。

末次月经5月18日来潮,现已干净,用纸1刀多,经血无明显气味,带下量减少,带下颜色转淡无明显气味,口臭亦减轻,现时头痛,舌质红,苔薄,脉细。

继服上方去茵陈,加桑叶10g、白芍15g。

三诊:1984年6月7日。

带下量明显减少,仅感劳累后乏力,腰痛,舌质正常,苔薄,脉细。

继服上方加玄参15g。

按:患者起病爱人死于非命,抑郁成疾,肝郁日久化火,肝属木,木旺生心火,心肝火炽则心烦、易怒,面色红赤。肝郁横逆侮土,脾气受损,脾阳不升,运化失常,水谷之精微不能上输以生血,反聚为湿,湿郁化热,湿热交蒸滑注为带。每于经前尤甚者乃因经水将行,阴血下注,肝血骤虚,肝火愈炽,湿热尤甚。治宜清心肝之火,利下焦湿热,仿龙胆泻肝汤加减。但患者有糖尿病,属中医学消渴范畴。消渴一证虽有上、中、下三消之分,概其病因总不越阴亏阳亢,津涸热淫而已。治此等湿热带下不能过于清热利湿,过必阴伤更盛,消渴增剧,故在用药上仿龙胆泻肝汤而不泥是方,利湿热而照顾阴液。方中用牡丹皮、炒栀子泻肝火;茵陈清肝经湿热,又助以薏苡仁、土茯苓、车前草,其清热利湿作用更强;莲子心清心火,黄柏、甘草清下焦热毒;妙在清泻之中又助以生地、山药、麦冬养阴液,恐其清利太过损伤正气,又治消渴之证。带下俱是湿证,脾不运湿是其主因。茯苓健脾利湿可谓治带下之首选药,然黄老治带下之症往往不用茯苓而易之以车前草,本病例亦如此。原因何在?带下之症是中气下陷,湿邪下注所致,湿邪在下焦而不在中焦,茯苓虽淡渗利湿又有健脾之功但药达中焦，而带下病湿邪在下，现要使未聚之湿不再下流，而且为已在下之湿邪开辟出路，因此不用茯苓而易之以车前草，车前草走小肠，善走下利湿，为下面之湿邪开辟出路，这亦是黄老治带下病妙用之处。

黄带下2例

例之一

顾某某，女，26岁，初诊1982年10月7日。

自去年5月份人流后，带下量增多，色黄白相兼，质稠有气味，甚至每天都要换内裤，每于月经前后更多，无阴痒，查白带常规：未见滴虫、真菌，纳差乏力，腰部有下坠感，月经对期，量中等，每经前乳微胀痛，腹隐痛，末次月经9月13日。素口干喜冷饮，小便黄，大便尚可。妇检：宫颈中度糜烂。舌红，苔薄，脉细。

党参12g　白术10g　山药15g　芡实15g　甘草6g　黄柏12g　炒荆芥4.5g　车前子9g　白芍15g

二诊：1982年10月25日。

服药后白带量明显减少，色白，质稀，近几天如蛋清样，无气味，舌质正常，脉细。

继服上方。

3个月以后复诊，带下自服中药后一直正常，饮食亦增加，精神较前明显好转，妇检：宫颈，轻糜。

按：患者自流产刮宫后发为黄带，流产刮宫损伤冲任，黄带乃任脉湿热为病，经曰："任脉为病，女子带下瘕聚"，可见其说有本。又患者伴纳差、乏力、腰部下坠之症状。沈金鳌说：

“是知一身上下，机关全在于带，带不能自持其气，其证皆陷下而不上矣……”带下病就是带脉弛缓不能约束诸经所致。《女科证治约旨》曰：“若外感六淫，内伤七情，酝酿成因，致带脉纵弛，不能约束诸经脉，于是阴中有物淋漓下降，绵绵不断，即所谓带下也。”然带脉附于脾，居中焦与脾同位，王海藏云：“带脉行于厥阴之分而太阴主之”。又带脉主要功能是提系，而脾主升，补中焦之气即可提系带脉。《女科经纶》引缪仲淳言曰：“盖以白带多属气虚，故健脾补气要法也”。此患者既有脾虚带脉失约，又有任脉之湿热，故治拟完带汤合易黄汤二方加减。方中完带汤之主药白术、山药二味之甘，一温一平协同以健脾土而扶其冲和之气；助以党参补益中气，甘草和中，得此则湿邪有制，中州之气陷自举；而以芡实配易黄汤之君药山药，山药味甘入肺脾肾三脏，芡实味甘苦涩亦入肺肾，肺为水之上源而主治节，脾主转输，肾主收藏而布津液，水气通调赖此三脏，山药、芡实即能直接补之，则脏气平调水气自利，并非二药直接能利水也；又稍佐舒肝之品以解肝郁，这里仅用荆芥炭4.5g气味清芬，舒肝达郁，升提肝木之气；虽肝属木，法当升散，但不宜太过，使风木鸱张，故加白芍酸收以养血柔肝，使该方散中有敛，如此则肝郁得舒，风木自平；又加黄柏泻肾火治其带下臭秽，以车前子淡渗利下，分消水气。全方着眼于湿，但不循利湿之套法，而是补、散、升、消，均为湿邪开辟出路，由此可见其制方之奇特。

例之二

李某某，女，42岁，初诊：1982年5月12日。

一贯带下量偏多，自1979年人流上环后，带下量更多，色黄有气味，每到夏天气味特别大，内裤总是潮湿，但从无阴痒。上环的第一年月经量多，后基本正常。素多愁善感，喜叹息，口干喜饮，小便黄，腰腹劳累后有下坠感，纳可，口淡无味，经常颜面浮肿，大便正常，多次查白带常规仅有一次真菌(+)，曾阴道上药、服白带膏，均无明显疗效。末次月经5月3日。舌质红，苔黄微腻，脉濡。

此肝郁脾虚，湿热下注。治宜疏肝健脾，清利湿热。

柴胡6g　炒荆芥4.5g　白术10g　车前子10g　山药15g　黄柏10g　甘草6g　莲须10g　薏苡仁15g

二诊：1982年6月15日。

服药后，精神转佳，带下量明显减少，带下颜色转淡，气味自觉已消失，舌红，苔薄，脉细。

继服上方。

以后随访3个月带下基本正常。

按：带下俱是湿证，而湿有内湿、外湿之分。内湿多因脏腑功能失调，或脾虚，或肝郁，或肾失潜藏，尤以脾虚湿聚为主；外湿乃湿热之邪直接客于胞宫所致，此患者内外之湿兼而有之。患者素多愁善感，喜叹息，可见肝气不舒；口淡无味，颜面浮肿，苔腻，可见脾不运湿；肝郁脾虚则湿邪留聚，又带下加重于人流上环以后，手术创伤导致湿热之邪直接由下感染。傅青主通过长期临床观察指出，“出嫁之女多有之，而在室女则少也”，主要是指出嫁之女直接感染机会多，指出直接感染亦是造成带下病的主要原因。脏腑功能失调与感受外邪，两者互相影响，胶结难解，导致带下连绵，经久不愈。所以治疗上既要调脏腑，又要利湿热，双管齐下。方中柴胡、炒荆芥舒畅肝气，二味直达肝经，疏肝达郁，用以升提肝木之气，其用量不宜过重，因肝为刚脏，木郁达之应升散但不宜太过；用山药、白术二味之甘，一平一温，健脾而扶其冲和之气，此肝脾同治，肝郁及脾，消除肝气才能免于横逆之虞，肝为木气，全赖土以滋培，土健则肝木畅茂；此重在调脏，又佐以祛邪，车前子分消水气，黄柏、甘草泻火解毒，生薏苡仁清热利湿且有解毒之功，其性味甘淡微寒，性寒清热，味淡渗湿，甘能入脾补脾，其攻中有补，攻不伤正，补不碍邪，是与其它清热利湿解毒药之不同点；还妙在用莲须，莲须虽有止带之功，但毕竟是固涩之品，湿热带下何以用之？带下乃耗损之证，日久必耗伤肾阴，肾者原为封藏之本，精之处也，宜藏精而不泻，今虽有湿热之毒邪，但带下日久毕竟肾失封藏之职，况患者伴有腰腹下坠感，故在清热利湿同时少佐莲须固肾摄精又有利湿止带之功。如此则脏腑得调，湿热得清，带下自愈。

白带下1例

金某某，女，36岁，初诊：1983年4月28日。

一贯带下量多，近一年来逐步加重，色白质、清稀、无气味，无阴痒，白带多到每天都要换内裤，伴明显腰痛，腿软乏力。平时经常颜面浮肿，纳差，素大便干，小便正常，月经量偏少，经期推后，每40~50天一潮，经色黯红有血块，经行腹痛但不甚，末次月经4月17日，舌质淡，苔薄白，脉细。

此脾肾亏虚，湿浊下注。治拟温肾健脾，益气止带。

党参15g　白术15g　甘草6g　沙苑子10g　菟丝子15g　山药15g　芡实15g　莲须6g　杜仲12g　当归10g　椿根白皮10g

二诊：1983年5月19日。

服药后白带量明显减少，腰痛亦减轻，近几天有时感两少腹隐痛，现月经仍未来潮，舌淡红，苔薄，脉细。

继服上方加丹参15g。

三诊：1983年5月30日。

服药后月经于5月21日来潮，经期推迟4天，经行5天，用纸一刀，色红，无腹痛，带下量已正常，腰腿痛明显好转，无特殊不适。舌质正常，苔薄，脉细。

继服上方。

按：脾气主升，肾主闭藏，脾阳虚则不能运化水湿，以致水湿内停而下注，肾气虚则不能固涩精气而下泄。患者带下清稀兼见腰痛、腿软乏力肾气不足之象，浮肿、纳差脾虚之候，辨证观之脾肾不足可以概见。其月经后期，量少，经行腹痛乃血虚气血不和之候。《医学心悟》曰："大抵此症不外脾虚有湿，脾气壮旺则饮食之精气生气血而不生带，脾气虚弱则五味之实秀生带而不生气血。"然脾阳又赖肾阳之温煦，张景岳曰："而脾胃为中州之土，非火不能生，岂非命门之阳气在下，正为脾胃之母乎"，故在治疗上宜温补脾肾，还要注意，命火必要肾水相济，才能发挥作用。肾强脾旺则带下自止，脾健血生则经水自调，方中以沙苑子、菟丝子、杜仲温肾添精；党参、白术、甘草、山药、芡实健脾益气；莲须、椿根白皮固涩止带。全方合补脾补肾、固涩、养血活血于一炉。妙在补肾不用温阳之肉桂、附子，亦不用滋肾之阿胶、熟地，而选用温而柔润之沙苑子、菟丝子、杜仲等味。沙苑子甘温补肝肾固精，《顾氏医镜》谓其"强阴固精，功专补肾"。《本草正义》谓其为"滋填肝肾之药"。菟丝子辛甘平，补肝肾，益精髓，益阴而能固阳，又因味甘而能助脾；亦有人认为其性偏温，清·黄宫绣《本草求真》谓其："辛甘温平，温而不燥，补而不滞，得天地中和之气，故书称为补髓添精强筋健骨，止遗固涩……为肝肾脾要剂"。杜仲甘温，补肝肾，强筋骨，益腰膝。以上三药皆入肝肾，性味偏温，既温肾阳又益肾精，皆阴阳双补之剂，且有固肾摄精之功。带下之症虽无疼痛之苦却有暗耗之害，带下日久必耗伤精血。肾虚脾气不举，本应温肾益气，然桂附虽温肾阳却有劫阴之弊，胶地厚味养阴但阴柔太过，皆于此症不利，只能用温柔之剂阴阳双补最恰如其分。再者虚性带下日久，必致肾失潜藏，只是温补添精忽视固肾止涩，势必阳不易复，阴难以充，故佐以固肾摄精收涩止带之品尤不可忽视。

赤白带下1例

张某某，女，50岁，初诊：1983年11月2日。

10年前突然腰骶痛伴咖啡色带下，在上海检查诊断为亚急性盆腔炎，经中西药治疗半年稍有好转，但腰骶痛及咖啡色带下长年不干净。有时两少腹痛，伴头昏目胀，心烦易怒，胸闷心慌，腰酸，汗多，手足心热，口干苦，小便黄，大便干结，不吃牛黄上清丸大便不解。近一年多来，月经紊乱，数月一潮或一月二潮，量时多时少。舌质红，苔薄，脉弦细。

此肝肾不足，心肝火炽，下焦湿热感染。治宜：滋养肝肾，清利下焦湿热。

生地20g　白芍20g　麦冬15g　丹参15g　牡丹皮10g　黄柏10g　贯众炭12g　冬瓜仁15g　甘草6g　椿根白皮12g　钩藤10g

二诊：1983年11月25日。

服上药后咖啡色带消失，转成淡黄色分泌物，大便已能自解，余症悉减，近日感胃脘不舒，恶心干呕，舌质淡，苔薄，脉细。

继服上方加竹茹10g。

三诊：1983年12月22日。

服药后带下已止，少腹腰骶痛、恶心干呕已愈，近日食纳欠佳，食后有饱胀感，舌质正常，苔薄，脉细。

继服上方加鸡内金10g。

以后随访一年再未出现咖啡色带。

按：《内经》以五色配五脏，一般赤带以心火论治，陈自明曰:“伤手少阴心经色如红津”,《妇科玉尺》曰:“赤带多因心火时炽不已,久而阴血渐虚中气渐损而下赤矣”。亦有不从心火立论者,傅青主则主肝脾之说。《丹溪心法》曰:“女子之血,谓之七损,上为乳汁下为月经,交合浸淫之水与夫漏浊崩中带下之物,皆身之血也,何况赤带乎”,可见赤带由血变化而来,又肝藏血,脾统血,心主血,肾藏精,精化血,故赤带与心肝脾肾关系密切,总之应根据具体情况而定,不能一言以概之。患者曾患盆腔炎,嗣后赤带下并伴腰骶少腹痛,又近绝经之年兼见头昏目涩,心烦易怒,胸闷心慌,手足心热,腰痛,尿黄便结等。肝肾不足,心肝火炽,下焦湿热感染俱有之,脏虚与湿热感染互为因果,脏虚则湿热之邪乘虚而入,“邪之所凑,其气必虚”,湿热感染进一步损伤脏腑的正常功能,故治疗上既要补脏腑之虚,又要清下焦湿热。方中生地滋肾,重用白芍柔肝,白芍配甘草又缓急止痛,麦冬养心阴,此治脏虚用药针对心肝肾;黄柏、贯众炭、冬瓜仁去下焦湿热之邪,黄柏苦寒泻火燥湿,贯众味苦、微寒,苦以燥湿,寒以泄热,《本草正义》谓其“苦寒沉降之质,故主邪热而能止血……然气亦浓厚故能解时邪热结之毒”,冬瓜仁甘寒,仁性寒滑最善清下焦湿热,且有通大便之功;椿根白皮燥湿清热且治赤白带下;妙在用丹参、牡丹皮,赤带由血变化而来,多由血分有热所致,既是血热外溢就应凉血止血,缘何用丹参、牡丹皮等活血凉血之品?殊不知赤带乃水与血合,浊液也,今要使未聚之血不再外溢,非凉血不能止血分沸腾之势,为已聚之浊血开辟出路,非活血不足以驱邪,岂可止血而留寇乎?

妊娠恶阻(呕血)1例

叶某某,女,26岁,初诊:1972年1月10日。

停经50余天开始恶心呕吐，不能进食，并感头昏、心慌、畏寒，昨天下午二时许恶心呕吐鲜血三四口，晚八时许心口痛，吐黯红色血一口，以往无胃痛史，近一周多，未解大便，小便短少，舌质稍红，苔薄白，脉细滑。

妇检：子宫右前位，小手拳大，长圆形，活动，软，无压痛，附件正常，无阴道出血。

西医检查：神清乏力，心肺正常，肝脾未触及，剑突下轻度压痛，无反跳痛，无腹肌紧张，面部及下肢轻度凹陷性水肿，BP120/70mmHg。

证属冲气上逆，脾胃气伤。治以健脾和胃，止血安胎。

党参12g　砂仁9g　陈皮6g　姜法夏6g　炒白术10g　山药15g　炙甘草6g　仙鹤草15g　阿胶12g（另包烊化）　白芍15g

二诊：1973年1月13日。

服药3剂，呕吐减轻，呕吐物无血性分泌物，已能进食，但食欲不佳，舌稍红，脉滑。

拟用调肝扶脾，养阴清热之剂。

竹茹12g　山药15g　黄芩10g　甘草3g　白芍12g　续断12g　桑寄生12g　黄连2g　苏叶6g　沙参12g

三诊：1973年1月17日。

服药3剂，呕吐停止，出院，继带以上中药5剂。

按：妇人之身，有余于气，不足于血，孕后阴血养胎，阴分必亏，无以摄纳肝阳，肝阳过升，则饮食自不能入胃，反上逆作呕。又患者素体脾胃虚弱，孕后腹中遽增一物，脏腑之机括为之不灵，津液聚为痰饮，脾阳不运，痰湿停滞随腻浊上泛而呕恶，呕甚则伤及脉络而吐鲜血数口。脾虚则运化乏力，饮食停滞，故胃脘痛，下肢浮肿。脾为中土，脾病则心不能主，脑不能充，大肠传导不利，四肢不得温煦，故患者心慌，头昏，大便不解，畏寒。患者本脾胃已虚，又妇人受孕碍脾，脾运迟则停湿，湿伤脾，更虚其虚，虽此时患者仍是肝脾受病，但吐甚则更使脾胃气伤，脾胃气伤则恐堕胎。《万氏女科》云："养胎全在脾胃，譬之钟悬于梁，梁软则钟下堕，梁断则钟下堕。"四川名医沈绍九亦曰："妊人重身，首重安胎，胎隶于阳明，得母气而生长。土为万物之母，故应培土。"故首先宜健脾益气，化浊降逆，佐以止血。方中用香砂六君子去木香醒脾和胃，这里不用木香因其性降，恐有动胎之弊，清·黄宫绣《本草求真》论木香曰："木香味辛而苦，下气宽中，为三焦气分散药……况此苦多辛少，言降有余，言升不足，言散则可，言补不及。"山药补脾益气，养脾之阴，仙鹤草、阿胶止血，仅用白芍一味，柔肝降逆气。

二诊时，服上药已3剂，呕吐减轻，呕吐已无血性分泌物，且能进食，可见脾胃之气渐健，但肝气未平，肝阳仍旺，故饮食虽能进，但进不多，时有呕吐，更拟调和肝脾，养阴清热以善其后。方中黄连、苏叶抑肝和胃，竹茹化痰止呕，黄芩清热，山药、沙参养阴，白芍、甘草酸甘化阴，续断、桑寄生固肾安胎。

胎动不安4例

例之一

吴某某，女，27岁，初诊：1975年6月18日。

末次月经4月14日，停经2月余，于6月8日下午突然开始阴道出血，少于月经量，色黯红，伴有腰痛，当时在武昌县人民医院急诊住院治疗，7天后好转出院。今天又因阴道出血伴恶心呕吐来我院门诊，以"先兆流产"收住院。入院时阴道仍有少于月经量的出血，伴腰腹疼痛、恶心呕吐、不能进食、头昏，舌质红，苔薄黄，脉细滑。

证属阴虚内热，胎元不固。治拟养阴清热，止血安胎，佐以和胃止呕。

南北沙参各15g　山药15g　竹茹12g　玉竹12g　黄芩9g　白芍12g　生地24g　桑寄生12g　甘草3g　黄连2g　苏叶6g

二诊：1975年7月2日。

服上方3剂，阴道出血停止，继守上方，10余天未再出血，呕吐亦止。能进食但有恶心感，胃脘痛，腰酸，有时腹痛，舌苔黄，有一片剥苔，脉滑数。

继服上方加广木香4.5g。

三诊：1975年7月20日。

一直服上方加减20余剂，阴道一直未再出血，腰腹已无疼痛，恶心感消失，一般情况好，出院。

按：患者消瘦，乃阴虚内热体形，加上孕后恶呕不止，不能进食，重伤其阴，肝阴不濡，肝阳内炽，血虚生内热，更助其内热炽盛，反过来又热灼血干，迫血妄行。张介宾说："胎热者血易动，血动则胎不安便坠"，可见热耗阴血，迫血妄行是此患者的重要发病机理，热扰冲任，血海不宁，故胎孕不安。患者腰酸腹痛，阴道下血，阴血亏损，肝阳不纳，冲气上逆，气不下行，则呕吐不能进食、舌红、苔黄乃一派热象。《景岳全书·安胎总论》曰："盖胎气不安，必有所因，或虚或实，或寒或热，皆能为胎气之病，去其所病，便是安胎之法"。既是阴虚内热为患，就应养阴清热，稍佐和胃止呕之品，阴生热去，胎自安矣。方中沙参、玉竹、生地养阴；黄芩、黄连清热，黄连配苏叶又可抑肝和胃止呕，为治肝胃有热恶阻之要药；竹茹清热止呕，山药健脾，又养脾阴。

二诊：服上方15剂，阴道出血停止，已能进食，但感胃脘疼痛。故在上方养阴清热药中加广木香行气止痛，使之补而不腻而无碍脾之弊，10余剂痊愈出院。

例之二

刘某某，女，26岁，初诊：1975年6月20日。

停经2月余，时感腰骶、下腹坠痛。近来坠痛加重，如有物掉出来之状，不可久站。白带多，并伴恶心呕吐，纳少，口淡乏味，苔白，脉细滑两尺弱。1974年4月曾流产一胎，流产前亦有现在类似症状。

妇检：外阴，阴道正常；宫颈：着色，光滑；子宫：后位，鸭蛋大，质软；附件：正常。

此乃脾肾亏虚，胎元不固。治拟健脾和胃，固肾安胎。

党参10g　黄芩10g　白术10g　甘草3g　砂仁4.5g　续断12g　桑寄生12g　白芍12g　竹茹12g　枸杞子12g　菟丝子12g

二诊：1975年7月9日。

服上方10余剂，患者腰腹坠痛感消失，食欲增加，已孕3月，出院。

按：肾藏精为先天之本，脾生化气血为后天之源，肾精足则胎元固，脾气旺则胎有所载。古人说：胎孕的形成在于先天之肾气，而胎儿的长养在于母体后天之脾胃所化生的气血，可见脾肾在胎儿形成和生长过程中的重要地位。现患者孕2月余即感腰骶下腹坠痛，恶心呕吐，口淡乏味，纳差，恶心呕吐，口淡乏味，纳差，带下，乃脾虚之象，腰骶小腹坠痛乃肾虚之候。《景岳全书》曰："妇人肾以系胞，而腰为肾之府，故胎妊之妇，最虑腰酸，痛甚则坠，不可不防"，巢元方亦曰："其妊娠而恒腰痛者，喜堕胎也"。此乃胎动不安，冲任不固，胎胞之本动摇欲坠而致，况患者曾流产一胎。急宜健脾益肾，以防其未然。方中党参、白术、甘草健脾益气以载胎元，其中白术能提系带脉，利腰脐间血；续断、桑寄生、枸杞子、菟丝子益肾壮腰以固胞胎；黄芩清热，竹茹、砂仁理气止呕，且为安胎要药；用白芍一味养血柔肝。

例之三

刘某某，女，27岁，初诊：1975年6月26日。

停经47天，阴道出血3天，今晨开始量增多，色鲜红，伴下腹部胀痛，今天查晨尿，HCG（+），近来纳差、头昏、乏力，时而恶心呕吐，口干口苦，舌质红，苔薄，脉细滑而数。

妇检：外阴：正常；阴道：有血性分泌物；宫颈：光滑，着色，宫口未开；子宫：前位，孕40余天大小，质软，活动好；附件：正常。

此属冲任虚损，胎元不固。治宜滋阴清热止血，固肾安胎。

生地炭30g　续断12g　桑寄生12g　白芍15g　黄芩10g　山药15g　旱莲草24g　侧柏炭12g　太子参15g

二诊：1975年7月3日。

服上方7剂，阴道出血停止，仅有时感下腹作胀，白带多，色白，无特殊气味，饮食稍有增加，但仍偶有恶心感，舌脉同前。

继服上方去侧柏炭加玉竹12g、竹茹12g。

服上方5剂，阴道未再出血，无腰腹不适，纳可，白带量减少，出院。

按：《胎产心法》云："胎动胎漏，皆能下血，胎动腹痛，胎漏腹不痛。"患者停经40余天，阴道流血，出血量多，下腹胀痛，此乃胎动不安。《女科经纶》云："女子肾脏系于胎，是母之真气，子所赖也。"傅青主亦曰："凡妇人之怀妊也，赖肾水以荫胎，水源不足，则火易沸腾"。胎动不安的治法，以安胎为主，而安胎的方法，古人主张养血清热，以血为本。胎前用药宜凉，清热则血液不致妄行而能养胎，又患者兼见舌红，脉细数，口干口苦，阴道出血色鲜红等阴虚有热之象，故治宜一方面滋肾以固胎，一方面养精血清胎热，以止血安胎。方中续断、桑寄生滋肾养肾；生地炭、白芍、旱莲草养阴清热止血；侧柏炭、黄芩清热止血；山药、太子参健脾益气。此方中没有用白术，白术世称之为“安胎圣药”，但应视其症状而论，这里不用，因其性燥易伤阴故也。二诊时阴道出血已止，故去侧柏炭而加玉竹、竹茹着重养阴清热止呕。

例之四

黄某某，女，27岁，初诊：1975年5月6日。

患者末次月经1月28日，现停经3月余，自述受孕后一般情况尚好，仅感纳差、头昏、乏力，有时有恶心感，大便干结。昨天走路不慎摔了一跤，腰部碰在一块木头上，当时感腰痛不适，后感腹痛，下午5时开始阴道出血，如月经量，并感全身乏力，头昏，精神稍紧张。舌红，舌苔薄白，脉弦细滑。

妇检：外阴、阴道：有血迹；宫颈：光滑，宫口未开，无异物嵌顿；宫体：增大如孕3^{+}月大小，软，无压痛。

此属冲任受损，胎元不固。治拟益气安胎止血。

黄芪 15g　党参 10g　生地炭 30g　旱莲草 24g　续断 12g　桑寄生 12g　白芍 15g　侧柏炭 12g　甘草 4.5g　白术 10g　黄芩 10g　阿胶 12g

二诊：1975年5月12日。

服上方6剂，阴道出血渐减，现血已止两天，无腰腹疼痛，饮食、二便尚可，但仍感全身乏力，带中药3剂出院，以巩固疗效。

上方去侧柏炭继服3剂。

按：妇人重身，腰部受伤，致伤胎元，腰腹疼痛，阴道流血势如将堕之状。《傅青主女科》曰：“人只知是外伤之为病也，谁知是内伤之故乎！凡人内无他症，胎元坚固，即或跌仆闪挫，依然无恙。惟内之气血素亏，故略有闪挫，胎便不安。”观患者平时纳差、乏力乃气不足，头昏、便结、脉细乃阴血亏虚。阴道出血虽由外伤所致，但必是素体气血不足，妊娠以后赖血以养胎，气以护胎，气血既虚，则提摄不固，灌溉不周，加之外伤后，致气血紊乱，损伤冲任，扰动胎元。气虚则不能摄血载胎，血虚则生内热，血寒则静，血热则动，迫血妄行。张介宾曰："凡胎孕不固，无非气血损伤之病，若气虚则提摄不固，血虚则灌溉不周，所以多致小产。"又说："又凡胎热者血易动，血动者胎不安，故堕于内热而虚者亦常有之。"此时虽未堕胎但出血，腰腹痛乃堕胎之先兆也。方中黄芪、党参、白术、甘草健脾益气，提摄胎元；旱莲草、侧柏炭、生地炭清热止血；阿胶、白芍养血止血，其中阿胶滋血海，为胎产百病之要药；续断、桑寄生滋肾以固胎元，黄芩清热乃安胎圣药。

妊娠腹痛1例

杜某某，女，23岁，初诊：1965年5月24日。

末次月经2月24日，停经40余天，感头昏，食欲不振，心悸，并伴有阵发性腹痛，痛无定处，如转气痛，痛甚时自述不能忍受；平时烦躁易怒，两胸胁胀痛，大便2～3日一次，小便色黄，口干喜冷饮，乍冷乍热，腰痛不明显；舌质淡红，苔薄白，脉弦滑。

妇检：外阴、阴道：正常；宫颈：光滑，着色；子宫：前位，呈手拳大，质软，活动可；附件：未见异常。

去年6月曾做剖腹探查手术，术后诊断为双侧卵巢滤泡囊肿、急性输卵管炎。

证属妊娠气郁腹痛。治宜舒肝解郁，理气行滞。

柴胡6g　白术10g　茯苓10g　当归身10g　黄芩9g　白芍10g　陈皮6g　苏梗6g　甘草6g

用上方加减22剂，一般情况尚好，宫底脐下三指，无阴道出血，无宫缩，亦无明显腹痛，大便隔日一次，食欲尚好，无先兆流产之征。带固肾安胎之剂出院。

川断10g　杜仲10g　桑寄生10g　菟丝子10g　黄芪10g　桑椹10g　砂仁6g

按：《医宗金鉴·妇科心法要诀》云："孕妇腹痛，名为胞阻"。其病因病机主要是胞脉阻滞，不通则痛。此患者禀性躁，孕后血以养胎，肝藏血，肝血不足，则肝气易郁，又加之孕后，腹中增一障碍，升降之气必滞，肝郁气滞则血行不畅，因此患者烦躁易怒，两胁胀痛，阵发性腹痛，痛无定处，如转气痛，气郁化火则便结，尿黄，口干喜冷饮。此乃气郁腹痛，治宜舒肝解郁，调理气血，气机调畅则胎自安。名医沈绍九说："疏得一分气，养得一分胎"。《馤塘医话》曰："妇人善怀而多郁……肝经一病，则月事不调，艰于产育"。叶天士亦曰："女子以肝为先天，阴性凝结，易于怫郁，郁则气滞血亦滞"。既是肝郁为病，治疗上首先要顺其条达之性，开其郁遏之气，选用何方？《医贯·郁病论》曰："予以一方治其木郁，而诸郁皆因而愈，一方者何？逍遥散是也。"故以逍遥散化裁。方中柴胡乃肝胆要药，功能疏肝达郁；当归、白芍养肝血以柔肝；白术、茯苓、甘草健脾，助土以升木也；黄芩清热，苏梗、陈皮宽中理气，苏梗又为安胎之要药。用上方20余剂，腹痛好转，余症消失，故拟固肾安胎之剂以善其后。

滑胎3例

例之一

韩某某，女，37岁，初诊：1975年1月14日。

末次月经1974年11月21日，现停经54天，近来感腰痛，小腹阵发性隐痛，头晕，气短，手足发软，畏冷。1月5日发现白带呈红色，口干苦喜饮，纳差，作干呕，小便短黄，大便调，舌质正常，苔薄黄欠润，脉微滑，关软尺弱。

自1969年至今已孕7次，流产6次，均在45～50天流产，曾人工流产4次，原有高血压病史，现血压142/94mmHg。

因阴道出血未作妇检。

此属脾肾两虚，冲任受损。治拟补肾益气，佐以安胎止血。

续断12g　桑寄生12g　菟丝子12g　阿胶12g　黄芪15g　白术10g　黄芩10g　甘草6g　旱莲草24g

二诊：1975年1月30日。

服上方6剂，食欲增加，阴道已无出血，但仍时有恶心感，呕出清水样物，口干，腰痛不明显，有时小腹隐痛。血压130/90mmHg。

太子参12g　黄芩10g　白术10g　续断12g　桑寄生15g　菟丝子10g　苏叶3g　竹茹10g　陈皮10g　山药24g　麦冬12g　旱莲草30g　黄芪15g

三诊：1975年2月24日。

服上方25剂，一般情况尚好，无特殊不适，近日来有点咳嗽。苔薄白，脉细滑。

黄芪15g　党参12g　白术10g　黄芩10g　续断12g　桑寄生15g　菟丝子10g　竹茹10g　陈皮10g　山药15g　枇杷叶10g　桔梗6g

四诊：1975年3月12日。

服上方加减20余剂，无咳嗽，无恶心感，已无阴道出血，有时感腰腹隐痛。

继服上方去竹茹，加白芍15g、炙甘草6g。

五诊：1975年3月20日。

服上药8剂，诸症消失，无明显不适感，现已孕将近4个月。

宫底在脐耻之间。予以出院。

按:患者1969年至今孕7流6产0,曾先后人工流产4次。屡孕屡堕者,古人譬之以枝枯则果落,藤萎则花落是也,此乃先天肾气不足,后天失养,又重伤冲任。现患者停经50余天,又开始腰腹疼痛,阴道出血,如将堕之状。古人认为胞胎者系于肾,肾乃冲任之本,冲为血海,任主胞胎,二脉相滋,乃能成孕。胎孕之成靠先天肾气之旺,长养胎儿赖后天脾胃之强,先天肾气与后天脾气相互调摄,胎儿才能正常生长发育,庶无陨堕之虞。此例屡孕屡堕,脾肾虚衰,冲任受损已可概见。当此之时应以保胎为要务,至于保胎之法,丹溪谓"大补气血",青主谓"重补脾胃",曰:"安胎重脾胃,补其气不足,泄其火之有余"。黄老结合患者腰痛、畏冷、纳差、气短、手足发软等症,重在脾肾,肾虚则根怯,脾虚则本薄,脾肾亏虚则胎元失固;又孕后阴血下注养胎,肝血不足,肝阳偏旺,而见口干口苦作呕,尿黄,苔黄欠润,故治以寿胎丸加减。方中菟丝子、续断、桑寄生补肾强筋骨,使肾旺能载胎养胎;阿胶滋阴补肾,养精血固冲任,使肾中精血旺盛,则能荫胎;白术、甘草、黄芪健脾益气,资其化源,俾血足则能养胎,气盛则能载胎;黄芩清热安胎,旱莲草养阴清热又可止血。治疗三月余,虽随证药味稍有变化,但终不离补脾肾之大法。出院时已孕4月余,一般情况正常出院。

例之二

何某某,女,30岁,初诊:1975年2月20日。

末次月经1974年12月10日,现停经70天,近几日感腰痛,肛门坠胀,前阴亦有坠胀感,时恶心呕吐,进食少,口干喜饮,大便干,小便正常,失眠多梦,头昏心慌,舌质偏红,苔薄黄,脉细滑。

结婚6年未生育,1973年至今已流产4胎。

妇检：子宫：后位，柔软，如鸭蛋大；宫颈：光滑，着色；附件：正常。

证属脾肾两虚。治以健脾益肾，清热安胎。

川断 12g　桑寄生 12g　黄芩 10g　竹茹 15g　山药 15g　白芍 15g　炒白术 10g　枸杞子 12g　玉竹 12g　炙黄芪 12g　沙参 12g

二诊：1975 年 2 月 26 日。

服药 6 剂，口已不干，大便正常，但仍感二阴坠胀，时有恶心感，舌淡红，苔薄黄，脉细滑尺弱。

继服上方去山药、沙参，加菟丝子 10g、甘草 4.5g、党参 10g。

三诊：1975 年 3 月 5 日。

服药 9 剂，肛门坠胀好转，前阴仍有轻微坠胀感，饮食增加，呕吐减轻，舌淡，苔薄黄，脉滑。续用上方加减。

川断 12g　桑寄生 12g　黄芩 10g　竹茹 15g　白芍 15g　炒白术 10g　枸杞子 12g　菟丝子 10g　甘草 4.5g　党参 10g　苏叶 10g

服上药 10 余剂，坠胀感、恶心呕吐消失，出院。

按：沈尧封《女科辑要》说："妊娠病源有三大纲：一曰阴亏，人身精血有限，聚以养胎，阴分必亏；二曰气滞，腹中增一障碍，则升降之气必滞；三曰痰饮，人身脏腑接壤，腹中遽增一物，脏腑之机括不灵，津液聚为痰饮。知其三者，庶不为邪说所惑。"此患者孕 70 天，口干喜饮，舌红，苔薄，头昏，心慌，乃一派血虚火旺之象；腹中增一障碍，气机为之不利，脾不升，胃不降，津液聚为痰饮，故恶心呕吐痰涎；又患者 1973 年至今已流产 4 胎，屡孕屡堕必致肾虚冲任不固，故感腰酸；脾主升，居中，为一身上下之枢纽，提系带脉，今患者二阴坠胀，可见气虚不举，故宜健脾升阳举陷。治则健脾益肾，清热安胎。方中川断、桑寄生、枸杞子滋肾以安胎；山药、白术、黄芪益气健脾；黄芩清热，竹茹止呕，玉竹、沙参养阴。服上方5剂，口已不干，舌不红，可见热邪渐去，仍二阴坠胀，脾气未复，故加甘草、党参健脾益气，枸杞子滋阴。服上方10余剂二阴坠胀好转，呕吐已愈，继服上方10余剂痊愈出院。

例之三

宣某某，女，31岁，初诊：1970年2月6日。

末次月经1969年11月12日，现停经2月余，有恶心、呕吐等早孕反应。曾大生1胎，流产4胎，这次发现怀孕后虽无阴道出血仍一直用黄体酮保胎。昨日过劳，今晨发现尿盆里有鲜血，少于月经量，腹稍胀不适，内裤有少许血迹，腹软。经用中西药治疗，血量虽有减少但仍未止，咖啡色。伴有大便溏泄，腰部有时隐痛。舌质略红，苔薄白，脉缓。

此属脾肾虚弱，冲任不固。治拟益气固冲，止血安胎。

太子参12g　党参12g　黄芩10g　白术10g　炙甘草6g　白芍12g 续断12g　生地炭30g　仙鹤草30g　侧柏炭12g　阿胶10g

二诊：1970年2月16日。

服药9剂阴道出血已止，大便成形，日一次，腹无不适感，偶尔感腰酸，舌质正常，脉细滑。

继服上方去生地炭、仙鹤草、侧柏炭，加熟地15g、桑寄生12g、枸杞子15g。

2月23日痊愈出院。

按：古人认为“人之始生，本乎精血之源，人之既生，由乎水谷之养。”非精血无以立形体之基，非水谷无以成形体之壮，由此可见成形在于先天之肾气，养形在于后天之脾胃，如脾肾亏虚，先天不足，后天失养，则胎孕难存。患者孕2月余腹胀不适，时时隐痛，阴道出血，大便溏泄，脉缓，可见脾气亏虚，统摄无权;又流产4胎,损伤冲任致肾气不固,脾肾俱虚则胎孕难载。治宜补脾益肾,益气安胎,但此时患者又有阴道出血,急宜止血,叶天士云:“留得一分自家之血,即减一分上升之火”,热迫血行,血热乃漏胎患者最忌之象,况此病者舌质偏红,故应标本同治,补益脾肾,佐以清热止血。方中党参、白术、炙甘草益气健脾,续断、阿胶滋肾止血,生地炭、仙鹤草、侧柏炭清热止血,黄芩清热安胎。此方妙在党参、太子参同用,党参甘温健脾益气,善补中宫之土,患者大便溏泄,非参、术相配不能健脾胃、实大便;但患者阴道出血,血得寒则凝,得热则行,党参虽为补脾益气之主药,毕竟太温,于出血不利,故加太子参益气养阴又配黄芩清热,使其有补益之功,而无太温之弊。方中用四君子汤而不用茯苓,因茯苓淡渗,患者已有阴道出血,又屡堕胎,恐其有弊。二诊时阴道出血已止,大便成形,仅偶感腰酸,可见脾气渐旺,肾虚未复,故去止血药,加熟地、桑寄生、枸杞子滋肾养精血。

子嗽1例

虞某某,女,26岁,初诊:1983年3月15日。

停经53天,慢性咳嗽加重2周,阴道出血1天。

患者末次月经1983年1月20日,停经33天时,查HCG阳性,诊断早孕。患者自1981年开始即有慢性咳嗽病史,曾多次中西药治疗,效果不理想。自怀孕后咳嗽加重,少痰或干咳无痰,伴有胸闷不适,近两周咳嗽更剧,有时呛咳数分钟,从昨日起,阴道开始少量出血,感腰痛。现患者咳嗽频作,入夜尤甚,少痰,胸闷,头痛,畏寒,咽痒,小便黄,大便可。舌淡红,苔薄白,脉细滑。

此肺阴虚兼有外邪。治宜养阴润燥,宣肺止咳。

苏叶4.5g　白前6g　前胡6g　杏仁9g　桔梗6g　甘草6g　沙参15g　山药15g　桑叶9g

二诊:1983年3月24日。

服上药8剂,咳嗽已愈,阴道未再出血,余症亦减轻。但大便干结,口干喜饮,舌淡红,苔薄白,脉细滑。

改服滋阴养血,补肾固胎之品。

按:患者素有慢性咳嗽病史,自孕后咳嗽逐步加重,咳嗽日久致腰痛、阴道少许下血,此乃因病而引起胎动不安,治以祛病为主,病去而胎自安。然此咳嗽因孕而加重,孕后血聚养胎,肺金失养,肺燥津伤则干咳少痰。患者虽有久咳病史,现畏寒、头痛、咽痒必兼有表证,肺为娇脏,一物不容,毫毛必咳,只受得本然之正气,受不得外来之客气,不耐寒热。外邪上受,首先犯肺。肺喜润恶燥,肺燥失养,必久咳不已。此乃肺燥阴伤兼有外邪,治宜解表之中略行滋阴之法。治表之药不宜静,静则留邪,肺欲辛者是也,滋阴不宜重浊,贵在清润。方中苏叶辛温发散风寒,行气宽中,配辛凉之桑叶增其宣肺解表之力又制苏叶温性;白前辛甘微温,《本草经疏》谓其"甘能缓,辛能散,温能下",列为肺家之要药,配苦辛微寒之前胡清肺化痰,二药合用长于利肺气止咳,作用平和,又无过寒过热之弊;桔梗升提肺气止咳,与甘草合用,甘桔汤专于利咽止咳;杏仁润利下行,长于降气,降气故能止咳;沙参、山药乃两味脾肺双补之药,沙参润肺止咳,养胃生津,《本草纲目》谓沙参"淡而寒,其体轻虚,专补肺气",山药能滋阴又能利湿,能润滑又能收涩,补肺脾肾三脏。全方用药重在治肺,兼顾到脾,土能生金,子受母荫自然滋长。用药轻灵,无过寒热,合于肺脏。肺为华盖,乃娇脏,用药必须清轻,对初起咳嗽不宜滋腻,不宜太凉,最忌苦寒,恐遏邪入里;久咳伤阴,滋阴亦不能太过,虽肺喜润恶燥,但润之太过必聚湿生痰。况患者妊娠后所患之病较常人复杂,处理上更应慎重,以使胎得安宁。

妊娠腹泻1例

杨某某,女,30岁,初诊:1984年12月4日。

患者现停经47天,停经40天时查HCG(+),停经41天时阴道少许出血3天,现已止。近一周来胃口差,稍吃油腻即胃中不适,前两天喝排骨汤后拉肚子,泻下水样大便,每日五六次,无腹痛,无里急后重;时有恶心感,口干,口淡无味,小便黄,畏寒,乏力,带下色黄量不多,头昏,心慌,面色㿠白,眼睑浮肿;舌黯淡,苔薄,脉细滑两尺弱。

此脾肾亏虚。治宜健脾止泻,固肾安胎。

砂仁4.5g　炒扁豆12g　熟地15g　炒白术15g　焦楂炭10g　党参12g　枸杞子15g　桑寄生12g　川断12g　白芍12g　竹茹10g

服上方5剂,未再见阴道出血,大便成形,日一次,恶心感消失,但时头昏,乏力,纳差,舌淡,苔薄,脉细。继服上方以巩固疗效。

按:泄泻者必碍胎元,况患者本有阴道下血,胎元不固。古人认为在胎儿的形成和生长过程中脾肾两脏起着极其重要的作用。肾者系胎,脾者护胎,如脾肾亏虚必致胎元不固。而妊娠泄泻之因,《女科经纶》中肖慎斋阐述最详:"妊娠泄泻,必原其由,大抵不外脾肾二脏,虚者居多。夫血统于脾,血拥胎元,则脾阴虚而食不运化,水谷难消而作泻。胎系于肾,肾气弱,命门火衰,胎窃其气以拥护，而肾间之阳不能上蒸脾土，则为泻，此妊娠泄泻之由也。”可见患者胎动不安、泄泻之因都缘乎脾肾，互为因果，相损益深，更何况患者兼见纳差、乏力、恶呕、眼睑浮肿、畏寒、腰痛等脾肾不足之象。此患者虽泄泻次数多，但无腹痛，无里急后重，可见不是痢疾；泄泻如清水，头昏、畏冷，乃虚性泄泻。黄老治以健脾益肾为主。健脾止泻以护胎为当务之急，虽阴道出血复止，但泄泻既甚，必致再度出血，更何况患者腰痛绵绵，不可不防，仲景曰：“上工治未病”，故治脾兼以治肾，滋肾更能健脾。方中党参、炒白术健脾益气止泻；不用茯苓因其淡渗下行，防其流产，代之以炒扁豆，既健脾止泻，又无渗利下行之弊；砂仁辛温，调中行气，温脾止泻，并有安胎之功；妙在用焦楂炭，因其吃排骨汤致泄，焦楂炭消食导滞，炒炭乃寓行于止，以防再次出血；焦楂炭与冬山楂不同，前者寓行于止，后者活血作用强，妊妇宜慎用；方中熟地、枸杞子、桑寄生、川断养精滋肾，固护胎元；白芍敛阴，竹茹止呕。全方健脾滋肾并举。

妊娠眩晕1例

项某某，女，27岁，初诊：1972年11月22日。

孕6月余，眩晕45天，卧床不起，曾在河南住院10余天，诊断为“梅尼埃病”。经治疗无效，即到我院求治，现仍头眩晕，卧床不能翻身，视物旋转，不能睁眼，恶心呕吐痰涎，眩晕甚则呕吐不止；伴心慌多梦，不思饮食，口苦咽干，大便干结，小便深黄，面部潮红，心烦不适；血压110/70mmHg，胎心音正常；舌红，苔薄黄，脉滑。

此阴虚肝旺，风痰上扰。治宜养阴平肝，化痰止呕，佐以安胎。

生地 15g　白芍 15g　生牡蛎 30g　制首乌 15g　竹茹 12g　夏枯草 15g　旱莲草 20g　女贞子 15g　法半夏 9g　黄芩 9g　炒栀子 9g　桑寄生 12g

二诊:1972 年 12 月 2 日。

眩晕恶心呕吐大有好转,已能下床活动,仍面赤发躁、口鼻发干,口渴,舌尖红,苔薄白欠润,脉滑。

继服上方加莲子心 4.5g。

三诊:1973 年 1 月 10 日。

眩晕基本好转,个人生活已能自理,仍大便干、口干喜饮,舌质红,苔薄,脉滑。

生熟地共 30g　白芍 15g　竹茹 12g　黄芩 9g　麦冬 15g　旱莲草 20g　制首乌 15g　生牡蛎 30g　桑寄生 12g　山药 15g

1973 年 2 月 8 日在我院顺产一男婴。

按:经曰"诸风掉眩,皆属于肝",肝主风,赖肾水以养,所以眩晕多与肝肾有关,先哲强调"无虚不作眩",以眩晕一证多虚,且以阴虚为主,阴虚则肝风内动,血少则脑失濡养,精亏则髓海不足,经曰"上虚则眩",又云"肾虚则高摇髓海",不足则脑转耳鸣,皆不足而致。仲景以后至河间、丹溪,皆主"无痰不作眩,无火不作晕"。综而观之前言虚,言其病根,后言实,言其病变。患者眩晕发生在妊娠后期,一则胎儿日长,血聚荫胎,肝血不足,阳失潜藏,风从内生,风火上扰则口干苦、颜面潮红,并见心慌、失眠、便结等阴血不足之象;一则孕后腹中遽增一物影响气机升降,易成气滞痰郁,痰涎上逆,症见恶心呕吐痰涎;下虚肝木失养,风火相煽痰浊上扰,故作眩晕。此风生而眩,痰逆而晕,正如丹溪曰:"痰在上,火在下,火炎上而动其痰也,然此火乃虚火耳。"此虚实夹杂,以虚为主,治宜养肝肾之精,泻肝胆之火,佐以祛湿化痰。方中用生地壮肾水,女贞子、旱莲草养肾阴,首乌滋肝肾并润肠通便，用白芍养肝血，生地、白芍同用使其同源共化，阴盛阳潜，黄芩、栀子清泻肝胆之火，治其口苦心烦。以上滋阴泻火同用，补不足之阴以配阳，泻有余之火以护阴。滋阴降火虽属正治，但阳浮于上必以金石镇坠之品沉降之，以平在上之风阳，故选生牡蛎平肝潜阳使上浮之火下潜于水中；且风木太过，风火流行，心火必受其邪，故用莲子心清心火且助栀子治其心烦；妙在用竹茹清胆化痰止呕，用半夏燥湿祛痰亦有止呕之功，同为化痰止呕之药，一温一凉，互治其偏；其用桑寄生者，以防因病而碍胎，桑寄生安胎以防其未然。全方滋阴降火而带抑肝之剂，化痰导湿稍佐安胎之品，俟阴生火灭，痰祛呕止，则眩晕既止，胎元自安。

产后发热3例

例之一

方某某，女，31岁，初诊：1971年9月25日。

患者于1971年9月9日第二次剖宫产后，恶露已净，但9月21日开始恶寒、恶风、低热，T37～38℃，伴头晕、头痛、心慌、食欲差，两侧少腹痛，大便干，小便黄，舌质稍红，苔根部色黄，脉细数。

妇检：外阴阴道：黄色脓性黏液；宫颈：光滑，外口有脓性分泌物；子宫：宫体前位，鹅蛋大，质软，活动可，有压痛；附件：左侧（－），右侧呈片状增厚，压痛（＋）。

入院后先用西药抗感染（卡那霉素＋链霉素）和中药清热解毒之剂。

金银花24g　连翘12g　蒲公英30g　紫花地丁12g　赤芍12g　白芷9g　败酱草15g　生地15g　荆芥6g　薏苡仁24g　冬瓜仁15g

二诊:1971 年 10 月 1 日。

服以上中药 5 剂,患者仍恶寒,发烧 39℃,头痛,腰痛,口渴喜热饮,苔薄黄,脉浮数。

查血象:白细胞:11.6×10^9/L,中性粒细胞:74%。

此产后体虚,感受外邪。治宜疏风解表,调和内外。

荆芥 6g　防风 9g　柴胡 9g　黄芩 6g　甘草 6g　川芎 6g　芦根 30g　生姜 9g　大枣 4 枚　3 剂

三诊:1971 年 10 月 3 日。

体温已降至正常,但觉精神较差,心慌,头昏,腹痛,阴道仍有血性及脓性分泌物,纳差,苔白,脉细。

黄芪 15g　太子参 15g　当归 9g　赤芍 12g　柏子仁 12g　甘草 6g　蒲公英 15g　败酱草 15g　熟地 15g　川芎 6g

四诊:1971 年 10 月 14 日。

服上方 10 余剂,头晕、腹痛已减轻,食欲尚可,但阴道仍有少许脓性分泌物,近日感烦躁不安,甚则不易控制,苔白,脉弦。

女贞 15g　珍珠母 30g　桑椹 15g　生牡蛎 30g　白芍 15g　生地 15g　败酱草 18g　蒲公英 15g　薏苡仁 24g　龟甲 30g　紫花地丁 9g　金银花 12g

五诊:1971 年 10 月 18 日。

服上方 5 剂,体温正常,腹已不痛,下午烦躁亦已大减,食欲好,二便正常,痊愈出院。

按:产后百脉空虚,气血俱伤,卫外不固,风邪乘虚而入,客于肌表则恶寒发热,风邪上扰清阳则头痛;风为阳邪,易于化热,故小便黄、大便干、舌红、脉数;热邪入里与血相搏,化火化毒,故少腹痛,阴道有脓性分泌物;患者头昏、心慌、腰痛、纳差为产后体虚之象。综上所述乃表里同病,虚实夹杂之证。经曰:"从外之内者,治其外……从外之内而盛于内者,先治其外而后调其内。"《伤寒论》第 106 条亦云:"太阳病不解……其外不解者,尚未可攻,当先解其外。外解已……乃可攻之。”如先用重剂清热解毒,不但犯产后清热不宜过于苦寒之戒,还会导致外邪内陷之后果。黄老抓住疾病的机转,先疏风解表调和内外,表解后根据虚实夹杂的特点,扶正祛邪。解表师荆防败毒散之法,方用荆芥、防风解表祛风,柴胡和解退热,同时柴胡升散亦可加强荆、防托邪外出的作用,黄芩清热,川芎祛风止头痛,芦根清热利尿,生姜、大枣调和营卫,甘草调和诸药,亦可清热解毒。寥寥三剂,热退身凉。表解后继以益气养血,清热解毒之剂。方中太子参、黄芪益气,四物汤养血活血,蒲公英、败酱草、甘草清热解毒,柏子仁养心安神通便。二诊时由血虚导致阴虚,表现烦躁不安、头晕等阴虚阳亢之状,阴道仍有少许脓性分泌物为余邪未净,故拟育阴潜阳,清解余毒之剂善其后。中医治病注意表里、虚实、标本,或先治标,或先治本,或标本同治,攻补兼施。此例先治表,后治里,攻补兼施,分段治疗,层次井然,如若处理不当,则有延误时机之可能。

例之二

赵某某,女,36岁,初诊:1975年6月8日。

1975年5月6日,孕35天时,在我院门诊妇科作人流术,术后2~3天阴道出血干净。10天后有同房史,但用避孕套。6月7日开始阴道又有少许血性分泌物,并伴有下腹部持续性疼痛,阵发性加剧,T38.3℃,无呕吐,无昏倒病史,大便次数增多,每天5次,当时在厂医务室注射“黄体酮”1支,口服去痛片,但仍感下腹痛,阴道仍有少量血性分泌物,即来我院门诊就诊。

体征:右下腹压痛(+),反跳痛(-),左下腹无压痛。

妇检:外阴正常,阴道有少许血性分泌物。

宫颈:摇举痛(+)。

宫体:后位,大小正常,活动可,压痛(±)。

附件:两侧未触及明显包块,但子宫右侧靠底部可触及约3cm×4cm,范围不整形之囊性增厚感,压痛(+),腹软,无肌紧张。

化验:血常规中白细胞:13.6×10^9/L,中性粒细胞92%。

开始用西药治疗,阴道出血已止,但小腹压痛仍存在,并感肛门坠胀,苔薄黄,脉滑数。

证属气血郁滞,邪毒内侵。治拟清热解毒,行气活血止痛。

丹参15g　川楝子10g　延胡索10g　赤芍10g　川牛膝10g　益母草15g　红藤30g　生蒲黄10g　当归10g　蒲公英30g

二诊:1975年6月17日。

阴道无出血,腹痛消失。

妇检:外阴、阴道:正常;宫颈:光滑,无举痛;宫体:后位,活动大小正常,无压痛;附件:左侧增粗,右侧轻微压痛(+)。

继服上方3剂。

6月20日出院。

按:新产之后,气血亏损,血室洞开,最易感受外邪,"邪之所凑,其气必虚"。患者术后10日之内有同房史,古人云:"满百日后乃可会合,不尔至死,虚羸,百病滋长,慎之。"产后百日之内,禁忌同房,尤在新产恶露将净未净之际,切忌房事,否则最易重伤冲任。此乃一般卫生常识,年轻夫妇一时情不自禁,违反此戒,导致邪毒直接感染。其主要病机是湿浊热毒侵入,壅于下焦,客于胞宫,伤及冲任,气血凝滞之故。瘀血不去,新血不能归经,故阴道有血性分泌物;瘀血阻滞,不通则痛,故下腹持续性疼痛拒按;此乃邪毒内侵,气血瘀滞较甚,非清热解毒同时配合重剂活血行气止痛不足为功。方中重用红藤、蒲公英清热解毒;丹参、赤芍、当归凉血活血;制乳没、生蒲黄活血祛瘀止痛;川楝子、延胡索行气止痛;川牛膝破血消癥,引药下行直达病所;益母草祛瘀生新，调经止痛，又有解毒之功。连服10余剂而愈，并带中药回家，巩固疗效，以防复发。

例之三

徐某某，女，35岁，初诊：1973年11月21日。

怀第六胎因原发性子宫收缩无力，于1973年10月29日在我院行剖宫产并双侧输卵管绝育术，术后一般情况好，伤口一期愈合，于11月8日出院，恶露不多，体温正常。11月9日开始发烧，畏寒，腹痛，腰痛，小便正常，大便未解，恶露不多，T38.4℃，今日收入住院。

妇检：外阴：少许黯红色血迹，有臭味；宫口：关闭；宫体：前位，超鸭蛋大，压痛明显，质中；附件：双侧增粗，压痛明显。

发热，恶露至今未尽，色黯有臭味，腰腹疼痛，但无鼻塞流涕之象，宫体脐下三指，有压痛但无反跳痛，脉细数，苔薄白。

证属邪毒内侵，瘀血阻滞。治宜清热解毒，活血止痛。

金银花15g　蒲公英24g　赤芍10g　益母草10g　红藤15g　续断12g　3剂

二诊：11月23日。

热退，下腹痛减，纳差，小便黄，脉滑数。

上方加延胡索10g、香附10g。

三诊：12月4日。

药后体温已降至正常，但仍少腹隐痛，阴道仍有红白相兼分泌物。胃纳欠佳，出汗，手麻，苔白，脉细。

山药15g　薏苡仁24g　白芍15g　地榆炭12g　甘草4.5g　茯苓10g　蒲公英15g　益母草15g　陈皮10g　山楂炭10g

四诊：12月8日。

阴道仍有黄色分泌物流出，自觉肛门有坠胀感，纳差，出汗，苔白，脉细。

党参12g　白术10g　茯苓10g　甘草6g　续断12g　升麻6g　白芍12g　益母草12g　侧柏炭12g　贯众炭12g

五诊:12月18日。

今日月经来潮,色红,量一般,右侧少腹隐痛,苔白,脉细滑数。

当归10g　白芍12g　川芎6g　续断12g　甘草3g　益母草12g　白术10g

六诊:12月20日。

月经干净,腹已不坠不痛,苔白,脉缓,一般情况好,出院。

按:患者新产之后,一则气血大伤,百节空虚,外邪极易侵入;一则因手术所伤致邪毒直接侵入;外来之邪毒与败血浊液相搏,郁而化火化毒,正邪相争故恶寒、发热,邪毒与败血浊液相搏,气机阻滞而为腹痛,瘀血内停,旧血未尽,新血不敛,相并而下,故而久漏下不止,漏下色黑有臭气为邪热内郁之故。患者无鼻塞流涕,此乃邪不在表,而在里之征象。证属邪热壅盛,气血郁滞,故治宜清热解毒,凉血化瘀。方中蒲公英、红藤、金银花清热解毒,赤芍凉血活血,益母草祛瘀生新,仅用续断一味补肝肾止腰痛,《本草经疏》谓其"理腰肾之要药也"。二诊时体温正常,腹仍痛,似有转机佳象,故原方加川楝子、香附行气止痛。三诊时阴道有红白相兼分泌物,纳差,手麻等,此乃热祛毒解,正虚之象显露,故以健脾利湿为主,佐益母草、山楂炭祛瘀,仅用蒲公英15g,清解余毒,恐其炉烟虽熄,灰中有火。四诊时阴道仅有黄色分泌物,肛门坠胀,纳差,汗出,此乃邪祛之后正虚毕露,此时必相应变药,绝不得药过病所,戕伐生机,故以健脾益气为主,仅用益母草一味祛瘀生新。五诊时月经来潮,经期养血活血调经,因势利导,促使月经顺利进行。

整个治疗过程,层次清楚,环环相扣,用药轻重选择得当,紧握病机,殊为可取。

产后恶露不绝3例

例之一

肖某某，女，41岁，初诊：1975年1月6日。

1974年11月5日在我院门诊妇科做人流后，阴道出血3天干净。12月10日月经来潮，一天干净。以后阴道不规则出血，时多时少，卧床休息时不出血，活动或用力后阴道有出血，量不多，伴腰腹胀，痛甚在某某厂医务室吃药、打针治疗无效，故来我院门诊就诊，门诊以“胎物残留，子宫内膜炎”收入住院。

妇检：外阴、阴道：正常；宫颈：轻度糜烂，外口未开；宫体：前位，稍大，活动，无压痛；附件(－)。

有高血压病史，BP150/100mmHg。

此为瘀血内停，血不归经。治宜活血养血，祛瘀生新。

益母草15g　炒蒲黄10g　炒灵脂10g　枳壳10g　赤芍10g　当归10g　桃仁泥10g　3剂

二诊：1975年1月9日。

服药后阴道流血有所增多，色深红，腹不痛。

当归10g　熟地炭24g　旱莲草30g　益母草12g　白芍15g　莲房炭15g　续断12g　甘草4.5g　三七末3g(另包冲服)　5剂

三诊：1975年1月15日。

昨晚有少量深黑色血流出。继服上方去莲房炭、熟地炭，加熟地24g。3剂。

四诊：1975年1月15日。

阴道出血已止，痊愈出院。

按:人流术后本已气血大损,冲任俱损,初次行经,正气未复,致使气血瘀滞。患者小腹胀痛,漏下色黯,甚则深黑,此乃气血不调,瘀血为患的指征。论其治法,丹溪曾曰:“产后当大补气血为主,虽有杂证,以末治之”,此论其常,未尽其变也。景岳辨之曰:“产后既有表邪,不得不解,既有火邪,不得不清,既有内伤停滞,不得不开通消导。”辨此证既以瘀血为患,宜速祛之,既不可执丹溪言产后一以大补为治,又要照顾产后之虚的特征。拟以行血活血,祛瘀生新,仿生化汤之法加减化裁。生化汤乃大生大化之方,方中当归养血活血,既补产后之虚,又无碍瘀血之弊;桃仁泥活血行血,祛瘀生新,《本草纲目》有桃仁治产后血病的记载,《药鉴》记载:“桃仁多用逐瘀血而止痛,少用生新血而通经”;益母草、炒蒲黄、炒灵脂均有化瘀止痛、活血调经之用,其中益母草专治胎前产后诸症,故名益母,以此活血行气而不推荡,使血气流通,以除凝滞,大有益于阴分,故云有补阴之功;枳壳苦微寒,功能破气散结消痞,《日华子诸家本草》记载其有破癥结痃癖之功,但较枳实作用缓和,用在此行气以加强祛瘀之功。服上药后腹不痛,阴道出血增多,可见瘀血渐去,继以养血止血,和血调经,寓行于止,方中当归、白芍、熟地炭即四物汤去川芎之辛窜以补血,熟地炭、旱莲草、莲房炭养阴止血,续断养肝肾,益母草、三七祛瘀生新,使全方补不滞邪。最后待腹不痛,出血减少,又将熟地炭改为熟地以大补精血。观其治疗全过程,正如《女科经纶》引叶以潜所云:“《良方》云:产后以祛败血为先,血滞不快乃成诸病。夫产后元气既亏,运化失度,不免瘀血停留,治者必先逐瘀,瘀消然后方可行补,此第一义也。”先祛瘀,瘀祛后扶正,前后用药遵循此旨。

例之二

胡某某,女,33岁,初诊:1972年11月10日。

患者第一胎早产，第二胎人工流产，第三、四、五胎均在6个月时流产。这次孕5月余，又感下腹胀痛，伴有阴道出血，10月13日娩出一死胎，出血多。现病人由于产后出血较多，感口干、头痛。现阴道流血不多，但小腹疼痛，舌淡，苔白，脉细涩。

证属产后恶露不绝，血虚气滞。治拟活血化瘀，温通经脉。

黑姜炭 3g　益母草 12g　当归 10g　甘草 6g　艾叶炭 10g

二诊：1972年11月16日。

现阴道仍有淡红色血，腹痛，乳房胀，大便6天未解，舌质淡，苔薄白。

原方加白芍15g、党参15g、生首乌15g。

三诊：1972年11月17日。

大便已解，一般情况好，阴道仍有极少许淡红色分泌物。

党参 12g　白术 10g　当归身 10g　炙甘草 6g　龙眼肉 12g　陈皮 6g　酸枣仁 10g　云茯神 10g　炙远志 6g　黄芪 15g　3剂

11月20日阴道出血停止，腹痛消失，出院。

按：产后恶露一般20天左右完全排出为正常，《医宗金鉴》认为"产后恶露乃裹儿污血，产时当随胎而下。若日久不断，时时淋漓者，或因冲任虚损，血不收摄，或因瘀行不尽，停留腹内……"可见恶露乃养胎余血、杂浊、浆水，应去尽。然患者分娩后出血多，致使气血大虚，元气大损，气血运行不畅，残留之瘀浊败物阻于胞宫，故患者少腹疼痛；瘀血不祛，新血不能归经，则阴道流血月余不尽；失血过多，气血大虚，则口干、头昏、脉细；当此之时患者正合产后多虚多瘀之特点，然又以虚为主。对于产后病的治疗法则，各家所主不同，朱丹溪曰："凡产后病，先固正气"。《景岳全书·妇人规》云："产后气血俱去，诚多虚证，然有虚者，有不虚者，有全实者……不得有成心概行大补，以致助邪。”诚然产后以补为前提，可谓提纲挈领，抓住了治疗关键，然而审察积瘀之有无，亦是临诊之依据，瘀血不祛，变症丛生。此患者有虚有瘀，治疗上既要补虚不留瘀，又要祛瘀不忘虚。《女科经纶》引产宝新书曰：“产后气血暴虚，理当大补，但恶露不尽，用补恐致滞血，惟生化汤行中有补，能生又能化，真万全之剂也。”故仿生化汤之法，而不尽用其药。方中当归养血活血，活血则瘀自除；益母草祛瘀生新；黑姜炭、艾叶炭引血归经，温通经脉，黑姜炭又能温中统血，炒黑又有止血之功，与当归、益母草相配寓止于行之中；干姜、艾叶乃辛热之品，人言产后不用辛温燥血之药，以防耗血伤阴，其实干姜、艾叶炒黑成炭则辛热之性大减，况所用不多，仅3～6g；甘草调和诸药。全方五味，药简力专。二诊腹仍痛，大便不解，故原方加益气通便之药。三诊时，患者腹不痛，可见瘀血已去，故以归脾汤加减，补心脾之虚，益精血之源，以善其后。

例之三

罗某某，女，21岁，初诊：1971年12月12日。

1971年10月16日做水囊引产后，至今阴道出血淋漓不尽，近一周来出血增多，血丝状，有血块，曾服4瓶益母草膏，连用3天青霉素仍有出血，门诊以“子宫内膜炎，胎物残留”收入住院。

妇检：外阴、阴道：有很少血性分泌物；子宫：宫体后位，大小、活动正常，轻压痛。

入院后患者拒绝刮宫，先用复方抗生素4ml，肌注，连用6天，阴道出血仍未停止。刻下，患者阴道仍有出血，小腹时痛，带下黄臭兼有血丝，溲黄，舌红，苔黄，脉弦。

黄柏10g　败酱草15g　薏苡仁24g　赤芍12g　白芍24g　甘草4.5g　炒贯众12g　生地15g　川楝子10g　3剂

二诊:1971年12月15日。

阴道出血已停止,腹已不痛,无特殊不适。继带上药出院。

按:患者于10月16日引产后至12月6日恶露淋漓不尽,而且出血量逐步增多,呈血丝状,夹有血块,色黯红,小腹痛,带下有臭味,此乃产后气血大伤,血室洞开,湿毒之邪乘虚而入,与血相搏,久而化热,致冲任受损而致。虽言产后有病,先固正气,然当此之时湿热毒邪为患,必治以清热利湿解毒,行气活血止痛,不可滥投补剂,以免闭门留寇,贻误病情。方中黄柏苦寒泻下焦之火,败酱草、薏苡仁清热利湿解毒,炒贯众清热解毒,凉血止血,赤芍凉血活血,生地养阴清热,川楝子行气止痛,白芍、甘草既能缓急止痛,又可酸甘化阴。这里特别要注意白芍、薏苡仁的用法。《丹溪心法》云:"产后不可用芍药,以其酸寒,伐生发之气故也。"《医学正传》引丹溪之说并补充曰:"若或用于产后,必取白芍药以酒重复制炒,去其酸寒之毒,但存生血活血之能";亦有主张用芍药者,《金匮要略》云:"产后腹痛,烦满不得卧,枳实芍药散主之。"黄老在此重用白芍24g之多,亦收到满意的治疗效果,可见谓产后不可用白芍,只言其常,未尽其变也。再薏苡仁甘淡微寒,生用渗湿排脓,一般出血患者因其淡渗利下,大多不用,此病例因其湿热毒邪壅于下焦,故用薏苡仁利湿排脓,不但不会加重出血,还会使湿祛热散达到止血之功。可见黄老用药灵活多变,绝不拘于一说。

恶露不绝治疗小结

产后恶露之多少、有无,是诊治产后诸疾的首要问题。《女科经纶》提出:"凡看产后病,须问恶露多少有无,此要语也。"产后恶露不尽或因气虚不摄,或因瘀血内阻,新血不能归经,或因湿热毒邪壅于下焦,热伤冲任,迫血妄行等,有虚有实,尤当细辨。《医宗金鉴》说："产后恶露随化随行者，当审其血之色，或污浊不明，或浅淡不鲜，或臭，或腥，或秽，辨其为虚为实而攻补之"，绝不可一概而论。此 3 例均表现恶露不尽、小腹疼痛。但第 1 例小腹痛甚、恶露不畅，为瘀血内停之象，治以活血养血，祛瘀生新，仿生化汤治愈。后 2 例，前者头痛、口干、舌淡、苔白、脉细涩，一派虚中夹实之象，后者恶露不尽，量逐步增多，呈血丝状，有血块，时有带下黄臭，溲黄，脉弦，一派湿热之象。前者治拟活血化瘀，温通经脉，待瘀出后急以补益心脾；后者治拟清热利湿解毒，行气活血止痛。治法各异，但均达到止血之目的。由此可见中医治病，贵乎辨证。

产后泌尿系感染 1 例

左某某，女，30 岁，初诊：1983 年 6 月 28 日。

今年 4 月份正常分娩后并发泌尿系感染，开始腰酸胀，尿频、尿急、尿痛，排尿时有灼热感，小便黄。产后月余月经来潮，每经期上述症状加重，月经周期尚准，量中等，色红，经行 7 天干净。无明显口干苦，无手足心发热，舌质黯红，苔薄白，脉细数。小便镜检，红细胞少许，脓细胞 + +。曾先后服中西药均无明显疗效。末次月经 6 月 10 日。

此属肾虚膀胱湿热。治宜滋肾，兼清膀胱湿热。

生熟地 30g　山药 15g　茯苓 12g　黄柏 10g　白芍 15g　白薇 10g　知母 12g　桑椹子 15g　甘草 6g　玉竹 12g　车前草 12g　桑寄生 12g

二诊：1983 年 7 月 20 日。

服上药后，尿频、尿急、尿痛症状消失，腰酸胀明显好转，末次月经 7 月 8 日来潮，无明显不适感，劳累后经期仍有轻微腰痛,舌质淡红,苔薄,脉细。

继服上方去车前草,加川断12g以善后。

按:考之《内经》淋证之因有二,曰热曰湿,然又不止于此。《丹溪心法》曰:“诸淋所发,皆肾虚而膀胱生热也”,更况产后,精血大亏,一则真阴耗损,阴亏热炽熏蒸膀胱,一则肾与膀胱俱虚,客热乘虚而入。肾虚则不能制水故令尿频,膀胱热则水下涩,涩则淋沥不尽,欲去不去,欲止不止,湿热熏蒸则小便痛,此肾虚是本,湿热是标,每逢经期精血外泄之时,肾虚越甚,湿热越重,故经期尤甚。此本虚标实之证,病属湿热。治宜泻火利湿,因肾水不足,肾主五液,津液皆肾水所化,火动则小便数,小便多则水益虚矣。但如因湿热而过用通利之剂必竭其肾水,更况新产之后失精血之人,忽小便赤涩多有枯竭不润之主因,岂可轻举妄动?只宜滋肾壮水以治本,利湿泻火以治其标,壮水才能利尿,犹如增液行舟也。水既枯而利之,是虚其虚,必竭尽真阴,其后果将不堪设想。故方用生地壮肾水,熟地、桑椹子滋肾精,补肾之虚;桑寄生治腰痛,《本草经疏》谓其治“产后余疾”;黄柏、知母凉肾而不伤阴,然其性寒不泄,只能制热不能泄实,故资以茯苓、车前泄水使热从小便而解;生甘草泻火以解毒,直达阴中,止阴中疼痛,配以白芍则止痛之力更强,厥阴为患,其症最急,少腹绕前阴如刺,小溲点滴难通,故用白芍柔肝缓急止痛;白薇清肝热利小便直达下焦;用玉竹养阴清热;妙在用山药,《医学衷中参西录》曰:“……山药之性与淋证最相宜乎,阴虚小便不利者,服山药可利小便,气虚小便不摄者,服山药可摄小便,盖山药为滋阴之良药,又为固肾之良药,以治淋证之淋涩频数,诚为独一无二之妙品”,黄老认为山药入肺脾肾三脏,肺主治节,脾主转输,肾主封藏而行津液,水气通调赖此三脏,山药能补此三脏,则脏气平调,而水气自利,并非山药能直接利水。全方滋肾壮水为主，清热利尿为辅，滋不碍邪，祛邪而不伤正，其效甚捷。

由此可见，虽丹溪有“产后必大补气血为先，虽有他证以末治之”之语，但其乃言治产后大旨，并非置他证于不问，而是以补气血为先，而他证从其末也。在用药上照顾产后亡血伤津、元气受损的特点，不任峻药攻伐，用药贵在平正，并非一概摒弃攻伐之剂，而是适可而止，照顾产后多虚的特点，既守其常，又明其变，才能药到病除。

产后脱发1例

陶某某，女，30岁，初诊：1983年11月8日。

自1981年7月，孕8个月时开始脱发，刚开始脱发较甚，产后逐步减轻，次年春天脱发又加重，曾间断用中西药效果不显，以后每年春夏脱发甚，冬天好转。自脱发以来毛发枯萎无光泽，自觉头上无油干燥，时而头痒，头皮不多，西医诊断为脂溢性脱发。自觉头昏，眼花，夜寐多梦。产后月经紊乱，月经推后，40～50天一潮，有时2～3月一潮，最长闭经达6个月之久。末次月经1983年8月25日，月经量一般，色红，平时白带正常，饮食二便尚可。形体一般，面色少华，舌淡，苔薄，脉细两尺弱。

此肝肾不足，精血亏损。治拟滋养肝肾，养血祛风。

制首乌15g　熟地20g　旱莲草20g　女贞子15g　桑椹子15g　桑叶10g　黑豆30g　黑芝麻6g　茯苓10g　龟甲胶15g　白蒺藜10g

嘱其制成丸药常服。

二诊：1984年2月10日。

患者服药后，头发转黑润，未再脱发，有新发长出，月经基本正常，舌正常，苔薄，脉细。嘱其再服上方一段时间。

按：脱发发生在妊娠晚期和产后，与精血有关。人身毛发之荣润滋养全赖精血，精强血旺，毛发乌黑。发乃血之余，妊娠晚期，血聚养胎，产后精血大伤，血虚精伤，毛发失养，故发落枯槁不荣，况患者月经后期40天，甚至2～3个月一潮，最长达6个月一潮，伴头昏、眼花、多梦，均为精血不足之象。缘何春盛冬轻，仍因血虚不能荣养肌肤，腠理不固，风邪乘虚而入，春应肝木，木生风，春木助其肝风；又肝赖肾精肝血之濡养，今精血不足，肝木失养，肝风助其外风，风盛血燥，故脱发尤甚。现虽产后近两年，脱发有增无减。丹溪早有告诫曰："产后当以大补气血为先，虽有他证以末治之"，更何况此患者辨证精血不足明显，故以补立法，滋养肝肾精血兼祛风邪，自属正治。方中以首乌、熟地为主大补肝肾精血，《本草求真》曰："首乌、熟地虽俱补阴，然地黄禀仲冬之气以生……专入肾而滋天一之真水，其兼补肝者，因滋肾而旁及也。首乌禀春气以生，而为风木之化，入通于肝，为阴中之阳药，故专入肝经以为益血祛风之用。其滋补肾者亦因补肝而兼及也，一为峻补先天真阴之药，一为调补后天营血之需。"又助以桑椹使其滋养肝肾之力更强。女贞子、旱莲草乃二至丸，《医方集解》谓其"……强肾阴，乌须发，价廉而功大"。其中女贞为补水培精之味，性阴而不燥，为补虚上品；旱莲性平色黑，功入肝肾，《医方集解》谓其"汁黑入肾补精，故能益下而荣上，强阴而黑发也"。以上重在滋养肾精。又用桑叶、白蒺藜，在下滋肾，在上辛而轻散风邪。茯苓淡渗利下，利中有补，补脾胃助其生化。龟甲胶补任脉，补任脉即补一身之阴，朱丹溪论龟甲胶"下甲补阴，主阴血不足"，其用胶者取其"精不足者，补之以味"是也。妙在配以黑豆、黑芝麻等味，此乃黄老治脱发经验用药。黑豆学名黑大豆，又有乌豆之称，味甘性平，色黑体润，豆型似肾，故入肾补肾，兼有祛风热解表之功。黑芝麻甘平，补精髓，润五脏，通经络，兼有祛头风之功。以上诸药皆入肝肾，在肾养精滋阴，在肝养血祛风，祛风不用开泄以伤阴血，肝肾之中又以肾为主，因肾华在发，发之生机根源在肾，肾强精气上升，则发润而黑。全方选药精当，配伍有制，组方严谨，用药而附有新义。

产后缺乳1例

汤某某，女，24岁，初诊：1984年4月24日。

患者于3月13日顺产一女婴，一直乳汁甚少，乳房不胀，但触及即漏乳，乳汁清稀；产后出血不多，但恶露至今已月余未净，量少，色淡红；口干，时感头昏，纳可，二便尚可；舌淡，苔薄白，脉细。

党参15g　黄芪15g　当归12g　炙甘草6g　白术15g　通草6g　木馒头10g　炮甲珠10g　白芷6g　大枣3枚　陈皮6g　川芎6g

二诊：1984年4月30日。

服上方6剂，恶露已净，乳汁增多，乳房已有胀感，但仍时有漏乳，口干，舌淡，苔薄，脉细。

服上方10余剂，乳汁增多，再无漏乳。

按：产后乳汁甚少或全无，称为“产后乳汁不行”，亦称“缺乳”或“无乳”。乳汁不行证有虚实之别，实者气滞乳壅、闭而不行，症见乳胀乳痛；虚者气血虚弱，生化不足，无乳可下，症见乳房不胀，乳汁清稀。此患者产后月余，恶露淋漓不尽、量少色淡，乳汁少、质清稀、乳房不胀、时而漏乳，乃一派气血不足之象。新产之妇，气血暴虚，妇人以血用事，上为乳汁，下为月水，血虚则乳汁无以化，故乳少而质甚稀；气虚则固摄无权，上则漏乳，下则恶露点滴难尽。然气血所化本于脾胃之健运，《女科经纶》慎斋曰："产后脾胃之气旺，则血旺而乳多。脾胃之气衰，则血减而乳少。此立斋治乳汁以壮脾胃滋化源为要也。若不顾脾胃以补气血，徒从事于通乳之剂。是犹求千金于乞丐而不可得矣。"既是脾胃气虚所致，治宜健脾为主，然毕竟乳汁不行，故佐以通经下乳。方中党参、黄芪、白术、炙甘草、陈皮健脾益气；当归、川芎温和流动之品，活血益血，治恶露；白芷活利血脉，引诸药入多气多血之阳明经；通草性味淡甘平，功能利水道催生下乳，张山雷谓其"以淡用事，故能通利经络，其性又不似木通之猛，虽能通利又不甚伤阴"；穿山甲味咸性微寒，《本草纲目》谓其"通经脉下乳汁，此物穴山而居，寓水而食，出阴入阳能窜经络达于病所"，故用于通经下乳作用极强；奶母又名木馒头，性味甘平，《中国药物大辞典》谓其能"通乳，活血，消肿，治乳汁不下"。全方重在健脾滋其化源，佐以通经下乳之药。寓行于养之中，养在其首，通在其中，养不滋腻，通不破散，正合前人"药有个性之特长，方有合群之妙用"。

子宫发育不良不孕2例

例之一

栾某某，女，24岁，初诊：1983年9月11日。

结婚近3年未孕，以往月经周期、量、色均正常，惟夏季月经常推后。近几个月来月经推后10余天，量少，色红，有小血块，无腹痛，每经前一天头面浮肿，见红后浮肿消退。素头昏，纳差，较一般人怕冷，带下正常，二便尚可。妇检：子宫核桃大小，附件:(-),末次月经8月15日。曾到处求医治疗年余无效。舌质淡,苔薄白,脉沉细两尺弱。

党参12g 白术15g 当归10g 熟地20g 枸杞子15g 菟丝子15g 鹿角霜15g 龟甲20g 仙灵脾10g 川椒4.5g 香附10g 白芍12g

二诊:1983年10月6日。

服上药近20剂,一般感觉尚好,上次月经9月22日来潮,推后近一周,这次月经还未潮,现怕冷感明显减轻,舌质淡红,苔薄白,脉细。

继服上方加紫河车30g。

三诊:1983年12月12日。

末次月经10月25日,现停经48天,无不适。惟晨起稍感恶心,嗜睡。妇检:宫颈着色,子宫近鸭蛋大,质软,妊娠试验(+),诊断为早孕。停止服药。随访,1984年7月顺产一胖男婴。

按:中医认为肾主生殖,其受孕机理主要是:肾气盛,精血充沛,任通冲盛,月经如期,两精相搏,方能受孕。由此可见,不孕发生机理,关键在肾虚。或肾阳不足,命门火衰,造成宫寒不孕;或肾阴不足,精亏血少,不能摄精成孕。《济阴纲目·求子篇》曰:"妇人之不孕……当求源而治之,至于大要则当审男女之尺脉",尺脉主肾,因此治不孕症都应从肾着手或兼顾到肾。观患者两尺脉弱为先天肾气不足。子宫发育不良,黄老认为亦是先天肾气不足所致。从辨证看,月经后期量少,无腹痛之苦,并非瘀血所致,乃精亏血少之象,病在肝肾。经行浮肿、纳差乃脾虚,血之化源不足。又素畏寒怕冷,下肢尤甚,可见肾阳不足,命门火衰。傅青主云:"夫寒水之地不生草木,重阴之渊不长鱼龙,胞胎寒冷,又何能受孕哉。"可见病在肝肾,以肾为主,虚在精血;以阴阳论之,又以阳虚为主。拟温润添精之法,以毓麟珠加减。方中用熟地、枸杞子、菟丝子补肾养精，熟地大补精血，枸杞子甘平体柔多汁，平补精血，菟丝子辛平，润养之中兼具通调之性，阴中有阳，守而能走，既补肾阳又益肾精，枸杞子、菟丝子二药同用具有温润添精之功；用鹿角霜、龟甲养任督，鹿角霜咸温通督脉之气舍，补督脉即补一身之阳，龟甲咸平，得阴气最足，峻补阴血，善补任脉，补任脉即补一身之阴，龟鹿相配，一阴一阳均为血肉有情之品，正为经之所曰“精不足者，补之以味”是也；因阳虚为主，又加仙灵脾温肾助阳。如有性欲淡漠，小腹冷痛，又非巴戟天力所能及，而应加肉桂、鹿茸等直补命门真火，但必须掌握分寸，非必要不可妄投，肉桂虽补真火，毕竟是大辛大热之品，恐有伤精耗血之弊，故在此不用，而加少许川椒温督脉，督脉起于胞中，少少与之助生少火。丹溪曰：“天非此火不能生物，人非此火不能有生，然贵乎适中”，所谓“少火生气，壮火食气”是也。在补肾精同时注意养肝血，以四物汤去川芎易以香附。香附亦辛窜之药，妙在香附入肝经走下焦直达胞宫，有暖胞之功，历来被列为妇科要药；又虚损之证虽宜培补，但最易壅滞，补阵中加一味香附宣畅气机，以散其壅，通其滞，促其生化，使补而能生。又加党参、白术健脾益气补后天以养先天，妙在补脾不用甘草，因补后天是为直达下焦补先天之肾，而甘草直达中焦。后再加紫河车，因其甘咸温无毒，禀受精血结孕之余液，得母之气血居多，故能从其类以补之，峻补营血；黄老认为人胞本人血气所生，故能以人补人，以胞补胞，用此精血所化之物，以补精血所亏之证，则精血足而诸症除。综观全方，重在养精血，温肾益气，俟阳回阴升，有如春风化雨，万物资生，即所谓“天地氤氲，万物化醇”，故毓麟可期。

例之二

杨某某，女，26岁，初诊：1984年11月19日。

结婚4年未孕。16岁初潮，月经周期尚准，经量偏少，经行

3 天干净，经色黯红，每经行第 1 天小腹正中痛，痛时无呕吐，无大便溏泄；白带正常，平素心情烦躁、两目干涩、视物不清、入睡多梦、口不干、纳差、小便黄赤、大便干结；末次月经 11 月 12 日；爱人检查正常；本人以往无特殊病史。妇科检查：子宫稍小于正常。曾间断服中药一年半均无明显疗效。

此肝肾不足，气血不调，兼有伏火。治宜养肝肾，调气血，兼清热泻火。

当归 10g　熟地 15g　白芍 15g　川芎 9g　菟丝子 12g　枸杞子 12g　山药 15g　川断 12g　牡丹皮 10g　泽泻 10g

二诊：1985 年 1 月 20 日。

服上方后心中烦躁减轻，小便淡黄，大便正常，月经量稍有增多，但仍经行第一天腹痛，舌正常，苔薄白，脉细。

继服上方去泽泻加香附 12g。

三诊：1985 年 2 月 15 日。

末次月经 2 月 10 日来潮，已无腹痛，月经量亦增多，余症均减轻，舌正常，苔薄，脉细。

继服上方。

四诊：1985 年 4 月 24 日。

末次月经 3 月 8 日来潮，现停经 46 天，近一周有恶心感，白带增多，色淡，质清稀，口干喜饮，舌稍红，苔薄，脉细滑。妇检：宫颈着色，子宫前位如鸭蛋大，质软，妊娠试验（+）。诊断：早孕。

按：古人云种子必先调经，将调经与种子并列。患者痛经伴不孕，痛经之因，在于冲任二脉气血运行不畅，以致经血滞于胞中致痛；不孕之由，亦由肾气亏虚冲任不足所致。《素问·上古天真论》云："……二七天癸至，任脉通，太冲脉盛，月事以时下，故有子……"，若冲任不足何能有子？可见痛经不孕总源于冲任之病，而冲任由肝肾所主，肝肾之变，冲任应之，冲任损伤，亦可损及肝肾；肾主精肝藏血，肾气盛，则冲任通盛，乃有受孕之望；肝血足则气血调和，痛经何以发生？结合患者月经量少，经色黯，痛经，子宫发育欠佳，两目干涩，乃肝肾不足，气血不调之象。故从肝肾论治，补肝肾调气血。用枸杞子、菟丝子温润添精，四物汤调气血。方中当归、川芎行血气，熟地、白芍养精血；山药健脾，川断补肾强腰。妙在加牡丹皮、泽泻两味苦寒之品，痛经本应温通，使气血畅行，受孕亦应，氤氲之气，万物化育，缘何加苦寒之味？乃因患者心烦、便结、尿赤、舌红、苔黄，有热象存在，故加牡丹皮凉血，泻血分伏火；凡治病总宜使邪有出路，宜下之者，不泄之不得下也，故用泽泻利尿，使热从小便而解。此辨证用药关键在于掌握攻补分寸和温凉药物的剂量。药者原为补偏而设，不可太过，更不可顾及一点，不计其余。如一见痛经不孕，一味温通壅补，必致热势更甚；亦不能一见有热有火，就一味清热泻火，必致痛经更甚。妙在两者兼顾而恰如其分，以温通补肾为主，佐以清热泻火，既不至温通滋补致热，又不至清热太过而碍病。可见黄老用药思考精细，其化裁配伍之妙即在于此。

身瘦不孕1例

肖某某，女，37岁，初诊：1983年10月10日。

结婚8年未孕。自15岁月经初潮，月经即不正常，月经每3～4个月一潮，以后月经更稀发，间隔时间延长。自结婚后渐至不用西药就不来月经，而且近两年来月经量极少，用纸不到1/4刀。曾因不孕先后到很多医院诊治，并找私人医生看病，所费不资，终未见效，为此甚为苦恼。作妇检，子宫后倾，稍小于正常。爱人检查未发现异常。每经行伴腰酸，头昏痛；平时心烦喜怒,口干喜饮,动则汗多,心慌,形体消瘦;末次月经8月11日,此次月经亦是用药后方来潮;舌淡红,苔少,脉细两尺尤弱。经本院职工介绍特找黄老求治。

此乃精血不足,血海不充。治宜养血调经,滋肾泻火。

熟地20g 当归15g 龟甲30g 山药15g 枸杞子15g 山萸肉15g 牡丹皮10g 白芍12g 沙参10g

二诊:1984年2月28日。

服上药60余剂,1983年12月2日月经来潮(未服西药),经行3天、量少、色红、经期头痛;1984年1月10日月经又潮,但量仍不多,腹中微痛;2月份月经未潮,近一周感厌食,晨起有恶心感,查HCG阳性,诊断为早孕,即停止服药。

按:古人认为"求子之法,必先调经",胡孝曰:"医之上工,因人无子……著论立方,男子以补肾为要,女子以调经为先",《万氏女科》亦云:"女子无子多因经候不调……若不调其经候而与之治,徒用力于无用之地"。此患者久不孕,伴月经不调,欲使之孕,必先调经。然调经之法,亦当审慎,经水不行,分有余与不足,辨证差之毫厘,谬之千里。有余者,调之使通,不足者,益之使通。观此患者面色无华,形体消瘦,月经后期,量少,伴头昏、心慌、脉细,乃精血不足之象。朱丹溪曰:"人之育胎,阳精之施也,阴血能摄之精成其子,血成其胞,胎孕乃成。今妇人无子率由血少不足以摄精也。"黄老在《傅青主女科评注》论身瘦不孕时说:"妇人形体消瘦,火旺水亏。水亏者乃肾经真精不足,火旺者乃肝经相火偏旺。因水亏不能涵木,则木火易动,火炽则水益受其灼以致水愈亏而火更无制。精血同源,精液亏损,则血亦不足,氤氲之生气失常,孕育之功能乏力。"观此患者,月经量少后期,身瘦不孕,伴心烦易怒、口干喜饮、多汗,实缘于肝肾精血不足,制水无权。法宜滋肾水而平肝木,水旺则血旺,血旺则火消,故治以养精种玉汤原方加味。养精种玉汤乃四物汤去川芎加山萸肉而成。由于月经稀发、身瘦不孕由精血不足所致,故重用熟地滋养肾精,配当归、白芍养肝血,再用山萸肉酸温直养肝肾精血。一般认为瘦人多火,精血不足,相火即易偏旺,观此方熟地甘平,当归辛苦温,白芍酸平,山萸肉酸温。其中熟地、白芍性平,当归、山萸肉性温,综合起来,平而偏温,养肾中氤氲之气即温润添精之意。又加龟甲、枸杞子养任脉,任主胞胎;综观上药有壅而火动之嫌,故加牡丹皮一味泻火又制其壅;山药、沙参养肺阴,肾乃肺之子,肾不足子盗母气,故养肺阴滋水之上源。药力专功,自然受孕,多年所求,终得如愿以偿。

湿热郁滞不孕(附件炎)1例

曾某某,女,26岁,初诊:1983年4月17日。

结婚3年未孕。1980年5月孕50余天时,行人流术(未婚),术后出血不多,恶露20余天干净,这期间曾洗过盆浴澡。后经常两少腹痛,月经每提前3~4天,经行腹痛加重,伴有明显的下坠感。经血黯红、量少,经前乳胀,平时带下量多,时黄时白,素口干口苦,性情急躁。末次月经4月12日,现已干净。舌质红,苔薄欠润,脉弦细。妇检提示:双侧附件增粗,压痛(+)。

此肝郁气滞,湿热感染。治宜疏肝行滞,清热解毒。

柴胡6g　当归10g　赤芍12g　丹参5g　生薏苡仁15g　川楝子10g　败酱草15g　白术15g　甘草6g　知母10g　黄柏10g

二诊:1983年4月28日。

服药后少腹疼痛好转,带下量减少,口干口苦减轻,惟药后大便次数增多，舌淡，苔薄，脉弦细。

继服上方加炒扁豆12g。

三诊：1983年5月14日。

大便正常，末次月经5月9日来潮，经期腹痛腹坠症状减轻。经色红，量较前增多，经后惟感右少腹时时隐痛，舌淡，苔薄，脉细。

继服上方加白芍12g。

四诊：1983年6月25日。

月经过期未行，近一周来感头昏，乏力，嗜睡，口干，晨起恶心，舌淡，苔薄欠润，脉细滑，查妊娠试验（+）。诊断：早孕。停药观察。

按：女子不孕，有诸多原因，多与肾有关，然又不止于肾，与肝脾亦有关系，特别与肝关系密切。《叶天士医案》在论治妇科病时曰："奇经八脉固属扼要，其实最重调肝，因女子以肝为先天，阴性凝结，易于怫郁，则气滞血亦滞，本病必妨土，故次重脾胃……"古人论无子，谓男则主于精，女则主于血，其治则男子以补肾为要，女子以调经为先，此言诚为不谬。而调经必调肝，肝气通调，则经候正常。患者曾受孕，以往月经正常，亦无明显腰痛，可见无肾虚可言。不孕发生在刮宫以后，突然终止妊娠，使体内已建立起来适应妊娠生理需要的脏腑、气血、经络功能因妊娠终止而突然发生变化，一时难以适应；加之刮宫后精神压抑，情绪不畅，肝气怫郁，这时稍有不慎，极易感染湿热邪毒致病。一则气机不畅，肝郁化热，疏泄失司；一则湿热在下，阻滞胞脉，故不能摄精受孕，此即现代医学所说的附件炎、输卵管不通。治此等不孕症，不疏通肝气，不清利湿热，气不畅，经不通，则受孕之期不可有，故治宜疏肝理气，清利湿热。虽本病是湿热为患，但毕竟发生在刮宫后，又伴不孕症，因此在用药上应照顾这一特点，清利湿热同时还要处处照顾精血，切莫误伤正气。方中以柴胡为主，直入肝经辛散疏肝，条达气机；当归、白芍养肝血，白芍、甘草酸甘化阴，又可缓急止腹痛；赤芍活血通络，清泻肝经血分伏火；丹参养血活血又有解毒之功；川楝子疏肝气；白术健脾。妙在用生薏苡仁、败酱草、知母、黄柏、甘草清利下焦湿热，清热不尽用苦寒之品免伤正气，利湿不专于利尿以防伤阴。生薏苡仁甘微寒，性寒清热，味淡利湿，甘能入脾补脾，升少降多，故善利下焦湿热；败酱草苦平，清热泄结，利水消肿，《药性本草》谓其"治产后诸痛，止腹痛"；黄柏、知母泻肾火，无伤正之过而有坚阴之功；甘草生用清热解毒泻火。观全方疏肝气不破散，养肝之中行疏肝之法，清利湿热不苦寒利尿伤阴，而是清中有养、利中有补，祛邪而正不伤，病邪既去，正气即复，自有受孕之机。

不孕症治疗小结

黄老治疗不孕，根据《素问·上古天真论》"女子七岁，肾气盛……二七天癸至，任脉通，太冲脉盛，月事以时下，故有子……"的论述，重点在肾，首重调经。除此以外特别注重精血与氤氲之气，常言只有精充血足才能摄精成孕，只有氤氲之气，才有生身之机。对于子宫发育不良引起的不孕，认为先天发育欠佳。虽言妇人所重在血，血能构精受胎成孕，欲治其病惟于阴分调之，使无亏欠乃可成胎，但水为造化之源，火为万物之先，阳为发育之首，要有生发之机，畅达生活机能，非少火生气不足为功。经曰："形不足者，温之以气"。拟温润添精之法，临床以毓麟珠加减，即八珍汤加枸杞子、菟丝子、川椒、香附、鹿角霜、紫河车、仙灵脾等，功能养精血，温阳气，肝脾肾三脏同补，如脾虚症状不明显可少用健脾药，然养肝血、温肾气则在所必须。对性欲减退，认为其生理功能低下，加仙茅温补命门暖精；如大便干结则用肉苁蓉温阳通便；其温肾阳之巴戟天、仙灵脾、肉苁蓉、鹿角霜、艾叶等温不燥血、温而能润之药，每酌情选用。对身瘦不孕，认为多由精亏血少所致，每以傅青主养精种玉汤为基本方，又因瘦人多火，对阴虚火旺者，酌加枸杞子、龟甲、牡丹皮等味，则滋水制火之力更强，受孕之机尤易。对于附件炎引起的不孕，又不能泥于治肾及温润添精之法，而以治肝、治气、治血，或清热解毒利湿为主，重在调经，俟经调而子嗣。

绝经前后水肿 1 例

宋某某，女，47 岁，初诊：1983 年 8 月 10 日。

全身浮肿半年，近一月浮肿加重，下肢尤甚呈凹陷性。月经自 1982 年 5 月份以来经量减少，色黯黑，质稠，周期尚正常。近来感烦躁发热，头昏痛，小便有热感，心慌，胸闷，口干，腰酸痛，素带下量多、色黄、有腥臭味，无阴痒，大便可，纳可。尿检：蛋白极少，红细胞少许，脓球少许。有慢性气管炎病史，每受凉即发。舌质红，苔薄，脉细。

苏叶 4.5g　桑白皮 9g　地骨皮 12g　生薏苡仁 20g　丹参 15g　怀牛膝 15g　白茅根 15g　山药 15g　去白陈皮 6g　知母 10g

二诊：1983 年 9 月 4 日。

服药 20 余剂浮肿明显好转，烦躁减轻，头昏、胸闷诸症均有好转，舌正常，苔薄，脉细。

继服上方。

服上方 3 月余，诸症减轻，原每年冬天咳嗽甚，今年咳嗽亦好转。

按：景岳曰：“凡水肿等症，乃肺脾肾三脏相干为病，盖水为至阴，故其本在肾，水化于气，故其标在肺，水惟畏土，故其制在脾。”今患者水肿兼有慢性咳嗽病史，又发病在更年期，肾中阴阳失调所致，可见此病虽与肺脾肾有关，然重在肺肾。咳嗽日久损伤肺气，肺乃水之上源，司肃降，经曰：“肺朝百脉，通调水道，下输膀胱”，又曰“膀胱者，州都之官，津液藏焉，气化则能出矣”，可见小便之行，由于肺气之下降而输化，今肺伤而失其下降之令，故小便不利而身肿。其肿以下肢为甚，下肢乃肝肾所主，七七之年，肾气已衰，又肺伤，下干于肾，肾阴被灼，龙雷不潜，故烦躁发热头昏痛，小便灼热。聚湿生热则带黄量多，其月经量少色黯，乃因气血不调所致。肺主一身之气化，肺气通调则周身之气翕然从之，今肺伤则气化不利，气行则血行，气滞则血滞。理血必理气，理气之法不离于肺，此时虽年近半百而体虚，但邪踞有实，故治宜泻肺清肾。方用桑白皮、地骨皮泻肺，仿泻白散之义，肃肺而通调水道去湿消肿；用苏叶轻疏开肺；知母泻肾火而坚阴，其味苦性寒入肺以润金之燥，而肺为水之上源，又寒而多液，故能壮水制火；丹参养血清热活血，牛膝引血下行，合而用之治其月经量少；薏苡仁利湿；白茅根利尿而不伤阴，又可清肺宁嗽；去白陈皮入中焦健脾利水；妙在山药入肺脾肾，补气养阴，益阴不碍湿，有补脏利水之妙用。全方泻实不伤正，滋阴不聚湿。虽言湿为阴邪，其运在阳，但全方用药不在温化，而是偏于寒凉，因其湿从热化表现烦躁、尿黄、带黄，慎不可用温燥之药。此属更年期水肿，并非一般肾炎可比，虽有湿邪，不可专于利湿，必须缓化缓消，补化补消，以补助消，消不伤正，始可获效。

绝经前后风疹1例

容某某，女，53岁，初诊：1983年8月26日。

全身皮疹反复发作4年,加重1年。

全身斑疹块反复发作,发作前自觉烘热,继而出现类似风团状斑疹,从头部渐至全身,高出皮肤,色红,瘙痒异常,时作时止,发作无时,入夜尤甚,无明显食物异常及粉尘刺激史。平时胸闷心慌,气短,烦躁,白带量多,无气味。1971年因"子宫肌瘤"在武医进行子宫全切术。因皮疹发作时瘙痒难忍,曾先后到许多医院皮肤科就诊,均凉血疏风之药,终无明显疗效。

检查可见:手背部可见明显抓痕,呈条索状,色红,高出皮肤,边界清晰,下肢轻度凹陷性水肿;舌质黯淡,苔薄黄欠润,脉缓无力。

此肝肾不足,风邪袭表。治宜滋养肝肾,解毒散风。

生地20g　麦冬15g　白芍15g　牡丹皮10g　玄参15g　天花粉15g　黑豆30g　甘草6g　益母草10g　丹参12g

二诊:1983年9月23日。

服药后皮疹全部消退,人觉轻松,精神爽快。近几天阴唇有点发痒,舌质黯淡,苔薄黄欠润,脉弦细。

上方加白薇10g。

三诊:1983年10月11日。

身上皮疹未发,下肢浮肿消退,饮食增加,无不适,舌淡,苔薄,脉细。

继服上方。

按:全身风团,时作时止,瘙痒难忍,一般医者以风邪论治,以"风胜则痒"是也。疏风之药虽能驱除表邪,但辛散之性有耗阴之嫌,且年过七七,肾阴已亏,经曰"年过四十而阴气自半也",又频服辛燥耗阴之品,必重伤阴血。肾为水脏而主津液,肝藏血,肝肾同源,津血耗伤实是肝肾亏损。肝为风木之脏,赖水以养,水足木旺,水亏木少滋荣,阴伤于内,阳发于外,此内火招风，风火相煽，营虚血燥，辗转相生，内热外疹皆起于此。症见烘热起疹且伴烦躁，可见身生风疹，虽发于表，其原在里，火发于内，风动于外，精血内伤则燥从风生，经曰："诸痛痒疮，皆属于心"，故燥在血脉。治宜润燥养营，忌用风药。方中重用生地、麦冬、玄参养阴生津，白芍养血柔肝；丹参、牡丹皮泻血分伏火，滋阴之中寓有抑阳之意，且凉血活血清热而无冰伏遏邪之弊；天花粉清热解毒生津，《日华子诸家本草》谓其治"热狂时疾"；生甘草泻火和中解毒；益母草行血祛瘀，活血行气而不推荡，使气血流通以除凝滞，大有益于阴分故有补阴之功，且利水解毒，治肿毒疮疡，且黄老认为益母草有宣散作用，清·贾九如《辨药指南》论益母草曰："味苦略辛入目，清热疏散，故能宣散皮肤风团"；黑豆滋肾解毒治皮肤病。全方以滋阴养血，凉血活血解毒为主，滋阴以清热，养血以治风，凉血以止血妄行，活血以血行风灭，解毒以泻火，待阴生血活，则火自灭，风自熄，故风疹随之而愈。

绝经前后躁热 1 例

李某某，女，54 岁，初诊：1985 年 6 月 25 日。

自 1981 年做盆腔包块切除术后，术后感染经抗感染治疗好转；先仅感下腹部发热，继而全身发热发躁，有热自里向外蒸腾感，遇太阳后热更甚，平时不敢近火，夏天不敢在太阳下行走，夏重冬轻；伴烘热汗出，手足心发热似火烧，两手心脚心溃烂，红赤不肿，不渗液，只有热痛感；头晕胀痛，大便干结，小便黄，口中发木，颜面浮肿，口干苦喜冷饮。现已绝经近三年。观其形体消瘦，两手心杯口大溃疡面，表皮已脱落，红赤，不肿，无渗液。舌尖红，苔白腻，脉细数。

此肝肾不足,君相火旺。治宜滋肾养肝,补水泻火。

地骨皮 15g　牡丹皮 10g　生地 24g　白芍 15g　黄柏 10g　知母 12g　麦冬 15g　五味子 4.5g　炒栀子 10g　通草 6g

二诊:1985 年 7 月 11 日。

服药后下腹部及全身烧灼感明显减轻,已能做饭,并能在太阳下行走,头痛亦明显减轻,睡眠好转,颜面已不肿,手足心红赤溃烂处已结痂,余症均明显减轻。舌质淡,苔薄欠润,脉细。

继服上方善后。

按:患者下腹部灼热,继而全身灼热,伴烘热汗出、头昏烦躁,虽起病于手术后,但发生在绝经之年,经曰:"……七七任脉虚,太冲脉衰少,天癸竭,地道不通……"由于肾气衰退,精血不足,阴阳失调,脏腑功能失常,又加之手术损伤冲任,冲任由肝肾所主,损其脉即损其所主之脏,此乃在肾脏逐步虚衰的过程中加上意外的损伤所致。女子经孕产育,数伤于血,常血不足而气有余,"年四十而阴气自半也",又长期劳累,精神紧张,内损五脏,五脏之伤,穷必及肾,肾阴不足阳失潜藏,故全身灼热,烘热汗出。其所以夏重冬轻者,因夏主火,火助热势,热更甚;冬主水,水能治火,症状减轻。手足心溃烂,因手足心为手足少阴脉所循行,正所谓"经脉所过,疾病所生"。由此可见病在心肝肾,此肝肾不足,君相火旺。丹溪曰:"主闭藏者,肾也,司疏泄者,肝也,二脏皆有相火,而其系上属于心。心,君火也……"正常情况下,君相之火恒于动,是人身动气的关键,所以前人认为"天非此火不能生物,人非此火不能有生",然相火易于妄动,为所感即发。此患者本阴阳失调,肝肾不足,火欲妄动,加之手术后感染热毒而触发。相火易起,火起于妄,变化莫测,无时不煎熬真阴,阴虚则病。此虚实夹杂,既有阴虚,又有阳热亢胜,两者互为因果,形成恶性循环。故治宜滋肾养肝,补水泻火。方中重用生地大壮肾水,白芍养肝血敛阴,麦冬柔润多汁养心阴,此壮水之主以制阳光;用炒栀子、牡丹皮泻肝火,牡丹皮泻血分伏火,炒栀子泻三焦气分之火;知母、黄柏苦寒沉降泻肾火,《用药法象》谓知母曰:"泻无根之肾火,疗有汗之骨蒸,止虚劳之热,滋化源之阴";通草下行泻小肠之热,小肠与心相表里,泻小肠即泻心火;不用黄连清心火,因年老体弱恐伐心气。观此方组成用生地壮肾水,配以知母、黄柏泻肾火;用白芍养肝血,配以栀子、牡丹皮泻肝火;用麦冬养心阴,配以通草泻心火;三补三泻,仿六味地黄汤配伍法度。又用五味子收敛降火、生津止渴,经曰:"热淫所胜……以酸收之"是也;用地骨皮甘寒、入肾,清至里之热,《汤液本草》谓其"泻肾火……去胞中火退热,直入下焦",《医学衷中参西录》论地骨皮曰:"即枸杞子根之上皮也,其根下行直达黄泉,禀地之阴气最厚,是以性凉长于退热,为其力伏于下行有收敛之力……更能下清肾热,通利二便……且其收敛下行之力,能使上焦浮游之热因之清肃"。全方用药丝丝入扣,配伍有制,其效甚速。临床治火不惧热炽火燔,最忌伏火缠绵,故有"明火易扑,伏火难尽"之诫。黄老治此火,不尽用苦寒之品直折其火,而是补、清、泻、消并举,因势利导,使火泻正复,无因寒凉太过冰伏其邪,使郁火深伏之后患。

绝经前后郁证1例

周某某,女,50岁,初诊:1985年10月12日。

月经失调4月余。今年6月份小孩游泳淹死后,即忧郁成疾,6月份后即闭经3月余。末次月经9月10日来潮,这次月经量多，色红，经行小腹坠痛，至今30余天不净，打止血针亦无效。心情烦躁，周身乏力，整夜不能入睡，时时欲哭，不能自止，不能起床，二便尚可，以往月经正常。诉说病史时，愁容满面，泪流不止。曾先后服中药20余剂，观所用方均逍遥散加减。舌质偏黯，苔薄，脉细。

此情志伤阴。治拟滋肾培土调肝。

生熟地30g　白芍15g　旱莲草24g　太子参15g　甘草6g　丹参12g　百合20g

二诊：1985年11月1日。

服上方3剂，阴道出血干净，服5剂后精神情绪明显好转，食欲增加。服药后矢气多，稍劳累全身乏力，舌脉同上。

继服上方。

三诊：1985年12月5日。

服上方近30剂，月经已恢复正常，心情舒畅，近来工作比较忙，但无疲劳感，要求继服上方一段时间以巩固病情。

按：情志所伤，肝首当其冲。古人有言：七情所伤，气郁为先，木郁为五郁之首，气郁乃六郁之始，肝郁为诸郁之主。治郁要在疏肝。患者因儿子不幸身亡，心情抑郁成疾，致使气机不畅，肝之贮藏调节失常，而致月经紊乱，经行腹痛。情志过极，皆从火化，火动则真阴受劫，上扰于心，下累及肾，故心情烦躁，治以疏肝解郁自属正治，缘何不效？患者年过七七，肾中精气渐衰，又遭变故，悲伤不节，暗耗精血，肝气郁则脏阴亏，本精血不足，又频服香燥，虽能疏肝解郁却有伤阴之弊，伐伤肝气。肝为木脏，全赖土以滋培，水以灌溉，水足则木旺，顺其条达畅茂之性，其气可调，其郁可解。李中梓曰："东方之木，无虚不可补，补肾即所以补肝……"黄老抓住肝之特性，治肝不效，改为不重治肝，而重壮水兼培脾土以补肝气。方用生熟地滋肾精、壮肾水；旱莲滋肾泻火止血；太子参健脾、益气阴;白芍养肝血柔肝敛阴;丹参养血活血调经;百合敛气养心,安神定魄,《本草求真》谓其能治"……涕泪不收,胸浮气胀,状有鬼神……"仲景用此治百合病,黄老用此治更年期之心神不宁之证其效甚捷。全方组成,药仅七味,用药法则却大有突破,治肝郁之证,不以治肝为主,而重治肾,兼治脾土,以土生木。虽为郁证,但无一味理气之药,水足土健则木自旺,何郁不解?

绝经前后颧赤发热1例

胡某某,女,50岁,初诊:1985年4月4日。

两颧红肿、发热3~4年,近一周加重。红赤发热起疹,甚时结成红色硬痂,并伴两目发赤,咽干喜冷饮,大便干结,小便黄,并有愈来愈重趋势。今年4月份即出现上述症状,近1周来两颧红肿,热似火烤,小便深黄,视力下降,腹部胀气。曾多次到皮肤科就诊无明显疗效。查血沉,红细胞沉降率45㎜/h。舌质红,苔薄白欠润,脉弦细。

石决明30g　桑叶10g　地骨皮12g　白芍12g　生地15g　川牛膝30g　丹参15g　山药15g　车前草12g　龟甲20g

二诊:1985年5月2日。

服药后面部红肿明显好转,大便正常,腹部胀气好转。但仍感两目发花,手足心热,有时关节疼痛,有慢性关节炎病史。舌质正常,苔薄,脉弦细。

上方加桑枝15g、木瓜10g。

三诊:1985年6月8日。

经用上药治疗月余,1985年夏季再未发面肿、两目红赤烧灼等症,精神亦明显好转,查红细胞沉降率正常。

按:患者两颧颜面肿,红赤烧灼,甚至结痂脱皮,世人以皮肤病论治无效,其是更年期肝肾阴血不足,虚火上越之候。每天热更甚,以热助火势故也,且伴口干、口苦、尿黄、便结、目赤、咽干,此有火之证无疑,然非实火可比,乃阴虚而不能潜阳所致。人本血肉之躯,无形之阳气基于有形之阴血,今阴血不足,阳失潜藏,虚阳上浮外越而见面赤灼热、目赤咽干等症。故治以养肝肾精血为主。方用生地壮肾水,地骨皮清肾中虚火,白芍养肝血,山药补脾阴;浮阳上升不能自止,必用金石镇坠降之,使之下潜水中,故用石决明、龟甲平肝潜阳;车前草清热利尿,使热从小便而解;颜面红肿起疹,时隐时现,变化莫测,似有风邪,妙在治外风选用桑叶,轻清凉泄,滋肝肾润燥,在上轻散风邪,此祛风而无伤阴之弊;治内风在滋肝肾的基础上选养血活血之丹参,取其治风先治血,血行风自灭,此活血而有凉血解毒之妙。全方虽火热为病,但不尽泻火,而是滋阴养脏之中行泻火之法。对此虚火,水可平之,水足则火刚亢之威一时顿熄,毋须苦寒折火之品,既化燥伤阴,又损伤阳气。更年之人,虽表现阴虚阳浮之候,实则阴阳俱不足之证,用药慎不可折其有余,只能补其不足,阴液乃妇人之至宝,滋润营养形体、脏腑,又可抑制亢阳火动,慎不可损伤阴液,其关节疼,选用柔筋之木瓜,风中润药之桑枝,其考虑亦在于此。

更年期综合征的发生机理,是肾气渐衰的过程中,肾中阴阳调节失常。临床表现似有余之象,如烘热、汗出、烦躁等,实俱不足之证,或肾阴虚明显,或肾阳虚明显。但从临床来看,又以肾阴不足为主,因更年期妇女完成了经孕产乳全过程,如果说女子有余于气,不足于血,更年期更是如此,加之阴阳调节机能失常,阴虚阳旺之证表现尤为突出。因此治疗只可补其不足,慎不可折其有余,特别是补养肝肾精血,滋肾阴以补水制火，养肝血抑上亢外越之浮阳，用药以甘咸为主，慎用苦寒耗阴之品。因更年期妇女虽表现阴虚阳亢，但其基础是阴阳俱虚之证，又岂能是苦寒之物所能奏效，沉寒之性，绝无生意，非但不能补阴，抑且善败其火，屡用之未有不暗损寿元者。更年期综合征，症状表现颇为复杂，具体用药又应随之而异，然滋养肝肾精血之生熟地、枸杞子，敛阴之白芍，清至阴虚火之地骨皮，安神敛魄之百合，养血活血之丹参，健脾益气之山药等，是常酌情选用佳品。

老年泌尿系感染发热1例

江某某，女，76岁，初诊：1985年8月29日。

每月一次发热近年余。每月8号开始发热，有时高达39.5℃以上，先兆有咽痛，唇角烂，胸闷心慌，小便色黄且解之不畅。伴口干、口苦甚，喜饮水，纳差，厌油，喜吃稀食，胃中有灼热感，并伴下肢浮肿，胸部以上汗出烦躁，左胸胀痛，时有早搏，睡眠差，血压正常。曾用抗生素、激素、中药治疗均无明显疗效。舌质红，苔黄腻，脉弦数。已绝经十年。

玄参20g　地骨皮12g　麦冬15g　竹茹10g　青盐1g
丹参20g　生地20g　牡丹皮10g　怀牛膝15g　远志6g

二诊：1985年9月18日。

服药后9月8日未再发热，口干口苦好转，小便通畅，近日饮食不慎大便稍稀，腹胀，舌红，苔腻，脉弦。

继服上方加橘红9g、鸡内金10g。

三诊：1985年10月25日。

服上方后，中间有50余天未发热，自10月8日开始体温37.5℃，发热前两天口糜，咽痛，小便灼热不畅。查小便，红细胞、脓细胞均少许，中段尿培养有大肠杆菌生长，最高体温39℃以上。每天下午4点钟先手脚发冷，继而发热，晚上11点即热退。用大剂量抗生素静脉滴注，于10月13日热退。曾怀疑白塞病，做口腔溃面细菌培养阴性。现一般感觉尚好，仅咽部有点充血，舌质红，苔中心腻，脉细弦。

生地20g　牡丹皮10g　黄柏10g　六一散30g　板蓝根30g　地骨皮15g　白薇10g　玄参15g　土茯苓30g　乌梅10g　芦根30g

四诊：1985年12月25日。

服药后近两月未再发热，现一般感觉好，小便通畅，近来有时咳嗽有黄痰，舌红，苔白，脉缓和。

上方加沙参5g浓煎熬膏服用，以善其后。

按：患者长期反复小便不畅，周期性发热，其小便涩而不畅，欲去不去，不去又来，且伴口干口苦，咽痛口烂，舌红苔黄脉数，属热证无疑；但患者年迈正衰，且久患淋漏，营阴漏泻而空虚，又不可纯以实热论之，先哲皆言淋者乃肾虚而膀胱有热也。其先兆咽痛，盖少阴之脉，络于横骨终于会厌，系于舌本，阴虚而火邪循经上犯而见是症。此与肺肝肾三脏有关。以肺主气化，“水出高原”，今热灼上焦故渴而小便不利，以肺中伏热，灼伤阴液，水不能下降是也；肾主前后二阴，溺虽出于膀胱，膀胱乃肾之腑，今肾与膀胱，阴亏而阳气不化，湿热盛而小便涩；又肝主疏泄，厥阴经脉绕阴器，肝火旺则口干口苦，木生心火则心烦胸闷而有早搏。病久阴亏于内，复感外邪，不能宣发，伏气于内，蕴久成热，故定期发热，治宜养肺肾之阴，泻肝经之火，兼以养心通络。方用生地壮肾水，麦冬、玄参养肺肾阴液，麦冬《珍珠囊》谓其“治肺中伏火”，以上三味同用乃《温病条辨》增液汤，生津泻热，补水以制阳光，此寓泻于补之法，以补阴之体作泻火之用，既可攻实，又可防虚；用地骨皮清至里之热，牡丹皮泻血分伏火，竹茹清肝热，青盐引火下潜于水中，此皆去火以消其烈焰；用丹参凉血活血，怀牛膝通络，远志养心，治其胸闷早搏；白薇入血分能透伏邪退蒸热。药后病情有所缓解，可见滋阴泻火实属正治，只因其腹胀、苔腻，加鸡内金、橘红，消满化湿，其性亦嫌温燥，叶天士早有告诫"恐炉烟虽熄，灰中有火"，稍偏温燥则死灰复燃，故发热尤甚。再诊时在上方基础上峻养其阴，养阴不厌其繁，重清其热，以六一散、板蓝根、黄柏、土茯苓，清热利湿泻火解毒。此虚实夹杂之证，治拟咸寒合剂，补其不足，折其有余，益脏通腑之法并用。俟热泻阴存，阴足而火灭。

老年经断复来1例

黄某某，女，53岁，初诊：1982年10月28日。

患者1980年绝经，1981年7月阴道又有少许出血，持续数月干净。今年一年未见出血，近两周来阴道又有出血，量少，色红，有点气味，点滴难尽。白带量不多，平时胸胁胀闷，腹胀，呃逆频作，善叹息，口干喜饮，乍寒乍热，小便黄，睡眠差。有子宫脱垂病史近20余年。妇检：除子宫Ⅱ°脱垂外未见异常，宫颈刮片、超声波检查均未发现异常。舌质红，苔薄黄，脉细弦。

柴胡6g　炒荆芥4.5g　黄柏10g　贯众炭12g　白芍15g　甘草6g　白术10g　川楝子10g　生地15g　芡实15g　益母草12g　旱莲草15g

二诊：1982年12月2日。

服上药10余剂，血已完全干净，诸症均减轻，但仍时有胸胁胀，多食则腹胀尤甚。舌淡，苔薄，脉细。

继服上方加枳壳10g。

服上药20余剂，诸症消失，一直未再见阴道出血。

按：黄老在《傅青主女科评注》中说："妇人年逾五十以外，经水已断，而又复潮，若非肝郁而失藏，即属脾虚而失统，抑或肾中相火偏旺，失于蛰藏，经始复至。"患者年逾五旬，气血俱衰，天癸已竭，任脉已虚，太冲脉亦已衰少，地道应不通，何以月经来潮？患者自退休后，情绪不畅，郁而成疾，故见胸胁胀痛，嗳气频作，善叹息。肝郁日久必然化火，"气有余便是火"是也。傅氏将"年老经水复行"责之为"气虚火动，失于统摄"。观此患者，子宫脱垂20余年，可见中气不足，口干喜饮、尿黄、舌红、苔黄，说明火动确实有之，然此火非实火乃虚火耳。肝郁日久必损阴耗液，即是肝郁失藏，治宜从肝入手。方中柴胡疏肝气，炒荆芥既疏肝又可引血归经，白芍柔肝敛阴，川楝子行肝气治其胸胁胀痛；生地、旱莲草养阴清热止血，益母草调经止血；黄柏、贯众清热解毒，因出血日久必有感染，况患者出血已有气味；芡实健脾补任固涩止血，白术健脾提系带脉亦可举陷止血。此乃疏肝理气与壮水制火并举，使肝气自舒，水壮血足，虚火自平，故患者服药月余，阴道出血停止，诸症也随之消失，近两年未再见出血。年老经断复行，若无痛楚，经量如恒，可以勿药，《医宗金鉴·妇科心法要诀》云："若止而复来，无他症者，乃血有余，不得用药止之"，黄老亦认为"此乃枯木逢春，偶一生梯而已"；如有其他伴随症状者，则应在排除生殖器肿瘤的前提下，给予对症治疗。

脏躁1例

袁某某，女，53岁，初诊：1983年11月12日。

自去年开始出现郁闷，焦虑，沉默不语，悲伤欲哭，甚至不愿外出见人。颜面潮红，心慌，烦躁，坐卧不安，失眠，有时接连几个晚上不能入睡；伴头昏耳鸣胸闷，上身麻木，肢软无力，烦躁汗出，汗后畏冷，口麻无味，纳谷不香，时作呃逆，口干不欲饮，大便干，小便黄；已绝经 4 个多月，舌质淡，苔薄，脉细。曾大生 4 胎，自然流产 2 胎，人流 3 胎。

此肝肾不足，热扰心神。治宜补肝肾阴虚不足，泻心火亢盛有余。

小麦 30g　大枣 4 枚　甘草 6g　百合 24g　生地 20g　柏子仁 10g　五味子 6g　麦冬 15g　石决明 30g　丹参 15g　琥珀 4.5g　夜交藤 30g　牡丹皮 10g

服上方 5 剂症状改善不明显，服 10 剂后，郁闷、悲伤、烦躁减轻，服 15 剂后诸症均有所减轻，嘱其再服 10 余剂以巩固疗效。

按：情志异常多与心肝肾有关，肝主情志，心主神明，肾主智能。患者以郁闷、沉默不语、悲伤欲哭、不愿见人为其特征，《灵枢·本神》曰："肝藏血，血舍魂，肝气虚则恐，实则怒"，"心主脉，脉舍神，心气虚则悲，实则笑不止"，可见以脏虚为主，且见颜面潮红、坐卧不安、心烦不寐等火动之象。患者多产房劳，五脏失其濡养，五志之火内动，尤以心肝火旺为主。肝旺则头昏耳鸣，颜面潮红；心火盛则心烦不得寐，人言"气郁则悲抑，气余则亢奋"。今患者脏阴虚，肝气郁，郁而化火伤阴，且上扰于心，下累及肾，殃及中土。五脏虽各有阴精，但又流归于肾，经曰："肾者主水，受五脏六腑之精而藏之。"故治宜补肝肾之阴虚不足，泻心肝火盛有余。方用生地壮肾水，用甘麦大枣汤与五味子相配酸甘化阴，以养脏阴。甘麦大枣汤心脾并补之剂，何以养肝？殊不知肝苦急，急食甘以缓之，损其肝者，调其中，其中小麦《本草经疏》谓其养心气，"心肝为子母之脏，子能令母实，故主养肝气”。历代医学家对此方极为赞赏，叶天士曰：“本方药似平淡，可愈疑难大症”，唐容川曰：“甘麦大枣汤三药平和，养胃生津化血，津水血液下达于脏，则脏不躁，而悲伤太息诸症自去”。黄老认为甘草、大枣缓急调中，小麦养心除烦，皆气分药，并非养脏阴补精血之佳品，然调紊乱之气机，和动乱之阴阳，阴阳和神气安则诸症自除；配以百合养心宁神，琥珀末、夜交藤镇心安神定魂；琥珀末、丹参又可活血治其胸闷；牡丹皮清血分伏火；合而用之则阴足气调，热清血活，气机条达，经脉通畅则病证可除。

阴痒 3 例

例之一

张某某，女，32 岁，初诊：1975 年 8 月 16 日。

自 1975 年 8 月 4 日开始感外阴瘙痒，两天后肿痛、破溃、渗液，伴头昏耳鸣，腰酸痛，口干喜饮，手足心热，大便正常，小便黄。经用制霉内服方无效，而收入住院治疗。入院时症状同前，舌质淡红，苔薄白，脉弦细。

此属湿热内困，损伤任带。治拟清热利湿，杀虫止痒，内外同治。

内服：生地 30g　车前草 15g　赤芍 10g　牡丹皮 10g　甘草 6g　泽泻 10g　木通 6g　茵陈 15g　柴胡 6g　土茯苓 30g

外洗：黄柏 15g　蛇床子 15g　寻骨风 15g　野菊花 15g　土茯苓 30g　明矾 15g

外搽：冰片 15g、蛤粉 30g、雄黄 6g、青黛 6g，加香油调搽。

二诊：1975 年 9 月 3 日。

经以上治疗后，外阴肿痛、破溃、流水明显好转，但仍痒，余症同前，苔薄白，脉细。

内服：生地 30g　木通 6g　茵陈 15g　柴胡 6g　土茯苓 30g　蛇床子 10g　车前子 15g　赤芍 10g　牡丹皮 10g　泽兰 10g　苦参 12g

外洗：黄柏 15g　野菊花 15g　白鲜皮 15g　地肤子 15g　寻骨风 15g　狼毒 12g　生明矾 15g

外搽：同前。

三诊：1975 年 9 月 12 日。

月经于 9 月 7 日来潮，量中等，色黯红。经期停用内服药，仍用外洗方，9 月 11 日月经干净，继服上内服方。

四诊：1975 年 9 月 20 日。

外阴痒消失，已无红肿、疼痛感，白带不多，头晕耳鸣、口干喜饮等症基本消失。检查外阴正常，出院。

按：足厥阴肝经，循少腹绕阴器，肝经湿热循经下注，熏灼阴器，故外阴瘙痒、肿痛、破溃，虽非重笃，但奇痒难忍，热盛则口干便结，湿盛则溃面渗液。虽阴痒属湿热所致，而湿热之所以内蕴与本身虚弱亦有关系，《女科经纶》曰："妇女有阴痒生虫之证也，厥阴属风木之脏，木朽则生虫，肝经血少，津液枯竭。致气血不能荣运，则壅郁生湿，湿生热，热生虫"。又肾主前后二阴，开窍于耳，生髓充脑，其府在腰，故患者有头昏、耳鸣、腰酸痛、手足心热等肝肾不足之象。然当此之时，患者以肝经湿热为急，首当祛邪，对症以龙胆泻肝汤化裁。龙胆泻肝汤以龙胆草为君药，虽《药品化义》记载龙胆草"专泻肝胆之火……凡属肝经热邪为患，用之神妙"，但毕竟过于苦寒，《中国药学大词典》谓其味苦如胆，故名，并引黄宫绣《本草求真》论龙胆草曰其"大苦大寒，性禀纯阴"。该患者，舌淡红、脉弦细，兼见肝肾不足之证，故易龙胆草为茵陈。茵陈苦平，微寒，为清利湿热之要药,《医学衷中参西录》记载茵陈“善清肝胆之热,兼理肝胆之郁”,其妙用之处在此,既足以驱邪,又无太过之弊;并重用生地配牡丹皮、赤芍,生地养血,赤芍、牡丹皮泻血分之火,以达到养血清热、消肿止痒之目的;再加车前子、木通、泽泻配合茵陈清利湿热;并重用土茯苓解毒,柴胡疏肝。共奏清热利湿、杀虫止痒之功,同时配合外洗、外搽之药以燥湿解毒,增强疗效。

例之二

贺某某,女,41岁,初诊:1971年9月8日。

外阴瘙痒2年余,近5天来阴痒加重,伴外阴疼痛、溃烂渗液、带下量多,行动不便。头痛,怕冷,手心自觉作热,苔薄黄,脉缓。查白带:真菌(+)。

此属肝郁脾虚,湿热下注。治拟清利肝经湿热,佐以健脾燥湿。

内服方:柴胡6g 炒栀子10g 赤芍12g 土茯苓15g 车前草15g 连翘10g 忍冬藤30g 白术10g 薏苡仁24g 泽泻10g 苦参12g

外洗方:蛇床子15g 苦参30g 忍冬藤30g 雄黄10g 明矾10g 地肤子15g 仙灵脾15g 野菊花30g

复诊:1971年9月15日。

外阴痒、糜烂已愈,查真菌(-)。

按:患者大小阴唇内面潮红、糜烂、渗液,行动疼痛不便,检查真菌(+),此属中医学“阴蚀”之证,又名“阴疮”等,为阴痒重症。此乃隐病,不是开明妇女,诚未敢实告医者,致此迁延日久所致。阴痒一证多属肝经湿热下注所致,但黄老抓住阴痒兼见渗液、白带多、脉缓的特点,从肝脾论治,认为本病起因乃肝郁脾虚,肝郁化火而乘脾土,致脾虚湿聚,湿热熏蒸,损及任带。湿热之邪，一则循肝经下迫阴器，湿热生虫，虫蚀阴中，故症见外阴溃烂，痛如火燎，奇痒难忍；一则上扰心膈，故心烦、尿黄、小溲赤痛、白带多；脉缓乃脾虚湿聚，带脉失约。故治疗以清肝泻火，解毒杀虫为主，佐以健脾利湿之品。方中柴胡解肝郁，炒栀子清三焦之火除心烦，赤芍清热凉血消肿，车前子、泽泻清利湿热，土茯苓、苦参、忍冬藤清热解毒、杀虫止痒，连翘泻心火止小便赤痛，并用白术、薏苡仁健脾益胃；并加外洗作用局部，清洁患处，防其重复感染。辨证准确，3剂辄效，痊愈出院。

例之三

韩某某，女，40岁，初诊：1974年8月5日。

因外阴炎症，用中药制霉洗剂熏洗后，发生过敏性皮炎，致外阴红、肿、痒、痛，伴溲黄、便结，月经超前，口干，苔薄黄，脉细数。

妇检：臀部及外阴红肿，右侧大阴唇少许糜烂，白带多，阴道正常。

证属血分热毒炽盛。治拟凉血清热解毒。

生地 24g　玄参 15g　牡丹皮 10g　赤芍 10g　金银花 15g　连翘 10g　桑叶 10g　芦根 30g　甘草 6g　车前草 12g　天花粉 18g

服上方4剂，皮炎消退，瘙痒已愈，继服上方3剂以巩固疗效。

按：此由药物过敏而致外阴皮炎，中医施治之要，贵乎辨证用药。患者外阴红、肿、痒、痛，乃血分热毒炽盛，热甚则便结、溲黄、口干、苔黄、脉数，月经提前。治宜清热凉血解毒。方中重用生地配牡丹皮、赤芍清热凉血，金银花、连翘、玄参清热解毒，芦根、车前草清热利湿，生甘草泻热和中，其中甘草梢止阴中之痛。

方中妙在用桑叶、天花粉二味，过敏性外阴皮炎一般用荆芥，这里不用荆芥而用桑叶，因荆芥辛温，此乃热毒炽盛之候，而桑叶苦甘寒，《中国医学大辞典》引张山雷曰："桑叶为平肝之药"，又说其能降泻肝胆之郁火，所以桑叶虽为清风热之药，但入肝经，泻肝热，而足厥阴肝经绕阴器，清肝热即可治阴痒；黄老认为桑叶入肾经，过去妇女用桑叶洗头，可乌发，发乃血之余，由肾所主，从这里可以体会到桑叶入肾经，补肝肾，所以用桑叶一味可达到扶正祛邪的目的；天花粉苦寒，《日华子诸家本草》论天花粉曰："治狂热时疾……"天花粉虽为清热生津之常用药，但用在此处取其治狂热时疾、苦寒泻火解毒之作用。可见其用药精审，对证准确，配伍得宜，始能效如桴鼓。

阴痒治疗小结

以上阴痒医案三则，例一阴痒，由湿热所致，热重于湿。例二为阴蚀之证，属阴痒重症，乃现代医学的念珠菌阴道炎，虽由湿热生虫所致，但偏于脾虚湿盛。例三为过敏性阴道炎，以血分热毒为主，故治疗上清解血分热毒。同一阴痒，辨证不同，治疗上亦因之而异。阴痒乃女子隐病，女子阴柔之体，阴户乃潮湿之地，故黄老对阴痒有溃烂者，除用内服方外，往往配合外洗、外搽方，以燥湿杀虫，清洁干燥局部，增强治疗效果。

热入血室1例

胡某某，女，30岁，初诊：1976年3月4日。

1976年2月28日在我科自产一男婴，生产顺利，产后出血不多，会阴内缝数针。住院期间经过良好，于3月1日下午出院。3日下午突然感头痛、畏寒，半夜开始发烧，到4日下午恶寒、高热，T40℃、头痛，但无鼻塞、喉痛，亦无尿频、尿急症状，即来我院门诊，门诊以“产后感染”收入住院。

妇检：腹软，宫底脐下一指，无明显压痛；外阴不肿，恶露中等，稍有臭气；会阴伤口处压痛（+）。

化验：外周血白细胞 $10.8\times10^9/L$，中性粒细胞76%。

入院后先静脉滴注青、链霉素治疗。3月6日患者仍发烧，头痛，但无咳嗽、鼻塞、流涕；恶露稍臭，量不多时夹有血块，小腹无压痛，小便黄，大便调；舌淡黄稍厚，脉细数带浮。继续抗感染，并加氢化可的松100mg，同时服清热解毒、凉血消瘀中药。

金银花12g　连翘10g　蒲公英15g　牡丹皮10g　赤芍10g　益母草12g　当归10g　炒荆芥6g　败酱草30g　薏苡仁20g

经以上治疗后，3月7日患者仍恶寒发烧，两太阳穴痛，但无口苦咽干，仅感口中乏味，舌苔黄稍厚，脉弦数。黄老看病人，停输液及抗生素，认为此乃产后血虚，热入血室，治宜达表和里，清热补虚。

柴胡12g　炒荆芥6g　甘草4g　生姜2片　大枣4枚　赤芍10g　党参10g　急煎一剂

3月12日患者体温已正常3天，恶露已干净，舌苔薄黄，脉缓和，一般情况好，出院。

按：患者产后气血大伤，血海空虚，外邪乘虚而入，与正气相争，搏于血室，正邪交争故恶寒发热，此为血结未深，病势出入未定，正气尚能抗邪，有驱邪外出之机。血室乃肝经所主，血室之邪循经上犯，故两太阳穴痛。患者虽恶露少，时夹血块，但毕竟恶露未断，亦可见血结未深。虽无口苦咽干，经曰：“伤寒中风，有柴胡证，但见一证便是，不必悉具”，故用小柴胡汤和解寒热，使血室之邪外出。方中以柴胡为君，重用四钱，其性味苦平，为少阳主药,轻清升散,宣通内外,能举内陷之邪,升阳达表,使邪从少阳枢转外出;此例不用黄芩,因其无口苦咽干,不用法半夏,因无喜呕;用党参、甘草补中益气,治产后之虚;再加赤芍、炒荆芥清热解毒以治其恶露臭秽;生姜、大枣调和营卫。全方共奏清热解表,和里补虚的作用。仿小柴胡汤方义,而不拘泥于原方,黄老处方往往如此。患者产后高热,恶露臭秽,会阴伤口压痛,一般医者以产后感染论治,虽用清热解毒之中药及抗生素治疗,仍效果不显,而黄老抓住少阳枢机,从肝胆着手,透达血室邪热,一击而中。

热入血室伤阴1例

张某某,女,18岁,初诊日期:1984年5月7日。

平时月经不规则,淋漓难尽,几乎没有干净的时候,周期性量增多,方知月经来潮。这次月经来潮第2天,突然发烧,今天已是发烧第5天,体温均在38.5℃左右。不恶风,无鼻塞流涕,仅感头痛,以两太阳穴为甚,口苦,全身肌肉痛,胸胁痛,精神差,月经量少,色黯黑夹有血渣,四肢发冷,大便溏,小便黄,无汗,咽不红,睡眠饮食尚可。几天来服感冒冲剂及中药清热解表之剂,后又疑是病毒感冒,服病毒宁等均无效。舌质黯红,苔白腻,脉弦细。

此非表证,病在血分,热入血室。治宜和解少阳。

柴胡12g　荆芥炭6g　黄芩10g　生姜2片　大枣5枚　党参12g　甘草6g　赤芍10g

二诊:1984年5月9日。

第1天服上药1剂,第2天患者治病心切,连服2剂。服上药3剂后,患者体温下降不明显,仍头痛,口苦,身痛,胸胁痛,大便稀，日两次，小便黄，舌黯红有瘀斑，苔虽白微腻但较前稍退，脉细数。

病仍在少阳，但阴液已伤。治宜滋阴和解。

白薇 10g　玉竹 12g　甘草 6g　青蒿 10g　赤芍 10g　荷叶一小张　晚蚕砂 10g　生牡蛎 20g　连翘 10g

三诊：1984 年 5 月 11 日。

服上方 2 剂体温降至正常，平均 2 小时下降 0.1℃，昨天体温 37.3℃，今晨体温 36.5℃。阴道出血转红，口苦、头昏、身痛诸症减轻，大小便正常，舌偏红，苔薄，脉细。

按：患者素来月经紊乱，淋漓难尽，必重伤精血。经期发热，无恶风、鼻塞、咳嗽等表证可言，欲从汗解，解表之药辛而发散，伤津损液，重虚其虚。经行之时，血室正开，血室乃肝经所主，肝属风木，主藏血而司血海，经期精血外泄，肝血骤虚，外邪乘虚而入与正气相争，搏于血室。虽无腹痛、经断，但经量少，色黯呈渣状，且伴口苦、两太阳穴痛、胸胁痛，可见热入血室，但血结不深，病在少阳。治热入血室一证，虽有血结，不宜一味活血攻破，恐伤正气；虽有外邪，不宜辛散解表，恐发散而伤阴液；只宜和解，当务之急在于透邪外出。用小柴胡汤和解少阳，加荆芥炭引血归经、其月经淋漓不尽，赤芍清热活血直入血分，可谓方证吻合，缘何不效？谁知患者治病心切，一日二剂，过服柴胡，柴胡轻用疏肝，重用退热，过服必有耗阴之弊，本已阴血大伤，现又过用柴胡，何能托邪外出？患者身痛乃因外失卫气之充养，内乏荣血之灌溉，血气不足使然，仍口苦、胸胁痛、两太阳穴痛，可见病仍在少阳，必变其法而治之。非补阴液，不足培补耗损、托邪外出，必滋阴之中行和解之法。今去柴胡改用青蒿亦入少阳之经，舒肝气透少阳之邪外出，适宜于血虚有热之人，而无劫阴升肝阳之弊；玉竹味甘多汁，柔润之品养阴生津清热，白薇凉降，入肝经清血热退烧，又能利小便，玉竹、白薇乃治阴虚外感之加减葳蕤汤的主药，意在滋阴与透邪并举；赤芍活血直入血分，治血结、经行不畅；荷叶气味清香，清热止泻；晚蚕砂本为燥湿去风之品，黄老在辨证用药的基础上配合用于治全身肌肉痛，其效甚捷；生牡蛎除胸胁满痛；连翘清热治咽痛，又能利小便。服药后每2小时体温下降0.1℃，第2天体温降至正常，阴道出血转红，余症消失。

热入血室治疗小结

从以上两例热入血室的治疗，可更加深刻的体会到中医学理论的独到之处。现代医学认为，外感与月经来潮、与产后，仅是时间上的偶合，并未细玩其内在联系，在治疗上亦采取一般治外感的方法，往往导致大汗后阴液亏损。中医学则将这两者有机结合起来，认为此时机体的内在变化不同于一般外感，其治疗方法亦与一般外感不同。不用汗法而用和解表里之法，这样既能驱解表邪，又能保存阴液，不致使腠理过开也。

梅核气1例

刘某某，女，38岁，初诊：1983年11月15日。

近半年来因工作不顺，情志不舒，感咽中不适如有物梗阻，吞之不下，吐之不出。近一月来前症有所加重，伴呃逆、恶心、胸脘作胀，吞食时食道有不顺利感，打呃则舒。月经周期每提前7~8天，量多，色红，经行10余天干净。白带量多，时黄时白，无异常气味。平素性躁，口干口苦，头昏耳鸣，心慌，入睡多梦，腰酸。追问胎产史，孕6胎，大生2胎，人流4胎。舌质偏红，苔薄，脉细。

此乃气郁痰阻。治宜下气化痰。

苏梗 9g　竹茹 10g　橘红 9g　山药 15g　白芍 15g　黄芩 10g　厚朴 9g　茯苓 12g　芦根 30g　姜半夏 10g

二诊:1983 年 12 月 20 日。

服药后胸部、胃脘部胀闷感明显好转,咽部梗阻感较前减轻,但呃逆仍存在,恶心欲呕未消失。余症较前有所减轻。舌质偏红,苔薄,脉细。

继服上方加柿蒂 6g、枇杷叶 10g。

服上方 8 剂患者咽部梗阻感消失。

按:咽为胆使,又为胃之门户,其体清虚,不容一毫浊物。今贴贴然如物阻,吞之不下,吐之不出,呃逆则舒,似有形又似无形,何以致此?《古今医鉴》曰:"梅核气者,窒碍于咽喉之间,咯不出,咽不下,如梅核之状似也。始因喜怒太过,积热酝酿乃成痰涎郁结致斯疾耳。"患者因工作不顺,情绪不畅,必肝郁不舒,郁久化火,火性炎上,症见头昏、耳鸣、性躁、口干苦;肝旺乘脾,脾失健运聚湿生痰,痰阻中脘则脘胀、恶心欲呕,气郁痰阻则咽中如物梗阻;又肝郁疏泄失常,脾虚统摄无权,加之热迫血行故月经先期、经期延长。《金匮要略》曰:"妇人咽中如有炙脔,半夏厚朴汤主之,"炙脔者,徐忠可解释曰:"譬如干肉也"。方中半夏降逆化痰,味辛气平体滑性燥,辛能开结,平能降逆,能开能降又能以燥胜湿,涤痰除垢;配厚朴散结,苦温下气,气味厚而主降,其温专于散,其苦专于泄。病之起由,气郁是因,痰聚是果,化痰非半夏不足为治,调气机非厚朴力不能及。再加生姜、茯苓宣至高之滞,而下其湿;苏叶辛温,气香最善开上焦郁结,以上乃半夏厚朴汤之原方。因肝郁化火,故用白芍柔肝,黄芩清肝热,竹茹清胆止呕;肝病及脾,则用山药健脾。二诊时又加柿蒂、枇杷叶加强其止呕吐呃逆之力。柿蒂味苦气平性涩,清·黄宫绣《本草求真》论柿蒂时曰:"虽与丁香同为止呃之味，然一辛热，而一苦平，合用深得寒热兼济之妙，然有热无寒则柿蒂在所必需，不得泥以兼济之必杂以丁香”，此患者口干苦，心烦，性躁，故去丁香而加枇杷叶润燥止呕，又嘱患者移情易性。黄老用药构思灵巧，不重攻补，而在平调。辛以理气而不耗气，温以化痰而不燥，滋阴又不腻滞气机，佐以苦寒清热。病在上焦非轻不举，全方用药清润，既抓住气郁痰阻的重点，又照顾病变脏腑，辛开苦降，寒温燥润并投，有形之滞随之而化，正是药有个性之特长，方有合群之妙用。

阴痛1例

李某某，女，53岁，初诊：1983年8月25日。

近几年来经常感阴道疼痛，最近一年逐步加重，疼痛呈阵发性，以胀痛为主。有时一天发几次，痛甚时不能行走，待阴道流出黄水后疼痛逐步缓解，流出物有气味。二便正常，无腰酸，白带少但并不感阴道干涩，口干口苦。自述起病于家庭不和，近来情绪不好，易怒多叹息。孕5产3，现已绝经半年。妇科检查：未发现异常。舌质红，左边苔厚腻，右边少苔，脉弦。

此肝经湿热。治宜疏肝养血，清利湿热。

柴胡6g　白薇10g　白芍15g　甘草6g　当归10g　薏苡仁20g　茯苓15g　生地榆15g　赤芍12g　黄柏12g

二诊：1983年9月9日。

服药后阴道疼痛减轻，发作时间减少，持续时间缩短，余症均有所减轻，但仍觉口苦，舌红，苔薄，脉弦。

继服上方加黄芩10g。

三诊:1983 年 9 月 23 日。

口苦减轻,近来阴痛未作,劳累后前阴有坠胀感,舌红,苔薄,脉弦。

按:妇人阴中作痛,称为阴痛。其病多责之于肝,足厥阴肝经循少腹绕阴器,阴户为肝经之分野,厥阴为患,其症最急,少腹绕前阴如刺。患者劳怒触动情志,肝郁不畅则情郁叹息,郁久化火则善怒口苦。其痛伴阴道流水臭秽难闻,乃肝经湿热使然。湿热从何而来?年迈之人阴精已惫,五液化成败浊阻窍不通,欲下则痛,得泄则减,即通则不痛,痛随利解。故治宜疏肝养血,清利下焦湿热。方中以柴胡疏肝,助以白薇疏肝清热而不伤阴;黄芩清肝火治其口苦;当归、白芍养肝血,则刚劲之质得以柔和之体,遂其条达畅茂之性;白芍配甘草又可酸甘化阴,缓急止痛;此疏肝以养血为重,疏在其中。茯苓健脾利湿,薏苡仁利湿清热解毒;地榆、黄柏泻火解毒,直达下焦。妙在佐治络一法,盖久痛入络,用赤芍一味凉血活血通瘀。以上清热利湿通窍,湿热得清,阴窍得通,则痛自止。

梦交 1 例

熊某某,女,32 岁,初诊 1984 年 11 月 15 日。

近 3 个月来屡发梦交,伴上半身烘热、汗多、口干心烦、咽痛等。自 1982 年 10 月结婚以来,分别于 1983 年 3 月、11 月,分别孕 30 余天、40 余天时自然流产。今年 9 月份停经 3 月余,阴道先有少许咖啡色分泌物,后出血超过月经量,即行刮宫术。术中出血偏多,此后便出现入睡多梦,甚则梦交,少则一周一次,多则一周 2 ~3 次,每次梦交后,头昏、腰痛特别明显。近来脱发多,小便黄,大便干。刮宫术后,10 月 7 日月经来潮,经量中等,无不适。自结婚后,因无子家庭不和,心中不快。舌略红,苔薄欠润,脉细。

此属肝肾不足,心火偏旺。治宜滋肾养肝,交通心肾。

熟地 20g　山药 15g　枸杞子 12g　白芍 15g　川断 12g　牡丹皮 10g　百合 24g　龟甲胶 15g　麦冬 15g　五味子 4.5g　莲子心 4.5g　丹参 12g

二诊:1984 年 12 月 27 日。

服上方 20 余剂,梦交仅出现一次。末次月经 11 月 22 日来潮,量少,用纸大半刀,口不干,睡眠好,但仍感心烦。舌淡红,苔薄,脉细。

上方去龟甲胶加龟甲 15g。

以后数月再未出现梦交,月经亦正常。嘱患者过一年后再孕,继服药调理善后。

按:女子入睡后梦中与男子交合称为梦交。患者结婚 3 年,屡孕屡堕,自今年 9 月份流产清宫术后,即出现梦交,伴心烦、上半身汗出、口干咽痛、头昏、脱发、腰痛等症。堕胎刮宫,必损冲任,又加梦交频频,耗伤精血;婚后无子,家庭不和,心中诸事烦扰,心阴必耗,心阳独旺,神伤散越,难以敛聚;此乃精败于下,神伤于上,《金匮要略心典》云:“劳伤心气,火浮不敛,则为心肾不交,阳浮于上,精孤于下……精虚心相内浮,扰精而出,则成梦交者是也。”梦交一证虽由脏虚所致,结合本患者尤重在心肾。古人有坎上离下为既济,坎为肾而在上者,此言肾当上济以镇心也;离为心而在下者,此言心当下济以暖肾也。精之藏制虽在肾,而精之主宰则在心,肾虚则腰痛、头昏、脱发、咽痛,心火旺则心烦、多梦、上半身汗出,心肾不交则梦交频频。症由心血肾精俱虚,以致阴不敛阳,阳不固阴,神不守舍所致。治宜以心肾为主,兼治五脏。方中重用熟地配枸杞子厚味滋养肾精，黄老认为治此等之症，养得一份精气，便减得一份病象；莲子心既能清心火，又不似黄连苦寒伐心气；五味子顾名思义五味俱全，而以酸味为主，味酸收降浮越之阳以敛心神；麦冬养心阴，配龟甲胶沉潜之品以制亢阳；山药养脾胃之阴；白芍养肝血柔肝藏魂；百合养肺润燥，又能清心安神定志；配川断治肾虚腰痛。观全方之意，厚味养精，介类潜阳，融泻火、养阴、固涩于一方。重在滋真阴之不足，潜浮阳之有余，即“壮水之主，以制阳光”之义。

黄绳武

查房、临诊病案分析

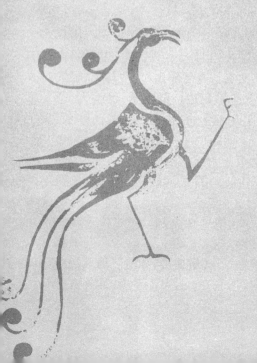

经行头痛1例

张某某，女，39岁，初诊日期：1984年3月。

患者接触化学药品时间长，经常头痛，以前劳累即发，后感觉与月经有关；痛在两侧太阳穴、前额；伴月经量多，平时白带多、面浮肢肿，经行胃痛，有饥饿感，食后呕吐，口干不喜饮，尿多，小便黄，大便干，心悸，烦躁，眼花，睡眠差，牙龈出血，平时怕冷；舌红，少苔，脉细数。有贫血病史，有中耳炎病史，经常发作。

分析：该病例特点是长期接触化学药品，查血液有毒性颗粒，从舌、脉看阴伤较重，但以职业病为主。有牙龈出血，温药要慎用。头痛不仅与月经有关，平时亦痛，月经期更明显，血不足，肝血不藏，肝阳偏旺，肝火上炎；口干，眼花，乃肝阳随胆火上炎。中耳炎化脓，不能从湿热看。总地看，不是肾炎（查小便正常），为什么肿？这里要补精血，平肝补肾，龙胆泻肝汤是大忌。用扁鹊三豆衣（绿豆衣、红豆衣、穞豆衣）很好，水液代谢，主要是血不足，血中有毒，当用三豆衣解血毒。有牙龈出血、中耳炎、眼发花，吃巴戟天不合适，从舌脉看亦不合适。菟丝子、巴戟天、柴胡、香附都不适用。要解毒应守方，专利水不解决问题。

重整方：

熟地20g　阿胶15g　女贞子15g　白芍15g　丹参15g　乌梅6枚　桑叶10g　枸杞子15g　黑豆30g　麦冬15g　茯苓15g　山药12g

另用三豆衣（绿豆衣、红豆衣、穞豆衣各30g）煮水代茶饮。

方中：乌梅，肝苦急，急食酸以收之；又有齿衄，大队药养精血，补精滋水涵木；黑豆滋肾解毒；丹参解血毒，如清热地黄汤中就有丹参；女贞子滋肝肾，明目，治眼花，滋补而不滞，另外有升血的作用；阿胶养血，熟地、阿胶、枸杞子滋肾精；舌红，用麦冬清心火；桑叶滋肾治头痛；白细胞减少不用生牡蛎；不用黄芪，是因头痛，况且中耳炎时也不宜用；不用钩藤熄风，因用在这里太过，用点儿桑叶轻清就够了，重在养精血。

闭经 4 例

例之一（席汉综合征）

陈某某，女，34 岁。

患者因患"席汉综合征"5 年，收入内科用激素治疗。曾请妇科会诊，因疗效不明显，今请黄老会诊。患者现在症：闭经，头痛，后项至眉棱骨胀痛如裂，呈游走性，双眼痛，像要脱出来的感觉；口干喜热饮，大便溏，小便清长，血压偏低，腰胀，头痛，汗出头痛缓解；头部有外伤病史。舌质淡，苔薄白，脉沉缓。

原内科用方：

延胡索 10g　白术 10g　小茴香 6g　丹参 15g　茯苓 15g　青皮 10g　川芎 10g　肉桂 10g　白芍 15g　太子参 15g　葛根 10g　钩藤 10g　蔓荆子 10g　枳壳 10g

妇科医生会诊修改原方：

上方去小茴香、青皮、蔓荆子、枳壳，加地龙、益母草、黄芪、甘草。

今请黄老会诊。

分析：阴虚阳亢与阴损及阳不同，用药不宜过于辛窜，也不宜过于滋腻。病人血虚是肯定的，产后大出血，后又无乳，是阴损及阳，病在肝、肾。眼痛如脱，头痛连及后项，用葛根是否合适？葛根多用于实证。为什么头痛从后项开始，是由于任督俱损，内科看是虚损，妇科看是肾阴阳俱虚；闭经，大便溏，口味也不好，头痛夜间甚，是病在阴分，所以葛根用得是否恰当，值得考虑。患者血压偏低，丹参、益母草、地龙都有降压作用，好在佐了黄芪、甘草。西药可继续用激素；中药养精血、平肝祛风，可用龟甲补任脉，鹿角霜补督脉，石决明平肝熄风，不用龟甲胶、鹿甲胶，因其太滋腻。肾虚，白带清稀，属精液外泄，故用补骨脂。

重整方如下：

龟甲 30g　鹿角霜 15g　石决明 30g　钩藤 10g　枸杞子 15g　当归 15g　白芍 12g　白术 15g　甘草 6g　熟地 20g　山萸肉 15g　补骨脂 10g　香附 12g

例之二

张某某，女，32 岁，入院日期：1985 年 10 月。

患者闭经 5 个月，伴两侧少腹疼痛 2 月余。患者自述：自 1984 年 8 月行人工流产术后（术后阴道出血不干净，复行清宫术），10 月 8 日来月经，量多，用纸八刀，3 天干净；随后月经先后无定期，量极少，每次用纸一刀；最后一次月经 1985 年 5 月 30 日，至今已 5 个月未来潮。7 月 25 日曾因急性下腹痛在市三医院就诊，以“宫外孕待排”收入住院，住院 10 天，出院诊断为盆腔炎。后经常两侧少腹疼痛，入院后经用中药治疗，末次月经 11 月 21 日来潮，量尚可。12 月 5 日请黄老会诊。现患者晨起心慌，胸闷，额头、鼻尖、手心汗出，大便不通，呕吐，心烦易怒，白带量多，色黄有气味，有时下腹痛，矢气则舒，食量偏大，苔薄黄，脉细无力。

分析：从舌脉看，脉细而不大，又不数，舌质红；从症状看，晨起口苦、心慌、汗出、腹痛、大便不通、烦躁易怒，饮食较一般人多，小便频数，色黄。脉症合参，有些不相符合，从脉看是气虚，从症状看是阳旺。患者手心、额头、鼻尖出汗是少阴与阳明有病，手心为少阴所过，额、鼻乃阳明经所至，心主血脉，精血同源，心有病则手心汗出；心与小肠相表里，心有病，小便频数，但是否是心气虚呢？从脉看可以肯定，但从整体看又不像，所以要舍脉从症。虽汗出是阳明过旺所致，故同时有消谷善饥、腑气不通、恶心呕吐等。阳明乃多气多血之腑，消谷善饥、额头出汗，乃胃强而脾不弱，而并非阳明过旺，为什么呢？因阳明太过，用大黄则可通之，现用大黄而腑气反而不通。为什么诸症易在早晨出现呢？凌晨乃厥阴肝经阴尽阳升之时，厥阴经行胞络，手厥阴与心有关，故晨起心慌，烦躁易怒是足厥阴有病。

总之病情较为复杂，是虚实夹杂之证，心、肝、胃、肾俱病，阳明实而少阴厥阴偏虚。

原方：

党参 15g　白术 10g　黄芪 15g　升麻 10g　柴胡 6g　当归 15g　甘草 6g　枳壳 10g　肉苁蓉 10g　麦冬 15g　五味子 4.5g　柏子仁 10g　琥珀末 3g　大黄 10g(后下)

从原方来看因烦躁易怒，不宜用升麻、柴胡以升肝气；呕吐是腑气不通上逆所致，阳明以下降为顺，故也不宜用黄芪、党参；治疗宜平调，不宜用过于重浊之味。

重整方：

太子参 15g　柏子仁 12g　麦冬 15g　五味子 4.5g　黄连 3g　丹参 15g　白芍 12g　冬瓜仁 15g　莲子心 6g　竹茹 12g

为什么这样用药，是为了照顾整体。前四味可治心慌，黄连清心火，又清胃热，因为阳偏旺故不用白术，本病在急性期可用竹叶石膏汤，月经量少，大便不通，应泻肝火，用竹茹、丹参；白芍治腹痛而柔肝；莲子心泻心火，治带下；冬瓜仁解毒，兼通腑气；暂不用补肾药，恐用药太杂，故先消除这些症状，把炎症消了，待有效后，再考虑调整肾的问题，此为分段缓急之法。

例之三

明某某，女，31 岁，入院日期：1984 年 6 月 27 日。

闭经 4 月余。

患者既往月经正常，自1981年5月、9月相继流产2胎，并行清宫术后，月经闭而不行。于1982年2月作诊刮，诊断为"子宫内膜炎"，以后每次需用黄体酮才来月经，且经量逐步减少，色黯红。曾先后用人工周期治疗，1984年3月在我院门诊，用中药与黄体酮治疗，月经未来潮。闭经时每月出现周期性小腹坠胀疼痛，腰胀痛，伴带下多，平时头昏心慌，神疲乏力，嗜睡多梦，纳差，口干不欲饮，手足心热，大便干结，性欲减退，舌淡，苔薄白，脉细软。妇检：子宫偏小。

原用方：

熟地12g　山药20g　山萸肉15g　茯神15g　太子参15g　菟丝子15g　枸杞子15g　白芍15g　巴戟10g　仙灵脾10g　麦冬10g　木香6g

分析：此病不容易治好，患者流产大出血后，又未输血，是否是席汉综合征？扪之皮肤热，手背热度大于手心，额部热度大于脸部，看苗窍，舌质淡，属脾肾两伤，气血两虚。肾气肾阴大伤，冲任受损，脾亦伤，脾为气血生化之源，因脾虚，故饥而不食，生化之源不足，故血无以化生，肾精受损，冲任损伤，刮了几次宫，肾气大伤。发热烦躁是假象，是阴不敛阳，精血不足，阳不能归位所致，若果真是肾阴虚火旺发热，则应口干喜饮；皮肤痒是血虚之象。因而治疗上，光滋肾不行，要扶脾补肾，气血两补。建议在上方基础上加龟甲胶、鹿角胶、紫河车等血肉有情之品，仿育宫片，用温润添精法。不宜用凉药，亦不宜用热药。此病非一二月之功，恢复较困难，另加服育宫片，吃新鲜胎盘，中药宜守方，要坚持服用。

重整方如下：

酒洗当归20g　熟地20g　黄芪15g　枸杞子15g　菟丝子15g　鹿角胶15g　龟甲胶15g　香附12g　鸡血藤15g　白术15g　茯苓12g　紫河车30g　川椒4.5g　丹参15g

例之四

张某,女,27岁,入院日期:1983年5月。

月经逾期4个月未潮。

自12岁初潮,月经周期即不规则,或2~3个月,或7~8个月,甚至10个月一潮,且时淋漓日久不干净。曾用活血破瘀中药、西药人工周期等治疗,效果不佳;若用黄体酮来潮,每次月经量多,夹血块,势如崩,常需麦角、$VitK_1$、止血敏等止血。末次月经1982年12月6日,现月经过期4个月余未至,感乏力、耳鸣、腰痛,怕冷,咽干不欲饮,口淡乏味;大便干,小便清长,白带清稀,性欲减退,频打呃,经前乳胀,情志抑郁,舌质淡黯,苔白,脉沉细缓。妇检:未发现明显异常。

原用方:

太子参12g　白术10g　苍术10g　车前草12g　白芍15g　仙茅15g　仙灵脾10g　香附12g　菟丝子12g　益母草15g　制附片6g　肉桂10g

分析:闭经有虚实两端。患者面色无华,怕冷,苔白,舌质淡黯而不是正红;左脉弱,右寸、尺大;三阳经脉循喉,右手属阳,每餐能吃三两,说明胃能受谷。二阳之病发于心、脾及胃,冲脉隶于阳明,属肝。喉干,口不干,说明阴液不能上承。肾经夹舌本散舌下,要么是先天不足,要么是后天失养,总的是肝肾不足。患者白带多,带下清稀,无气味,腰痛,怕冷,病不在脾,而在肾,治要补肾,不要用完带汤来治疗。以治肾为主是正确的,调肝在这里是次要的,不需要用太多的理气药,因此病例主要是本不足,治疗应从治本着手,兼调肝、疏肝气。理气药多香燥,香燥药多伤精血。这里是肝肾不足,重点在肾,但前面为什么治肾无效?小便清长、大便干结是阴阳两虚证,用右归饮不错,但用药组方要考虑周全,要阴阳双补,水中补火。壮火伐气,少火生气,阳虚要顾及到阴。方中附子、肉桂、仙茅、仙灵脾均为壮阳药,患者本已口干,而这里又温阳太过，应改用熟地、枸杞子、菟丝子、山药、当归、巴戟天、续断、肉苁蓉、香附。要守方，周期性用点牛膝、益母草等引导药即可；如月经量多，可去当归加旱莲草、制首乌，本当用白芍，但白芍敛阴，闭经不宜用。

重整方如下：

熟地20g　枸杞子12g　菟丝子12g　巴戟天10g　肉苁蓉10g　山药15g　当归5g　续断10g　制香附10g　川牛膝10g　赤芍12g

月经过多4例

例之一

张某某，女，36岁，入院日期：1985年12月18日。

患者自1979年人工流产术后，阴道出血不止，后用抗感染、止血药治疗后好转。以后周期提前，经期延长，月经量多。12岁月经来朝，周期15~25天，经期7~10天，经色红，有血块；经前头痛，全身作胀，心悸，五心烦热，胸闷，气短，经行腰酸，腹痛，块下痛减，全身浮肿；平时白带多，色白，无气味。小便时黄，大便不成形。舌红，苔薄黄，脉细数。末次月经12月15日来潮，前几天因感冒咳嗽，诊断肺部感染，服的中药是板蓝根15g、牛蒡子6g、茯苓10g、连翘10g、杏仁10g、苏叶10g、防风10g、荆芥10g，后月经来潮，月经量多，经行3天，用纸5刀，口干口苦，口中有血腥味，以“月经过多”收入妇科住院。妇科根据病人月经量多，经行腰酸，小腹坠痛，全身浮肿，心慌，气短，五心烦热，纳呆，便溏，口干不欲饮，口中有血腥味，改方为：

炙黄芪30g　党参12g　土炒白术20g　陈皮10g　升麻10g　柴胡6g　生苡仁20g　鹿角霜15g　炙甘草6g

山药 15g　莲子肉 10g　枸杞子 15g　旱莲草 15g　丹参 15g

分析：人工流产后引起月经量多，下腹坠胀，带下量多，为冲任损伤，带脉下陷，病在肝、脾、肾，气血俱损。血伤则口干不欲饮，气伤则不能摄血，故月经量多，下腹坠胀，脾伤则带脉下陷。经前头胀甚，如经前头痛，吃黄芪、党参、升麻、柴胡就会头痛更甚，因头痛多是肝阳旺，而现在患者不是头痛，而是头胀。风寒咳嗽认为是肺部炎症，治以清热解毒，用板蓝根、牛蒡子、连翘，太寒凉了，好在用了苏叶、荆芥、防风等辛温药，把辛凉药盖住了。肺为水之上源，肺主治节，全身肿，白带多，大便溏，患者本已精血亏损，不能用药过猛，治上焦如羽，用药要清灵，以降为顺。肺喜润恶燥，但又不宜过润，以免聚湿生痰。妇科所用的方子比较好。补中益气汤本来也是用炙黄芪、炙甘草，但这个病人长期大便溏，炙是用蜜炙，用了大便会更稀；张锡纯主张一切药用生的，不主张制；当然清气下陷亦便溏，还有肿胀，生黄芪固表而能行水，经方防己黄芪汤是用生黄芪；甘草亦用生甘草，她口中有血腥味，生甘草既调和诸药，又可泻火解毒，炙甘草只能温中。带下量多是带脉下陷，脾胃受损，薏苡仁本来利湿，是渗利药，患者下腹坠胀，带下量多，是虚证带下，不能渗利太过，不如用菟丝子，既补肾又治带。再者用丹参清热解毒活血，但患者月经量过多，不宜用，不如用旱莲草、枸杞子、山萸肉。另外莲子肉不可用，要治带脉、任脉，不如用芡实，既治带下，又养任脉带脉，治便溏。陈皮 10g 量太多了，陈皮是醒脾行气的，对脾虚者不可用得太多，最多用 6g，它不是补养的药。

重整方：

黄芪 20g　党参 12g　炒白术 20g　陈皮 6g　升麻 4.5g
柴胡 6g　菟丝子 12g　鹿角霜 15g　旱莲草 15g　生甘草 5g
山药 15g　芡实 15g　枸杞 15g　山萸肉 15g

例之二

戈某某,女,30岁,入院日期:1985年7月22日。

患者1985年开始月经量多,色红,有血块,持续7~8天干净,用纸6~7刀;伴头昏、心烦、失眠多梦,有时汗出,刷牙出血,口干不欲饮;纳食欠佳,前几天吐痰带有血丝;情绪特别容易波动,性情抑郁;平时小腹隐痛、坠胀,前几天突发小腹疼痛,经治疗疼痛好转;平时白带多,色黄,无气味,精神差;舌质黯红,苔薄白欠润,中有裂纹,脉弦细数。门诊以"月经过多,伴腹痛"收入住院。

3个月前B超提示:子宫右下方混合性光团性质待定?一直在门诊内服中药加间断消癥散外敷、中药保留灌肠治疗。入院时作B超,包块仍存在。

原用方:

当归12g　赤白芍10g　丹参15g　香附10g　茯苓15g　白术10g　炙甘草6g　柴胡6g　枣皮12g　枸杞子12g　熟地15g　女贞子12g

分析:有几个问题值得考虑,突然下腹部疼痛,治疗了几个月,内服中药、消癥散外敷下腹部,同时用清热解毒、活血化瘀的中药保留灌肠,但包块仍未消,如果是一般炎性包块,治疗效果应该好,包块应该减小,所以包块的性质有待进一步确定。从中医角度看,患者忧郁证是很典型的,但有几点值得考虑:刷牙出血,月经过多,烦躁,纳差,睡眠差,脉弦细数。纳差多是思虑过度,肝血不足,引起肝阳偏旺,肝旺克脾,运化不健所致;睡眠不安与心火旺有关,心肾不交,水火不济;火旺则热迫血行,所以牙龈出血,月经量多;脉弦细数,可能是月经将潮之象。前面医生的治疗大法是正确的,包块宜温化,但从病人症状看又不宜用温药,太壅滞、温燥的药都不宜用;炙甘草扶中焦之气可用,但患者齿衄、烦躁,又不宜用;山萸肉酸温,熟地壅滞,有碍包块的软化;香附太温燥,要慎用,患者口干心烦则不宜用。火旺加不明原因的吐血(少许),可加麦冬养心阴;生牡蛎既可平肝,又可治噩梦,安神,软坚散结;加制首乌养肝肾,而无熟地壅滞之弊,且有润肠通便之功;加川楝子疏肝理气;白术换成山药。用了丹参,又用赤芍,整个方子偏凉了,恐有滞于包块;茯神应减量,因其与茯苓同类,虽可安神,但属渗利之品,不宜用于出血病人;柴胡主升,不宜用,不如用青蒿或地骨皮;不用山萸肉,熟地改用阿胶,养血止血更好;旱莲草月经来潮时可用,因其月经量多,平时不宜用。

重整方如下:

当归 12g　麦冬 15g　白芍 15g　青蒿 10g　丹参 15g
生牡蛎 30g　川楝子 10g　枸杞子 10g　茯神 10g　山药 15g
女贞子 10g

例之三(月经过多,经期延长)

张某某,女,47 岁,入院日期:1986 年 1 月 14 日。

患者月经过多,经期延长二年,伴头昏、眼花、全身乏力。

患者以往月经正常,2 年前不明原因月经量开始增多、经期延长,13 岁初潮,周期 25 ~ 26 天,经期 5 ~ 10 天,量多,用纸 5 ~ 8 刀,色鲜红夹小血块;伴头昏、胸闷、心慌、气短、全身乏力、疲倦、两腿发软、不能久立。在当地治疗效果不显,近一年,上述症状加剧,曾用止血药,但量仍多,用性激素治疗后,血量减少,但全身反应重,故停药。B 超提示"子宫小肌瘤",但妇检未发现明显包块。1985 年 11 月 15 日诊刮报告为"内膜息肉样变",门诊以"月经过多"收入住院。

末次月经 12 月 26 日 ~1 月 6 日,量多,用纸 7 刀;现感心烦、易怒、头昏眼花、耳鸣、全身乏力、口淡乏味、纳差、心慌、气短、双腿发软、小便频多清长;舌黯红,苔薄黄,脉细弱。

患者入院后,以补益肝肾为主,用两地汤加减治疗。元月 25 日因正值经前期,在原方基础上加益母草、丹参养血调经。

2 月 4 日月经过期未至，又患流感，体温 38.8℃，因病在卫分，不宜用生地、牡丹皮、赤芍等血分药，咳吐咖啡色分泌物，病在上焦，不宜用柴胡，此病人宜轻宣肺气，治拟银翘散合杏苏散加减。感冒治愈后，患者胸部有痞塞感，口泛咖啡分泌物，治拟辛开苦降，用半夏泻心汤。经过以上治疗，现患者月经过期未至，感头昏、胸闷，心脏像一块石头压在上面，胃脘部不适，吃下去的东西往上涌，夜晚口中有苦水，吐出咖啡色样物，身上发麻、全身皮肤痛，腰以下麻木、发凉，像水浇一样，心情沉闷，容易紧张，经辛开苦降法治疗后胸闷阻塞感有所好转；大便可，小便黄。以往有慢性胃炎病史。舌淡，苔薄黄，脉右弦大，左小。

分析：患者正闹离婚，思想压力大，又年近七七，症状繁多，到处不适，是更年期综合征；不要用催经药，催经用活血药，对吐咖啡色血不利。患者右脉大，主脾胃，左脉小，主肝肾，总觉得胸闷有物往上涌是胃气上逆，病在胃，月经不潮，下肢怕冷，涌出物苦，属胆火，浊气在上则生䐜胀，清气在下则生飧泄，咳时小便出，是阴阳失调。用辛开苦降方后，好像有所减轻。

原方为：

法半夏 10g　黄连 4.5g　黄芩 10g　竹茹 12g　生姜 3 片　沙参 12g　橘皮 10g　茯苓 10g　白芍 12g

目前随证施治，同意此方治疗，但要作一些调整。涌出的水苦，用黄连可清胃热又可降胆火；胸满者去白芍；口不干，不要用条参；加生牡蛎，既可平肝治头痛，又可化痰散结，治胸胀满，还可止咖啡色血；生姜 3 片用多了，因其出血，此类辛散药用 2 片即可；再者降逆，最好加点苏梗，止血降胃逆，且可宽胸理气；茯苓用 10g 少了，要用 12g，因患者水气上逆，茯苓淡渗利下，能使水气下行；本来胸痞可用枳壳，但患者体虚不宜用，用橘皮醒脾快气，但量用多了，一般用 6g 即可，也可改用橘红 9g；往上泛水用半夏可,这时不宜养阴。

重整方如下:

法半夏 10g　黄连 4.5g　黄芩 10g　竹茹 12g　生姜 2 片　生牡蛎 30g　苏梗 4.5g　茯苓 12g　橘红 9g

例之四(月经量过多,经期延长——子宫肌瘤)

付某某,女,36 岁。

月经一贯多,这次月经量多,有大血块,现出血已 20 余天未干净;伴面色萎黄,呈贫血面容,手足心发热,烦躁,头痛,心慌,睡眠差,口淡乏味,口不干,大便时干时稀,纳可;舌淡,苔薄,脉弦。

妇检:子宫如鸭蛋大,质稍硬。B 超提示:子宫黏膜下肌瘤。

西医诊断:1.缺铁性贫血;2.子宫肌瘤。

原用方:

生地炭 30g　茯苓 15g　黄芪 15g　麦冬 15g　五味子 4.5g　白芍 15g　山药 15g　荆芥炭 4.5g　花蕊石 10g　红花 10g　党参 15g　桑叶 10g　橘皮 10g

分析:此患者,从舌脉、症状看是虚实夹杂证,若完全补虚,病源难去,若一味攻邪,又怕受不了。每天都要测血压,听心率,观察阴道出血情况,因病人一般情况较差。伴心慌、失眠、五心烦热,大便干,白带稠,此为精血大伤,血不养心,心肾不交,血伤阴不配阳,则烦躁,血不归经则长期出血不干净,此乃瘀血不祛,新血不能归经,所以漏下不止。治疗上用寓行于止的方法是对的,要养精血,不养则新血不生,出血也不会止;患者五心烦热是阴不配阳,阴不潜阳,滋阴不宜过于甘寒,恐滞血;也不宜用过于温燥的药,恐伤精血。

重整方如下:

生熟地 30g　阿胶 15g　三七末 6g　荆芥炭 4.5g　黄芪 15g　白术 10g　桑叶 10g　麦冬 15g　五味子 4.5g　太子参

15g　橘皮 6g

长期出血的病人，不宜用茯苓，因茯苓淡渗利下，患者大便干，也不适合用茯苓，用荆芥炭引血归经就可以了。头痛用白菊花我觉得不合适，原因是因为出血，肝血失藏，肝为将军之官，易风火上窜，这是内风，而菊花尤其是白菊花是散外风的，而患者是血虚生风，治疗只能平肝熄风，用白菊在这里就不对路了。说到菊花，有白菊和黄菊之分，黄菊就是杭菊，作用平和，解暑多用杭菊；白菊是淮菊，专于散风。

还有白术和山药的用法，什么情况下用山药，什么情况下用白术，那要根据病情而定。如果病人纳差、口淡，那么健脾用白术为好；如果阴伤有热，用甘平的山药好。此患者能吃，脾较好，脾是生化之源，出血多，伤了血，要促生血之源，白术比山药好，止涩作用山药比白术好，除此之外，白术能利腰脐，提系带脉，而达到止血的目的。生地炭起不了什么养的作用，生地专于凉血，这里可以不用，生熟地同用既可滋肾精，又可养阴配阳，也可凉血止血；花蕊石为矿物药，性温热，本草书谓其能化血为水，化瘀止血，但此患者用过温不好，组方要在温平上做文章，寓行于止，不如用三七末，要重用 4.5g～6g，另包冲服；配阿胶养血安神治燥热，可养心、肝、肾精血，又可止血；党参用多了横气；白菊无滋肾作用，桑叶可滋肾；藏红花有养血作用，平时所用红花主要是破血的，可不用；橘皮最多用 6g，陈皮辛燥伤精血，主要作用是化痰醒脾快气，可不用。

崩漏 5 例

例之一

吴某某，女，31 岁。

月经淋漓不尽1年。进院前3个月，月经一直不干净，现月经对月，但持续时间长达15天之久，先量少呈咖啡色，后转红，经行腹隐痛，平时白带多，口干口苦，尿黄，便结，胸闷时心慌，晨起吐咖啡色痰两口，欲呕。妇检：双侧附件增粗，压痛±，宫腔诊刮结果为“部分腺体分泌不足”，心电图示“窦性心律不齐”。纳差，梦多，发燥，舌红中有裂纹，脉细缓。

原用方：

法半夏10g　全瓜蒌15g　枳壳10g　黄连4.5g　竹茹10g　郁金10g　石斛10g　佛手10g　太子参15g　黄芩6g　茯苓10g　生甘草6g

分析：该患者，①舌质红中有裂纹；②口干口苦，喜饮；③喜呕，晨起呕吐咖啡色痰，呕吐咖啡色血痰说明有病灶；不单纯是妇科病，有慢性鼻咽炎，从鼻来的血，应查鼻咽，三阴脉循喉，少阴循喉夹舌本散舌下，从吐血看，肺血应红，应伴潮热、盗汗，不会两口就完了，如是咽部出血，吃油炸物就应该出血，如果心脏出血，应该是大口血，而且有颧红、发绀等，这里多是鼻咽部出血。面色萎黄、胸闷，若不是泻心汤证，也应该考虑到心，如果是肝气怫抑应满胸痛、脉弦，但她只是正中一条线间痛、脉不弦，而且重取脉缓，从症状看，确在肝肾，但脉症不符，总地看是肝肾阴虚，肝胆火旺。口苦咽干，喜呕，是胆火旺，但脉不典型，舌质是阴伤。口渴不应用半夏，痰热才用；枳壳、枳实这些药对虚象不适合；清晨起吐血、舌质红，半夏、枳壳、枳实都不宜用；苦寒药入气分，从慢性妇科病杂病看不要用苦寒药；患者伤阴、伤精，病在心、肝、肾，不用辛燥；降逆清热不宜用苦寒药。

重组方：

麦冬15g　沙参15g　生熟地30g　旱莲草20g　阿胶15g　生甘草6g　生龙齿24g　龙眼肉12g　茯神12g　竹茹12g

方中麦冬清心火，沙参清上焦直达心肺，肺开窍于鼻，又可止鼻咽部的出血，心、肝、肾同治，滋水涵木平相火；生甘草泻火，养心阴，本来治心用炙甘草，考虑患者口干口苦所以用生甘草；多梦烦躁用生龙齿镇心神，安神定志，本来安神定志用龙牡，但患者胸闷不宜用；用龙眼肉养心血，不用柏子仁因大便稀（患者拉肚子可能是吃了瓜蒌、枳壳之类），枳实、枳壳作用以胸到下焦作用强，虚人不能吃；不用参因其咯血，用点西洋参即可，最好用参麦散。以上的方子，重在滋水养精血，药滞一些，但不能用散气药，用点茯神安心神又有流动之性，龙齿也可安心神化痰，竹茹清肝火化痰，都有流动之性。

例之二

王某某，女，36 岁。

阴道不规则出血，时出时止四年余。患者自初潮开始，月经不规则，3 个月至半年一潮；近 5 年来病情加重，经量由少到多，有时持续 40 余天；在最近 3 年中，行 3 次诊刮，诊刮结果提示"子宫内膜腺囊样增生"，诊刮后阴道出血仍淋漓不尽，曾服中药治疗，但效果不明显；由于长期出血，心情不佳，门诊以"功血"收入住院。现患者阴道出血 20 余天仍淋漓不尽，时有时无；伴畏寒，便溏，头面下肢浮肿，白带多，口甜，口不干，咽干不欲饮，左眼视物模糊；舌淡，苔中部微腻，脉细。原有五更泄病史，现已治愈。

原用方：

熟地 20g　阿胶 15g　太子参 12g　旱莲草 15g　荆芥炭 4.5g　白芍 10g　丹皮炭 10g　炒蒲黄 10g　菟丝子 10g　山药 15g　神曲 10g

分析：从初潮开始月经即不规则，说明先天肾气不足，到目前为止月经仍无周期性；现在虽无五更泄，但大便溏，左眼不适，脉细软，特别是两关软，舌上有苔，舌质偏淡而无瘀点。此脾肾两虚，兼有肝血不足；气行于右，血行于左，左侧不适，病在肝、脾、肾;面部、四肢浮肿也可用脾肾虚来解释,白带多病在带脉,带脉由脾所主,脾虚水湿不化,所以浮肿、舌上有苔。

重整方:

党参12g　白术10g　甘草6g　枸杞子15g　菟丝子15g　补骨脂10g　芡实15g　荆芥炭4.5g　炒扁豆12g

原方去熟地、阿胶,因太滋腻,滋腻药碍脾助湿,患者舌上有苔,故不宜用;不用当归,因患者本来大便溏;不用白芍因患者带下量多;茯苓淡渗利下,对出血不利;巴戟天虽利水,但温阳药易动血;陈皮虽能醒脾燥湿化痰,但性香燥,有动血之嫌,故不用;重整方中党参、白术、炙甘草补脾益气;枸杞子、菟丝子补肾、温润添精;补骨脂温肾止泻,且能止带;芡实补任脉止带又可去湿;炒扁豆健脾利湿止带,又可止泻;荆芥炭引血归经;如果患者舌质淡,苔白,可用黑姜炭温中健脾,又能引血归经。

例之三(不全流产)

谢某某,女,39岁,入院日期:1985年9月5日。

阴道出血淋漓不尽1月余。患者末次月经7月30日来潮,前5天量中等,8月4日腹痛甚,有大血块排出,血块用水冲不散,血块排出后,腹痛明显减轻。后阴道出血量少,淋漓不尽至今,先黯红,后淡红,但无明显腰腹疼痛,曾在门诊用中西药治疗,阴道出血一直未干净。

入院时患者阴道仍有出血,色淡红;伴心慌、气短、口干喜饮、大便干、手心热,喜甜食,不能吃剩饭,吃了便呕吐,经常胃痛,二便尚可;舌质淡,苔白,脉细;孕6产1,人流3,自然流产2。以往有胃病史。入院后先用养阴清热止血方,后改用健脾养血、暖宫止血方,阴道出血已干净。出血停止后B超提示:“子宫大小正常,左侧附件慢性炎症改变”。

分析:提出两个问题:一是病人8月4日腹痛后掉出一血

块,若为瘀血,应聚之可散,血聚积而不散,血块下后疼痛减轻,应考虑是否流产后阴道出血。先用养阴清热止血方,效果不佳,后用益母草、蒲黄、五灵脂等药物来刮宫后,阴道出血逐步停止。二是胃痛,不能吃剩饭,不吐酸,喜甘味,说明酸不足,酸与肝有关,脾胃虚寒,喜甘故也;时感头昏,是肝血不足或者肝旺;从脉象看,患者关脉软,说明脾胃虚;胃脘痛时喜热敷,说明脾胃虚寒;大便干,是出血时间长了,精血不足,肠道失养所致,因患者舌质偏淡,苔薄白,无实象;若患者苔厚,大便干,那就是胃家实。

原用方:

生地 15g　旱莲草 20g　益母草 15g　丹皮炭 15g　女贞子 15g　贯众炭 10g　金银花 15g　连翘 15g　生甘草 6g　阿胶 15g

后改用胶艾四物汤加减血就止了。

生地炭 15g　白芍 12g　阿胶 15g　乌贼骨 30g　白术 10g　山药 15g　沙参 15g　甘草 6g　艾叶炭 6g　荆芥炭 4.5g　仙鹤草 15g　旱莲草 24g

说明用药不宜过于寒凉。虽说血者得热则行,遇寒则凝,但此患者应考虑有流产的可能。产后用药不宜过于寒凉,流产后用金银花、连翘等过凉药是不合适的,后来用了荆芥炭、乌贼骨、白术、艾叶炭等温而止血药,血就止了,说明宜温不宜过凉;再者患者阴道出血是淡红色的,如果是鲜红或紫红色应是血热,但患者出血是淡红色,说明不是热而是寒;加上患者胃不好,冲脉隶于阳明,胃寒则冲脉受损,后天不足,用补脾法是正确的;患者口干喜饮是假象,是阴血伤于下,津液不能上承所致。

可将方中条参换成党参或太子参,生地可改用熟地或枸杞子,长期出血现已止,说明治疗大方向是正确的。止血后可去掉乌贼骨,患者胃病与一般患者的胃病不同,喜甘味是虚证,说明胃酸不足,乌贼骨性虽温,但有一特点可治酸,对此患者不宜久用。

重整方如下：

熟地黄 15g　白芍 12g　阿胶 15g　白术 10g　山药 15g　党参 15g　甘草 6g　艾叶炭 6g　荆芥炭 4.5g　仙鹤草 15g　旱莲草 24g

例之四（青春期功血）

张某，女，17 岁。

13 岁初潮，头 3 个月周期正常，仅月经量多。3 个月以后阴道出血一直淋漓不尽，色黑；无腰腹痛，仅感四肢发冷，头昏肢软，怕冷，有时寒战，喜热食，大便时干时稀，小便时黄，有时像米浊样，面色苍白无华；舌质黯，有瘀点，苔白，脉细。肛诊：子宫大小正常，右侧附件增粗。

原用方：

党参 15g　黄芪 20g　白术 10g　炙甘草 6g　茯苓 15g　血余炭 10g　艾叶炭 10g　藕节炭 10g　炒蒲黄 10g　炙升麻 10g　荆芥炭 4.5g　虎杖 10g　肉桂 6g　生苡仁 15g

分析：13 岁月经初潮，后淋漓不尽达 4 年之久，色黯，怕冷，面色苍白无华，脉细，夜尿不多，无经期食生冷史。这 4 年间曾吃归脾丸或毓麟珠加减，月经正常一个多月，但有效时间不长，所以要脾肾同治。因月经 13 岁就初潮，可见肾气有一定的基础，但肾气不充；长时间出血损伤了脾，肾气不足影响到脾阳，脾虚统摄无权。经色黑，属寒，也有属热的，黑为水色，火极似水，但患者脉证是寒象，属虚寒，不是寒湿，因未用生冷。此病证不是止涩得住的，要治病源，先不求止血，先让经色变红，再来调经止血，现在越止，血色越黑。如果是瘀血，那一定有腰腹胀痛、有瘀血块，只看经色黑，就认为有瘀是错误的，中医要脉症合参。如果认为有瘀，就不可多用止涩药。此患者少女病在肾，影响到脾，治宜滋肾健脾，益气摄血。

重整方：

艾叶 6g　阿胶 15g　当归 10g　熟地 15g　菟丝子 15g　枸杞子 15g　党参 15g　炒白术 20g　黑姜炭 3g　炙甘草 6g　仙灵脾 10g　山药 15g

用药以后经色变红一点，经量变多一点，说明血活了。本来经色黑，手脚发冷，用点肉桂是可以的，但这里用了仙灵脾，少火生气，不要壮火，只要有一点温阳药带动一下即可；方中还有艾叶、当归、姜炭能温中收敛，又可引血归经；方中重用白术利腰脐，固冲任，土炒更利中焦，治大便稀溏；茯苓、薏苡仁是渗利药，这是漏证故不用。我这里是仿胶艾四物汤加减，阿胶滋肾精，养血且可止血，艾叶暖宫温肾，如艾附暖宫丸。小便排不畅，是肾气不足，气化不利所致。患者长期阴道出血，可能有感染，所以有一侧输卵管有炎症，若血象偏高，可用青、链霉素抗感染治疗。

例之五

黄某某，女，25 岁，初诊日期：1983 年 5 月。

1980 年结婚，1982 年停经 2 个月后，继而大出血，诊断为“卵巢囊肿”、“子宫肌瘤”，后作子宫肌瘤剥离术和卵巢囊肿切除术。此后每经行腹痛，经量多，曾用假孕疗法治疗，以后月经便不正常，这次因出血不止作诊刮术，诊刮结果是“子宫内膜增生过长”。现已诊刮后第 5 天，阴道出血仍不止，经色鲜红，有血块，时感胸闷，口苦不干，手足温，面色㿠白，口唇色不淡，小便黄，小便次数多量少，舌淡，苔薄，脉结代。

原用方：

党参 12g　白芍 12g　熟地炭 20g　益母草 20g　阿胶 12g　茜草 10g　莲房炭 10g　枸杞子 10g　炙甘草 3g　当归 10g　黄芪 15g　乌贼骨 20g

分析：手术后创伤大，冲任损伤是肯定的；经量多，经行时间长，虚损是无疑的；出血多，血虚是肯定的，另外还夹有瘀。患者心脏不好，心主血，炙甘草汤治心动悸，脉结代。伤寒论中治汗、吐、下后，心动悸，脉结代，炙甘草汤主之。汗、吐、下后既伤阳又伤阴，出血多了也伤阴血，但病人无心慌症状，仅有时胸闷，是虚中夹瘀。患者原来月经不好，2 个月月经不潮，后又大出血，可见先天天癸不足，手术后又损伤冲任。上方用了以后，为什么还是止不住血？我考虑，可用土炒白术 20g，白术利腰脐间血，固冲任，健脾；熟地炭改为熟地；莲房炭可去掉，用三七末 6g，三七活血止血；炙甘草用少了，可用到 6g；枸杞子养精血，可用到 15g；阿胶养血止血，可用到 15g；芡实补任脉，党参、炙甘草可固冲；患者胸闷，说明心脏供血不好，或血虚，或血瘀；如果患者心慌说明以血虚为主，如果胸闷说明血瘀为主，所以用炙甘草补虚，用琥珀末活血化瘀安神，对子宫内膜异位症也有治疗作用；熟地炭改为熟地养肾精；茜草、乌贼骨、三七末寓止于行。患者小便黄、口苦为虚火并非实火，因其口不干，苦寒泻火是对实火而不是对虚火。患者脉结代，不宜用苦寒药，脉结代就是脉缓迟而呆。脉涩主血虚、血瘀、血寒，如血寒必手足冷，而患者不冷，所以主要是血虚、血瘀，虚中夹实，因而补虚中不离化瘀，但化瘀亦不宜太过。

重组方如下：

熟地 20g　枸杞子 15g　茜草 10g　乌贼骨 30g　三七末 6g　琥珀末 4.5g　炙甘草 6g　炒白术 20g　阿胶 15g　芡实 15g　党参 15g

盆腔炎 2 例

例之一

熊某某，女，30 岁。

去年5月份人流术后，腹痛，低热，月经量多，经期延长，月经提前6～7天；平时阴中痛，干涩灼痛，有时掣痛，白带多、色黄、无明显气味，大便干结不畅，小便混浊，色白；舌质红，苔薄，脉沉细。

妇科检查：左侧附件有一鸽蛋大包块，表面不规则，质中，压痛±。

细问病人阴中痛，向下掣痛，下坠干涩，有异物感，排便时痛甚，口干口苦，饮水不多，手足发凉，腰酸胀，腹痛，腰骶处痛甚。

原用方：

萆薢10g 生薏苡仁24g 当归15g 茯苓15g 鹿角霜15g 乌药10g 丹参15g 香附12g 赤芍12g 延胡索10g 莪术10g 巴戟12g

分析：患者看来是手术后有粘连，带下多而无气味，小便混浊，有乳白尿，大便不畅，用萆薢可以，但萆薢、薏苡仁、茯苓等淡渗的药太多了，患者一是下坠，一是大便不好，都不宜用太多淡渗药。主要症状是痛，虽有鹿角霜、乌药、香附，但行气的药多了，活血的药少了，再者患者月经先期，月经量多，经色黯红，有血块，阴道干涩，说明肾也伤了；面色不好，腰骶痛又有下坠感，小便混浊，责之于脾肾，治小便混浊不能过用分利药，因患者坠胀明显，脉沉细，手是冷的，是气血两伤，加上病根未除。

重整方如下：

柴胡6g 升麻6g 当归15g 丹参15g 鸡内金10g 肉苁蓉12g 血竭9g 枸杞子15g 川断12g 香附12g 白芍15g 甘草6g

治疗该病，应分步骤进行，第一步解决病，治疗重点在病，第二步才是扶正，扶正药一多，就对治病不利，痛就不能解决，但祛病药也不宜用得过猛。这里用血竭，因其能剥离组织粘连；当归、白芍相配养肝血，白芍配甘草又可缓急止痛，又可酸甘化阴，治阴道干涩；用鸡内金来治乳白尿；本来舌质红，可用莲子心，但怕药味太杂了；用肉苁蓉来温肾，且可通大便，用巴戟天虽可温肾，但对大便不利，故不宜用；升麻、柴胡升清阳之气；枸杞子滋肾养精血；丹参养血活血；香附行气止痛。

例之二

张某某，女，32 岁。

患者自从 2 年前流产加结扎术后，经常小腹疼痛，时坠时胀，经期加重；伴腰胀，腰部有空痛感。平时口干发苦，有时半夜被苦醒；眼睛视物发红，上身发热发燥，喜用冷水洗，但下半身发冷；原来带下量多，经治疗带下量少了一些，但颜色是绿的；小便黄，有时有灼热感，大便二日一次，干结；身上发热，体温一般在 37.3~37.6℃（腋下）；舌淡，苔厚中有裂纹，脉细。

妇检：子宫：后位，大小正常，活动差，压痛（+）；附件：双侧增厚，压痛（+）。

分析：妇检未见明显包块，但病情较复杂：①病人感腹胀、腹坠，口干口苦，喜冷饮；②上半身燥，下半身冷，大便干结；③患者有低热，但手凉，面不红，面萎黄；④舌质不红，苔厚，但不腻，中间有裂纹。下冷上热，眼视物发红，为阳浮之象，但与阴虚火旺不相同，如是阴虚火旺，就应手足心热，但舌质红，从舌质、舌苔看不像，应是实火及病久气血两伤；病邪未去，正气已伤，所以脉细；从大便看，属肠中津液不足；上身热，热得想洒冷水，这是真寒假热，阳气浮越之象；下腹部坠胀疼痛，带下虽少，但脓样，若是盆腔有积脓，应该是舌苔像豆腐渣一样，而且苔在舌根部，若是急性化脓，舌质应紫黯，手足心发热，这样看盆腔应没有积脓；为什么腹痛，而且大便不爽，我想应该是炎症消退后，盆腔有粘连，所以动则痛，大便不爽；口苦是肝胆相火旺的特征，少阳为病，口苦是首位，治疗要把相火引下来。

原方：

生甘草 6g　玉竹 12g　地骨皮 12g　桃仁 15g　乳香 10g

没药 10g　生熟地共 30g　知母 10g　黄柏 10g　黄芩 10g　当归 10g　麦冬 15g　丹皮 10g

生甘草本可以缓中泻火，作用在中焦，现在火在上，要下行，所以改用栀子泻肝胆之火；牡丹皮配栀子，活血入血分；玉竹不要用，因湿浊之邪未尽；地骨皮也不用，因这里不是阴虚发热，而是病邪未尽；加白薇清肝火又可利小便；下腹痛疑有粘连，用血竭，因其能够剥离组织的粘连，桃仁力量不够，不如血竭；关于桃仁，我个人体会，对急性瘀血好，对久瘀效果不好；用赤芍、冬瓜仁、生薏苡仁清热解毒利湿，因余邪未尽；血瘀本可用乳没，但患者口味不好，故不宜用，可用鳖甲，鳖甲软坚退虚热，又可化瘀止痛；虽像阴虚发热，但是要化瘀，用药不宜过于寒凉，怕滞住了，要稍温一点，如桃核承气汤用桂枝通阳化瘀就寓有此义；一派寒凉药，化瘀效果不会好，前面都是平凉药，血竭偏温，才能气血调和，要化瘀药温一点才行；生熟地改用生地即可；知母、黄柏平相火当然好，但没有温药辅佐嫌太凉，桃仁虽温但力量不强，配血竭就比较好；再者黄芩虽清肝热，但力量不及栀子；当归、川芎养血活血，化瘀止痛，又偏温，应该首选。

重整方：

生地 20g　血竭 10g　当归 15g　川芎 10g　栀子 10g　牡丹皮 12g　白薇 10g　赤芍 12g　冬瓜仁 15g　生薏苡仁 24g　鳖甲 20g　知母 10g　黄柏 10g　桃仁 15g

痛经 2 例

例之一（子宫内膜异位症）

卢某某，女，40 岁，查房日期：1983 年 9 月 3 日。

经行腹痛2年余,近2个月加剧。

自述从初潮开始即有痛经史,并伴月经量多,有瘀血块,经色淡,月经周期提前,一般25天一潮;末次月经9月2日来潮,经前一天开始腹痛,一直持续到月经干净后数天,痛甚时不能忍受,须服用去痛片等止痛药。平时大便时干时稀,经期大便溏,下肢发冷,头胀痛,口不干苦,纳差,舌淡黯,苔薄,脉细弦。以往有心脏病史。

妇检:外阴阴道:正常;子宫:后位,大小可,活动欠佳;附件:左侧附件后穹隆处可触及多处小结节,触痛明显。

中医诊断:痛经。西医诊断:子宫内膜异位症。

原用方:

当归15g　生熟地共30g　白芍15g　香附12g　川芎10g　益母草15g　桂枝10g　九香虫10g　乳香10g　没药10g　生甘草6g　山慈菇10g

分析:患者右寸脉过指,阳浮于上故头胀痛;左寸脉应指不足,心脏不好;左关盛,寸尺弱,心肾不足;右边脾胃脉差;从脉看,心、脾、肾虚,肝旺。

肝旺乃精血伤,肝气独盛;舌质淡黯,有瘀象,此乃虚实夹杂,本虚标实之候。患者长期月经量多,病邪未除;脾胃虚,化源不足,血虚,经色淡。分析其寒热虚实,平时大便时干时稀,月经来潮腹痛,大便稀,是肾虚肝旺;肝之疏泄太过,肝旺克脾,纳差,口不干苦;月经来潮时下肢怕冷,下肢由肾所主,故为肾阴阳两虚加脾虚。总地来看,痛是实,少食是虚,冷是虚,月经净后白带多是肾虚,白带时清时稠、时白时黄、小便黄是肝旺,经曰:“肝热病,小便先黄”。综合来看,肝、脾、肾三脏俱病,因此用药要随证。从脉看,右候气,左候血,此患者气已动,血将动,月经将潮。

治宜扶正祛邪,健脾益肾,化瘀止痛。

用健固汤加味,因其主要症状是痛经,加上大便稀,下肢冷。

党参 12g　白术 15g　生薏苡仁 15g　巴戟天 12g　甘草 6g　丹参 15g　远志 6g　炒蒲黄 10g　血竭 9g　山萸肉 15g　白芍 15g　苏木 6g　鳖甲 20g

不用乳没，因其饮食不好，恐再伤脾胃；因出血多，正气虚，心脏不好，所以用攻药不宜过猛，仅一二味作用强的药即可；不用当归，因其大便稀；山慈菇能消痰结，治肌瘤，这里不用因其有毒；如不用血竭，可改用三七末 6g，化瘀止痛，寓行于止；苏木化瘀，鳖甲养阴消坚；方中血竭，治子宫内膜异位症，屡治屡效，本品化血结，为印度出的一种植物；远志安神养心利九窍；白芍配甘草缓急止痛，又可养精血。

例之二（子宫内膜异位症）

彭某某，女，34 岁。

1980 年人工流产术后，2～3 个月未来月经。后月经来潮，经行腹痛，呈进行性加重，有时痛甚需打度冷丁缓解，后用中药治疗有所缓解。以后经行下腹坠痛、腰痛，经前头痛，眼往外脱。近两年来，两边头交叉痛，痛从眉棱骨开始；恶心呕吐，吐清水有点酸味；头沉重如戴帽，夜晚腰痛如折；月经血多时头痛甚，这次用纸 3 刀，经行 6 天；人不适时白带增多，出血多时心慌、气短，心烦，手足心发热，自觉热气往上冲；烦躁易怒，口干口苦不欲饮，头痛时喜用热水洗，大便努则难下，小便黄，多梦，有心动过速病史，性欲差，同房痛，耳鸣，晨起浮肿，舌红，苔薄黄，脉细两尺弱。

脑电图：两侧脑血液循环不对称。

妇检：子宫：后位，孕 2 月大小，不活动，压痛（±）；附件：左侧增厚，压痛（+），骶韧带可触及硬条索状及结节感，触痛（++）。

血常规：血红蛋白 94g/L，红细胞 3.36×10^{12}/L，白细胞 $6.2\times$

10^9/L。

分析：此病人属本虚标实证，病在肝肾，冲任损伤。第一次流产后，月经量多，腰痛如折，腰为肾之府，主要是肾精不足，精血亏虚；乙癸同源，肾精不足，相火妄动，直扰冲脉，每经前阴血下注头就痛，说明头痛与血有关；经期耗血伤血，精血不足，肝木失养，肝肾阴虚，相火偏旺，肝胆相表里，肝阳旺，胆火上升，肝主升，肾火随肝胆之火上升，两侧耳后为胆所主，眉棱骨为阳明所主，肝火乘脾，冲脉隶于阳明；肝火煎熬津液成痰，肝火夹痰上扰，头痛如裹，而不是空痛，如果单是肝火应是颠顶痛，若夹有浊气，才会有目胀欲脱，喜热水洗；口渴咽干不欲饮，津伤口渴，热在血分，不欲饮，乃阴血不足所致；肝旺疏泄太过，口干口苦、呕吐酸水与肝胆有关；脉细两尺明显、舌红、手脚心发热等都为阴虚。入院后经治疗，症状缓解，说明治疗的大方向是正确的。

原方：

炙甘草 30g　橘叶 15g　生地 30g　沙参 15g　麦冬 15g　枸杞子 15g　当归 10g　川楝 10g　山萸肉 15g　白芷 10g　川芎 10g　苦丁茶 12g　五味子 4.5g

方中炙甘草 30g、橘叶 15g 值得考虑。因心慌用炙甘草不错，但心慌是兼症，应放在后面考虑；肝疏泄太过，肝旺，橘叶是治肝郁气滞的，现在肝血不足，橘叶辛温不宜用，炙甘草甘温，甘能令人满，所以患者饮食差，发浮肿。用一贯煎是好的，但用后病情有反复，要找原因。西医检查有问题，但我们不一定要随之而治，应按中医辨证（因病人症状复杂），治宜滋肾平肝（潜阳），熄风定痛（包括风痰）。

重整方：

熟地 20g（养精血不用生地）　石决明 30g（平肝镇肝直接针对眼睛胀）　牡丹皮 10g（清血分伏火）　阿胶 15g　白芍 20g　钩藤 10g　竹茹（降痰火，化痰热，清胆热，止呕）　丹参 15g（凉血,清血热,活血,防滋腻） 麦冬 15g 五味子 4.5g(心率快,火旺,要收敛一下） 生牡蛎 30g(化痰平肝潜阳） 枸杞子 15g

这里不用白芷,因其辛温。不用川芎,因其性上窜,一般用来治感冒头痛,如川芎茶调散治头痛,川芎为解表药,而这里要引火归源,要降不要升,所以不用川芎。苦丁茶辛凉,但性散,治疗头痛用多了提风阳,茶喝多了易兴奋,睡不着,现在是要潜,而不是提神,苦丁茶即便要用,一般也不超过三钱。不用甘草,因要火下,而甘草留中。治疗大方向是酸甘化阴,五味子不多用,因其性温;山萸肉直养肝肾精血,但太温;口苦、苔黄,可用黄芩,但考虑药性苦寒,恐进一步伤阴,故改用牡丹皮直泻血分伏火;用矿物药石决明、生牡蛎,重镇潜阳,引火下行;因有瘀故用丹参活血,又可治心动过速,可扩张血管,也可治血管性头痛。

经期延长 2 例

例之一

胡某某,女,30 岁。

月经量多,经期延长,每次经行 10~15 天方净,月经周期尚正常。患者婚后,尤其生育后,体质渐虚,月经量增多,前 1~7 天量多,后淋漓不尽,前后要 10 余天,用纸5~6刀,有血块;经前腰痛,经行时下腹痛,每经前一天大便稀溏,平时白带多、色黄,头昏,经前胸闷、心慌,食纳不佳,食腥欲呕,睡眠不好,口干不欲饮;舌质淡,苔薄舌根部稍浊,脉虚数。

分析:此乃心、脾、肾三脏俱虚。脾虚而统摄无权致经量多,经期延长,经行日久重伤肾气,肾虚精失所藏,反致经量更多,血去过多,致精血不足,阴虚于下,致心肾不交,心神失养。胸闷乃脾虚升降失司所致，浊气在上则生䐜胀，清气在下则生飧泻，此之谓也。此胸闷非肝郁所致，治疗上禁用疏肝之品。

重组方：

黄芪 15g　党参 12g　白术 15g　甘草 6g　熟地 15g　山药 15g　芡实 15g　龙眼肉 15g　枸杞子 15g　续断 12g　阿胶 15g　白芍 12g　广木香 4.5g

此方由归脾汤加补肾之品组成。归脾汤去了酸枣仁、远志，因此二味药酸收不利于胸闷；不用柏子仁，因其大便溏，故易龙眼肉、枸杞子、阿胶养血安神；去当归因其出血量多，又大便溏；茯苓虽健脾但其性淡渗利下，现患者脾虚中气下陷，月经量多，本品不利于中气之提摄；方用山药、芡实、白术健脾固冲任；不用陈皮，因其化湿化浊力量太强，此乃虚证，而用木香清香运脾，作用平和；不用炙甘草而用生甘草，生甘草能解毒和中；不用生地，因其热象不重，出血多并非血热所致，而用熟地来大补精血。

例之二

杨某某，女，42 岁，查房日期：1983 年 9 月 26 日。

经期延长 4 年余。患者自 1979 年开始月经不调，14 岁初潮，周期 25 天，经期 5～10 天，量多，每次用纸 4 刀余，色鲜红。1981 年因经期延长，经量多，曾住院治疗，好转出院。近半年来病情有反复，经前 7～8 天阴道少许出血，正式经行 5～6 天，量多，经行腹痛；平时上午手脚发凉，中午烦躁，晚上安静，口淡，口干不欲饮，饮食不慎则易拉肚子，伴头昏、乏力；舌质红，少苔，脉细。末次月经 9 月 20 日，现量少、色黯已 7 天。

原用方：

生地 10g　山药 15g　川楝子 10g　香附 10g　党参 15g　丹皮 12g　丹参 15g　甘草 6g　益母草 15g　鸡血藤 15g

分析:此病例应抓住几个特点:四肢早上凉,昼躁,夜晚安静;口干不欲饮,口不苦、不酸,口中淡味;舌红,脉细。原来的治疗大法没有错,如果专门是阴虚发躁,那一直到晚上都应该发躁,甚至失眠,而患者晚上不躁。一天24小时所主不同,鸡鸣至早晨属厥阴、少阳,中午属太阳,太阳偏西时属阳明用事。

早凉、中午发躁,是阴阳不相配。早晨是少阳为嫩阳,中午是巨阳用事,所以躁,是什么原因?愚意以为是伏火。冲任有伏火,早上阳气不旺,火不动,手脚发凉,中午巨阳用事,阳动则发躁,晚上阳衰火化所以平静,冲任伏火,所以月经紊乱,月经提前,月经量多,经期延长。且火不在少阳,不在厥阴,而在阳明、太阴。冲任隶于阳明,是太阴、阳明用事,正是火伏冲任,病在下焦,所以患者口不苦,若火伏在少阳,要有口苦;阳明、太阴是一家,病在脾胃不在肝,因此饮食稍不慎就上吐下泻;若是脾家余热应口甜,但患者口淡乏味;伏火在冲任在血分,所以口干不欲饮,舌质红,唇也红,脉细。综合辨证,病在脾肾,但与肝有关,但肝不是重点,因而前面所用疏肝理气、活血调经之法也有疗效。现治拟滋肾泻伏火,扶脾,若在经期月经量多,则应滋阴养脾肾。

原方中生地10g用轻了,应用20g;益母草20g又用重了,只用10g即可,丹参也用重了,用12g即可,益母草、丹参这两味药,经量多时可不用;党参用重用了,因为患者中午发躁,再不能给他提火,可改为太子参或条参,用12g即可;山药用得比较好,性甘平,补脾胃,又不动火,如果用党参、白术等扶脾那就不合适,党参配白术就升阳,此病就应该平调,不能有偏移。香附不用,有川楝子一味就够了;鸡血藤不用,因月经量多又先期;牡丹皮10g泻血分伏火;甘草4.5g、麦冬12g均可。总的是滋肾泻伏火扶脾。

前面用药中,患者有过牙痛,曾用过生石膏,但患者病在血分,不在气分,生石膏清气分热,因而可用可不用。总之,矛盾是热伏冲任。要滋阴泻火,不要大队活血化瘀,有瘀要有瘀脉和瘀证,但这里不支持;调经要活,但要适可而止,就是丹参、益母草也不能多吃;月经量一多,就应该滋阴养脾肾;但原方看来有点本末倒置,生地只有10g,而益母草用了15g。

重整方如下:

生地20g　山药15g　川楝子10g　牡丹皮10g　太子参15g　丹参12g　益母草10g　麦冬12g　甘草4.5g

月经后期1例

艾某某,女,35岁,入院日期:1985年3月20日。

月经不调20余年。患者15岁初潮,先月经量多,后因经期插秧月经量逐渐减少,月经后期,每35天至3个月一潮;前两年因经期挑重担,受了累后,月经量突然增多,经期延长,经治疗好转;后又闭经,去年因闭经用了一疗程的人工周期,接着用中药治疗,现月经每35~50天一潮,月经量少,经色淡。这次月经过了36天仍未潮,基础体温单相,平时白带多、色白、无臭味,经期腰腹坠胀痛,四肢腰背疼痛,有时下腹坠胀,有时胃脘部胀痛,大便时干时稀,舌红,苔薄,脉滑数。

原用方:

熟地30g　白芍12g　当归12g　川楝10g　香附10g　茺蔚子10g　牡丹皮10g　黄芪15g　柴胡6g　桑椹子12g　鸡血藤15g　茯苓15g　生薏苡仁24g　车前子10g

分析:患者脉象是滑数的,从形体看不消瘦,望之壮实,面色尚可,月经初潮15岁,正值天癸至时,不算太迟,可见虚象不明显。因经期插秧感寒,致月经推后,后又因经期挑重担受累,致月经量多,实质是损伤了任脉。任主胞胎,经期插秧和经期挑重担,寒伤任脉,劳伤任脉;任脉为病,故带下量多,经行下腹坠胀。吃了不少中药,从症状看有所好转,现月经35~50天一潮。月经后期原因一是寒湿凝滞,二是血少,而脉象、体征和月经后期不太一致。脉象不虚,体征也不显虚,为什么经行后期?此为任脉受损,故有坠胀感、白带多;若伤冲脉,则月经量多,月经先期,经期延长。脾胃脉稍弱,故有时胃脘胀痛。我考虑这个病人的治疗应从任脉着手,原来的方子有一定疗效,月经量稍增多,但经色淡,大便时干时稀,经期下腹坠胀。脉滑数,一般认为是月经先期之脉象,其实不然。

重整方:

枸杞子15g 菟丝子15g 芡实15g 泽兰10g 益母草12g 山药15g 薏苡仁15g 生甘草4.5g

方中不用熟地,因太壅滞,这并不是因血少而致月经后期。从脉象看不出寒证,从舌苔看不出热证,故以任脉为治。方中菟丝子、芡实、山药补任脉,枸杞子养肝肾。为何不用当归、白芍养肝血,而用泽兰、益母草活血治月经后期?因患者大便溏,下腹坠胀,故不用当归;白芍敛阴和营之品,于月经后期不利;而泽兰、益母草活血调经助动。原用了茯苓、车前子等利湿药,患者带下仍不止,“任脉为病,女子带下瘕瘕”,可见病在任脉,专于利湿,无济于病,反进一步伤阴血。故用芡实直达任脉,引药达病所,配薏苡仁调经利湿;泽兰、益母草可以止痛,也可治月经后期。为什么不用川楝子、香附等药,因病不甚,故耗气药不宜多用;不用巴戟天,因没有寒象,用之则太过;菟丝子乃辛平之品,“肾苦燥,急以辛以调之”,且菟丝子补而不守。上药若服之有效,则继服,若有变化,则随时更方。

经间期腹痛1例

胡某某,女,38岁,入院日期:1984年6月6日。

月经中期小腹疼痛4年。

患者1980年行左侧乳腺癌切除术后,即在每次月经中期出现周期性小腹疼痛,以左边为甚。严重时呈绞痛。疼痛呈阵发性,以胀痛、坠痛为主,痛时有便意感,痛时畏寒,喜温喜按,烦躁易怒,此症状要持续到月经来潮前1~2天。疼痛时打呵欠呃逆,口中流涎有臭味,痛甚时恶心呕吐,白带多、水样、色黄、有气味,小便黄,大便溏,口淡无味,口干不欲饮。舌质红,苔腻,脉弦滑数。

从湿温论治,清肝利湿。

淡竹茹12g 连翘心10g 扁豆衣30g 黄芩10g 茯苓15g 郁金10g 天竹黄6g 橘皮10g 枳壳10g 薏苡仁20g 天花粉12g 白蔻仁3g 丝瓜络12g 夏枯草15g

分析:患者少腹痛以左边痛甚,肝气行于左,肝热病,小便黄,而带下黄是湿热,口干不欲饮,痛时欲呕,厥阴病欲呕,这都能用肝气郁热作一元化解释;肝郁化热,热郁不发,故怕冷,如是真寒证,舌质不应红,且小便不应黄,此湿热交炽;从脉象看,脉不细弱,不是寒证。白带量多、色黄,如口苦可用龙胆泻肝汤,但患者呕吐,故不用柴胡,用白薇即可;金铃子散治气分,疏肝理气止痛,该病应从气分来治。

服药后现月经第13天,疼痛次数有所减少,但仍疼痛剧烈,像刀刮一样,疼痛缓解后,阴道流黄水。这几天白带中带咖啡色血,现仍口中流涎,口中流涎与疼痛有明显的关系,口干不欲饮,口淡,大便不稀但不成形,虽呃逆,但较前减轻。舌质红,苔中厚腻色黄。

分析：患者口中淡而无味，特点是不苦、不酸、不甜，口中流涎味臭，再者大便溏，带下水样，带黄色，流水黄色是肝旺，如心火旺应是舌尖红、舌烂痛而嗜睡。脾家困，肝乘脾，脉弦，白蔻仁可用；天花粉解毒生津，此患者湿热盛，暑热季节，香薷饮中有扁豆，不用扁豆，因其口中流臭涎，扁豆为涩性药，对治疼痛也不利；用荷叶芳香化湿，治便溏解暑热，治腹泻，用得比较好；佩兰、石菖蒲开胃口，治湿热中阻，配通草通因通用；黄芩可治肝热；郁金治肝经止痛；湿热在中焦可用白蔻仁配石菖蒲；不必用天竺黄，还不到那个程度；连翘心太轻了，要用就用连翘；土炒白术可用；枳壳可不用。组方要对路子。

重整方如下：

鲜荷叶一小块　佩兰 9g　石菖蒲 6g　郁金 10g　通草 6g　薏苡仁 24g　黄芩 10g　白蔻仁 4.5g　炒白术 15g　橘皮 10g　竹茹 10g　厚朴花 6g

月经过少 1 例

付某某，女，28 岁，入院日期：1983 年 10 月 21 日。

月经逐月减少 2 年，经前乳房胀痛数月余。

患者自 1981 年开始月经量减少伴经行腹痛，渐至闭经。曾到医院用激素调整月经周期，用药期间月经正常，停药后月经又不来潮；后又改用养血调经的中药治疗后，月经来潮，但量极少。今年 4 月份开始，经前 1 ~ 2 天开始两乳胀痛，经潮后痛减，但触及即痛，近一个月疼痛加剧，受振动后或手触之即痛甚。平时胸闷不适，短气，纳差，口干喜冷饮，烦躁，小便黄，大便难解，但不结，自觉心中灼热感，面色不华，想吃冷食；

舌淡，苔白，脉弦细。

妇检：双侧附件增厚，右侧明显，压痛（+）。

原用方：

白芍 15g　党参 15g　茯苓 15g　郁金 10g　天花粉 10g　牡丹皮 10g　栀子 10g　干地黄 30g　生牡蛎 24g　夏枯草 15g　延胡索 15g　鳖甲 30g　玫瑰花 10g　薤白 6g　荔枝核 10g　丝瓜络 12g

分析：患者怕婚后输卵管炎症引起输卵管不通而致不孕，因而思虑无穷，主要病理是肝旺。胸闷，口干喜冷饮，两少腹痛，月经量少，是肝阴受损、肝阳偏旺，最好用加味逍遥散加减。

重整方：

柴胡 6g　当归 15g　白芍 12g　白术 15g　茯苓 12g　甘草 6g　丹参 15g　川楝子 10g　生牡蛎 30g　枸杞子 15g

此患者属正虚邪实，本虚标实，阴伤血不足。月经正常靠血的生化，过凉的药不利于血的化生；亦不宜过于攻伐，不能专于破血，而应养血平肝。月经量少，用牡丹皮、栀子过凉了，不如改为丹参；胸闷，气短，不是少气而是郁，要开郁，且患者喜叹息，乳胀乳痛，当用川楝子疏肝；肝血不足本应用山萸肉养肝血，但其性酸收，于胸闷、月经量少不利，故不用；不用生地，因其太腻太凉，这里是要活，加点枸杞子养肝血；面色无华是正气不足，不能过用攻伐，而疏肝理气药都伤精血。虽说是有炎症，但不是进行期，不能过于消炎，要分轻重缓急。虽说当归、白芍相配养肝血，但当归宜重用，白芍宜轻用；因患者胸闷，伤寒有胸满闷去白芍，所以即使用亦要少用，而重用当归，因要疏肝，当归行血，肝血一行肝气自然疏通。口干烦躁，但无口苦，故不用牡丹皮、栀子，口干是气滞，疏泄太过，会进一步加重闭经。胸闷、气短，不用参，因肝旺，用参后反把阳升起来了，而宜用比较平淡的药。薤白治胸痹、胸痛彻背，是通心阳的药，在这里不合适，再说薤白辛温，属燥药，这里肝旺，若再用温药，恐进一步提升肝阳。

绝经前后诸证 1 例

叶某某，女，47 岁，入院日期：1983 年 10 月。

患者阴道出血月余未净，收入住院。近 3 年来月经先期，常一月两行，经期长达半月，量多，用纸 3～7 刀，1982 年 5 月至今因此病一直在家休息。本次月经于 8 月 21 日来潮，至今月余未净，开始量多如崩，前 10 天用纸 8 刀，近日量逐渐减少，淋漓不尽，经色开始红，后渐转黯红，近日为咖啡色，无明显血块；伴腰酸痛喜按，左下腹痛，头昏，心慌，怕冷，四肢酸软乏力，时汗出，纳少乏味，口干喜冷饮，但不多饮，大便两日一行，有欲解不出之感，睡眠差，两目干涩而胀，双下肢浮肿；舌淡胖，脉沉细。妇检：子宫稍大。孕 5 产 4 人流 1，已结扎。查小便：有蛋白、红细胞少许。

原用方：

党参 12g　炙黄芪 15g　白术 12g　当归身 10g　白芍 12g　枸杞子 12g　炙甘草 3g　龙眼肉 12g　广木香 4.5g　连皮茯苓 15g　川断 12g　熟地 20g

服上药后曾止血 4 天，后又开始出血。

分析：上面的治疗方法是对的，患者 47 岁，是更年期月经失调；失血后，头昏、心慌、怕冷是气血两虚，脾肾不足；脉细，舌淡，舌体胖为虚证。此病例为气血两虚，又在出血，连皮茯苓用 15g 重了，又配了广木香，下行力太大了，连皮茯苓比茯苓的作用强，把连皮茯苓改为茯苓 12g 即可；主要是脾肾两虚，再加山萸肉 15g 养肝肾精血；熟地太壅滞所以不用；炙甘草可加重到 4.5g；血虚心慌加炒枣仁 10g；查小便，有红细胞、蛋白少许，说明有炎症，可加芡实、黑豆补肾消蛋白；不用广木香，用去白陈皮，健脾和中，利水消肿，化湿行水在中焦，不会引血下行。对出血的病人，用淡渗的药要慎重，茯苓不要随便用，连皮茯苓用于急性水肿，连皮茯苓配猪苓作用更强，而这里是虚证。气血两虚，浮肿是虚性浮肿，是由出血多引起的。

重整方如下：

党参 12g　炙黄芪 15g　白术 12g　当归身 10g　白芍 12g　枸杞子 12g　炙草 4.5g　茯苓 12g　川断 12g　炒枣仁 10g　芡实 12g　黑豆 30g

附：《傅青主女科评注》

黄绳武　编著

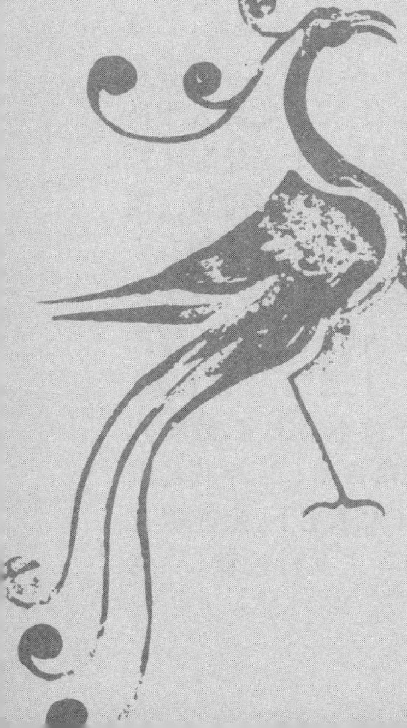

前 言

傅青主先生，名山，山西曲阳人。生于明万历三十三年（1605 年），卒于清康熙二十三年（1684 年），享年 79 岁。初名鼎臣，字青竹，后改字青主，曾别署名公它，亦称石道人，又字啬庐，性喜苦酒，故又称老蘗禅。明亡后，他深具民族气节，改着朱衣黄冠，乃自号朱衣道人，隐居崛嵋山中（在今山西曲阳县西城北）。山为明季诸生（秀才），多才多艺，诗文书画，均有深厚造诣。因见当时封建王朝腐败不堪，民生凋敝，遂弃举子业，乃专心研究古学，博览群书，手不释卷，并精通医学。曾受明·山西督学袁临侯（继咸）所器重。袁遭山西巡按御史张孙振诬陷下狱，傅氏为之不平，徒步入京，叩阍讼冤，袁案得白，其见义勇为之声亦传闻于天下。其与大儒顾炎武友善，顾颇推崇傅氏，曾赞云："萧然物外，自得天机，吾不如傅青主"。其高风盛德，名重一时，可以概见。清·康熙帝召选博学鸿词，廷臣曾交章推荐傅山。他坚守民族气节，以老病为由，辞不应召，更为朝野人士所钦敬。故又称其为徵君。据考他著有《性史》、《十三经字区》、《周易偶释》、《周礼音义辨条》、《春秋人名韵》、《地名韵》、《两汉人名韵》等书（见嵇曾筠《傅青主先生传》）。但医界中颇有人认为他不曾撰著医书，"女科·产后编"是否傅氏手著，尚大属疑问。这些著作可能为后人藉傅氏盛名而伪托，也可能为傅氏临床经验医案，被人加工渲染而成。傅乃一代通儒，涉猎百家，其文笔畅茂，且生平对八股文深恶痛绝。试读本书文字，颇类八股文体裁；又议病多有庸俗之处，缺乏蕴藉含蓄；再者书名以《女科·产后编》并列，殊属欠妥，皆非出自大家笔下，余亦曾有所同感。近阅山西人民出版社出版的《傅青主女科校释》一书中,经何高明同志考证,《傅青主女科》乃傅氏医学手著,只因后人篡改或抄袭时鲁鱼帝虎,谬误百出,致使有些文字粗陋,说理亦有牵强附会之处,已失其原著真貌,造成后世真赝难辨。缘何仍加评注,并向读者推荐?因其内容对妇科医生作为临床指导参考,确有重要价值。其一,他所创制的方剂,颇能结合临床实际。例如"白带下病"的"完带汤"及其它治疗本病效果卓著的常用良方,都是为医界所公认的,且较之其它妇科专著,具有独特的风格。其二,全书极少使用前人成方,即使选用,也必须根据辨证增损化裁。因此不难看出它遵古而不泥于古,紧密结合临床,不落前人窠臼,且立方遣药,平允而无偏颇,可称妇科医籍中一部较好的专书。其三,其辨证以脏腑气血并结合冲任为中心,尤其着重于肝、脾、肾三脏。每节论治大都本此,所制各病方剂,也多从这三脏着手。例如:完带汤、平肝开郁止血汤、两地汤、定经汤、健固汤、调肝汤、养精种玉汤等,都是以肝、脾、肾为主创制的。这些方剂立方谨严,佐使有制;着重扶正,虽有病邪,总以扶正祛邪为主。进而细玩其用药特点,乃处处以照顾精血为其理论核心。盖妇人经、孕、产、乳俱以血用事。故其制方大抵不出健脾益气,调肝养血,补肾填精之法。其选药方面,多采甘温、甘凉、咸平、温润等味,如人参、黄芪、白术、山药、生地、熟地、当归、枸杞、菟丝子、巴戟、龟板、阿胶等益气养精滋血药为其常用之品。对大苦大寒,大辛大热,伤精损血之药,则比较慎用。这点是值得我们阅读本书时应深入领会的。然而它并不是完美无缺的,也还存在不足之处。一是有的说理偏于牵强附会,姑且置之;一是有的涉及封建迷信,应予摒弃;一是对他所制各方,过于肯定,如一剂轻,几剂痊愈,不无夸张之嫌,亦姑听之。总之,取其精华,弃其糟粕,批判地继承下来,对指导妇科临床,良多裨益。至于如何举一反三,灵通变化,则存乎其人。所谓大匠诲人以规矩,不能使人以巧,是有一定道理的。

关于"产后"一篇所举各种难产,在当时历史条件下,对保护妇幼健康,是起了一定救死扶伤作用的。但在科学昌明的今天,新法接生和手术助产已普遍施行,较之安全多矣,故未予评注。至于《产后编》是否傅氏所著,更属疑问,此未予评注,希读者谅之。

湖北中医学院附属医院教授　黄绳武

一九八四年十月于武昌

编写说明

一、本评注系选用商务印书馆一九五七年六月版本为依据。据该书出版说明称“本书原据海山仙馆业书本排版,曾列入业书集成……改正了原排印的错字,利用旧版重印。”因此我就采用了这个版本。

二、本书仅对女科上下卷作了评注。产后编则未予释述。

三、为了使读者对本书各节加深理解,故逐节逐条评释,并在每章节前作了简要概述,例如带下、血崩、调经等章节即是。

四、对本书中涉及封建迷信的部分作了批判。

五、对本书说理有些牵强附会的部分,有的作了批判式的解释,有的则作了存疑,如子鸣、产后肉线出、产后肝痿等。

六、本书承杨文兰、梅乾茵等同志协助查阅有关资料及校对缮写,在此表示感谢。

七、由于本人学识简陋,见闻不广,错误之处,在所难免,敬希同道不吝赐教,予以指正,则不胜感激之至。

目　录

女科上卷

带　下

带下有广义狭义两种。广义带下乃泛指女子束带以下之病，亦即经、带、胎、产诸症之统称。如《史记·扁鹊仓公列传》载："扁鹊过邯郸，闻贵妇人，则为带下医"。带下医即指妇科医生。又如《金匮要略·妇人杂病脉证并治》有三条经文言及"带下"，一云："……此皆带下"，一云"……此病属带下"，一云"带下经水不利"，都是叙述的妇科杂病。狭义带下则专指妇人阴中流出粘液，如涕如唾，因带脉失约所致者。故"带下"一说，因其所下绵绵如带得名。此篇所论，则属后者。

白带下

【原文】

夫带下俱是湿证。而以带名者，因带脉不能约束，而有此病，故以名之。盖带脉通于任督，任督病而带脉始病。带脉者，所以约束胞胎之系也。带脉无力则难以提系，必然胞胎不固。故曰：带弱则胎易坠，带伤则胎不牢。然而带脉之伤，非独跌闪挫气已也，或行房而放纵，或饮酒而颠狂，虽无疼痛之苦，而有暗耗之害，则气不能化经水，而反变为带病矣。故病带者，惟尼僧寡妇出嫁之女多有之，而在室女则少也。况加以脾气之虚，肝气之郁，湿气之侵，热气之逼，安得不成带下之病哉。故妇人有终年累月流下白物，如涕如唾，不能禁止，甚则臭秽者，所谓白带也。夫白带乃湿盛而火衰，肝郁而气弱，则脾土受伤，湿土之气下陷，是以脾精不守，不能化荣血以为经水，反变成白滑之物，由阴门直下,欲自禁而不可得也。治法宜大补脾胃之气,稍佐以舒肝之品,使风木不闭塞于地中,则地气自升腾于天上,脾气健而湿气消,自无白带之患矣。方用完带汤。

白术一两,土炒　山药一两,炒　人参二钱　白芍五钱,酒炒　车前子三钱,酒炒　苍术三钱,制　甘草一钱　陈皮五分　黑芥穗五分　柴胡六分

水煎服。二剂轻,四剂止,六剂则白带全愈。此方脾胃肝三经同治之治,寓补于散之中,寄消于升之内,开提肝木之气,则肝血不燥,何至下克脾土;补益脾土之元,则脾气不湿,何难分消水气,至于补脾而兼以补胃者,由里以及表也。脾非胃气之强,则脾之弱不能旺,是补胃正所以补脾耳。

【评注】

此节虽论白带,但为论带下病之篇,故先总论"带下"之病因病机。开始即揭示"夫带下俱是湿症",认为带下都是因湿邪致病,以带脉弛而下陷使然。接着阐述带脉与任督两脉的密切关系,以带脉通于任督,必是任督先病而后连累及带脉,致带脉失于约束发为带下。盖带脉者所以约束胞胎之系也,"带脉无力,则难以提系,必然胞胎不固。""带弱则胎易坠,带伤则胎不牢。"充分论证带脉对维系胞胎之重要性。最后转入带病本题,总结带下病源,大抵不外"脾气之虚,肝气之郁,湿气之侵,热气之逼"。从脏腑辨证而论,多发于脾、肝,从六气而论多属于湿、热。对带下成因作了全面的分析。

白带发病机理,属脾虚、肝郁。因脾虚则湿聚,湿为阴邪,湿盛则易致脾阳不振。脾与胃互为表里,一湿一燥,一降一升,脾病势必及胃;肝喜条达而恶抑郁,肝郁则木横,最易乘侮脾土,脾伤及胃,则中气无权。此即所谓"湿盛而火衰,肝郁而气弱"。治法"宜大补脾胃之气,稍佐以舒肝之品"。可见其说理立法,井井有条。

完带汤尤有其独到之处。因本病成因在“湿”，重点在“脾”，必须“大补脾胃之气”，方中突出白术、山药二味之甘，一温一平，均重用一两，相互协同，以健脾土而扶其冲和之气；苍术苦温，温阳升散，燥湿和胃；再以人参补益中气，甘草和中，陈皮醒脾理气，得此则湿邪有制，中州之气陷自举，运化之功能得复；“稍佐舒肝之品”以解肝郁，故方中仅用柴胡六分，黑荆芥五分，取两药气味清芬舒肝达郁，升提肝木之气；因肝为刚脏，虽木郁达之，法当升散，但又不宜太过，而使风木鸱张，故再加白芍之酸并以酒炒五钱，以养血柔肝，使其柔而不滞，敛中有散。如此则肝郁得舒，风木自平。此种妙用与局方逍遥散立意相类似，实得调肝之奥秘。且必让湿有去路，故用车前子以分消水气。脾土健运中阳即复，带脉自然随之而恢复正常功能。此方正如傅氏自注为“脾、胃、肝三经同治之法”，“寓补于散之中，寄消于升之内”。观其全方，重在一个“湿”字，其补、散、升、消，都是为湿邪开路，所谓健脾和胃，舒肝达木，无非是使“风木不闭，地气升腾”，湿气自消。方中药共十味，而各药用量轻重悬殊，主次分明，佐使有制，学者必须仔细琢磨，然后始有得也。

又“带下”傅氏谓系“带脉不能约束”，此说并非由傅氏始，宋代陈自明即已论及，如“……人有带脉，横于腰间，如束带状，病生于此，故名为带。”至于“白带”正如本节所指出的：“妇人有终年累月，下流白物，如涕如唾，不能禁止”者，始属带病。假如经期前后或妊娠早期，阴道偶有少量分泌物，亦如带状，则属生理正常现象，不作病论。正如王士雄云：“带下乃女子生而即有，津津常润，本非病也。”所谓带下必属带脉失约为病，也不尽然。如李东垣说：“血崩则亡阳，白滑之物下流，未必全拘于带脉……”同一带病，有虚有实，因热因寒，属脾属肾，绝非一致。余临床尝见因肾阳虚衰致精液滑泄不禁，白滑之物直下，其质清稀，无何气味，且伴有明显腰酸腿软，精神疲乏，头晕耳鸣，下部清冷，嗜卧畏寒，小便清长，舌淡苔薄，脉象细弱者。以温肾固摄为治,仿内补丸方意化裁,每收良效。

本节遗憾的是脉证不详,对初学临床者,无所借鉴。今姑以药测证,除白带绵绵直下,不能自禁外,必伴有饮食少思,四肢倦怠,大便溏薄,脘胁不舒,苔白而润,脉细而缓,据此才是完带汤证。

傅氏所云“甚则臭秽”一语,不可忽视。病如至此,已属湿热郁久化毒,似非完带汤所能奏效,必须警惕。此症或为湿热化毒之症,亦即现代医学所指的滴虫、霉菌等阴道炎症,甚或为生殖器官恶性肿瘤。此时宜结合妇科检查,明确诊断,以免贻误病情。

青　带　下

【原文】

妇人有带下而色青者,甚则绿如绿豆汁,稠粘不断,其气腥臭,所谓青带也。夫青带乃肝经之湿热。肝属木,木色属青,带下流如绿豆汁,明明是肝木之病矣。但肝木最喜水润,湿亦水之积,似湿非肝木之所恶,何以竟成青带之证?不知水为肝木之所喜,而湿为肝木之所恶,以湿为土之气故也。以所恶者合之所喜,必有违者矣。肝之性既违,则肝之气必逆。气欲上升,而湿欲下降,两相牵掣,以停住于中焦之间,而走于带脉,遂从阴器而出。其色青绿者,正以其乘肝木之气化也。逆轻者,热必轻而色青;逆重者,热必重而色绿。似乎治青易而治绿难,然而均无所难也。解肝木之火,利膀胱之水,则青绿之带病均去矣。方用加减逍遥散。

茯苓五钱　白芍五钱,酒炒　甘草五钱,生用　柴胡一钱　陈皮一钱　茵陈三钱　栀子三钱,炒

水煎服。二剂而色淡,四剂而青绿之带绝。不必过剂矣。夫逍遥散之立法也,乃解肝郁之药耳,何以治青带若斯其神与?盖湿热留于肝经,因肝气之郁也,郁则必逆,逍遥散最能解肝之

郁与逆。郁逆之气既解，则湿热难留。而又益之以茵陈之利湿，栀子之清热，肝气得清，而青绿之带又何自来？此方之所以奇而效捷也。倘仅以利湿清热治青带，而置肝气于不问，安有止带之日哉！

【评注】

《内经》以五行五色配五脏，青为木色属肝所主。傅氏对“青带”以肝经湿热辨证，即依经旨立论。薛立斋辨青带云：“色青者属肝。”但一笔略过，并未详述，可能薛氏对本症未尝多见。至于湿热从何而来，本节论之较详。因肝为木脏，最喜水涵，肝气先郁，则木不能疏土。湿为脾之气，应受肝制。今肝不能制脾，而脾气反侮，故傅氏释注谓“木病则土气乘之”，即五脏所克者为其所恶。湿气为肝所恶，以所恶者凌其已病之肝，所恶与所喜合，互相交争，则肝郁益甚。郁久化热，湿热互结，胶着难分，肝气欲升不能升，湿气欲降不能降，两相牵制，留于中焦，以致累及带脉，乘肝木气化而下为青绿之带，此即本病之主因。故其治法：“以解肝木之火，利膀胱之水。”意在开郁泻火，湿热分消，病因既去，青带自止。观其创制加减逍遥散，便可领悟。

逍遥散乃解肝气郁逆之名方，自宋以来，为古今医家所公誉。本病既因肝先郁而后脾湿侮之，致湿热留于肝经，自宜速解肝郁而清泻湿火。以逍遥散对症加减，灵活运用，颇具独到之处。妙在将原方减去当归之油润，防其滞热聚湿，不使关门留盗；减去白术之扶中，防其脾湿侮肝益甚，不去是助桀为虐。故方中去上二味只以柴胡达木舒肝，加陈皮调气开郁，倍茯苓淡渗以利中焦之湿；重用生甘草以泻火、解毒、缓急，即《素问·脏气法时论》所谓“肝苦急，急食甘以缓之”之义。一药而三使，且量达五钱之多。除仲景而下，各家方书，如此用量，颇不多见。或虑过甘令人中满，况本症乃肝郁湿热，似非所宜。殊不知此方甘苦同用，渗利并行，则泻而不伤，行而不壅，自收去病于无形之效。由此益见傅氏卓识过人,独具匠心。再观其以栀子之苦寒直泻郁火,茵陈清热利湿,协同茯苓下达膀胱而利水,理义更明。然而上述诸药,旨在去病。毕竟肝为将军之官,体阴而用阳,祛邪虽属急务,但易损及肝阴,故以白芍一味,柔养肝木,酒炒不致留邪。综上所述而治,则肝气得清,湿热难留,带亦自止。此即傅氏所指,利湿清热,不能不问肝气之至意。

本节所论青绿带下,从现代医学而观,属阴道脓性分泌物者为多,而非炎症引起者则较少见。余平时临诊,曾见几例,经妇科检查未发现器质性病变,涂片检查亦发现真菌及寄生虫等。经仿傅氏此法酌加生地、木通、黄柏、苦参等味,增损出入,收效亦显。因此益信傅氏此说不诬。故窃望读者慎勿以此症较少,而轻予略过。

黄 带 下

【原文】

妇人有带下而色黄者,宛如黄茶浓汁,其气腥秽,所谓黄带是也。夫黄带乃任脉之湿热也。任脉本不能容水,湿气安得而入而化为黄带乎?不知带脉横生,通于任脉,任脉直上走于唇齿,唇齿之间,原有不断之泉,下贯于任脉以化精,使任脉无热气之绕,则口中之津液尽化为精,以入于肾矣。惟有热邪存于下焦之间,则津液不能化精,而反化湿也。夫湿者,土之气,实水之侵;热者,火之气,实木之生。水色本黑,火色本红,今湿与热合,欲化红而不能,欲返黑而不得,煎熬成汁,因变为黄色矣。此乃不从水火之化,而从湿化也。所以世之人,有以黄带为脾之湿热,单去治脾而不得痊者,是不知真水真火合成丹邪元邪,绕于任脉胞胎之间,而化此黄色也,单治脾何能痊乎?法宜补任脉之虚,而清肾火之炎,则庶几矣。方用易黄汤。

山药一两,炒　芡实一两,炒　黄柏一钱,盐水炒　车前子一两,酒炒　白果十枚,碎水煎。连服四剂，无不全愈。此不特治黄带方也，凡有带病者，均可治之，而治带之黄者功更奇也。盖山药、芡实专补任脉之虚，又能利水，加白果引入任脉之中，更为便捷，所以奏功之速也。至于用黄柏清肾中之火也，肾与任脉相通以相济，解肾中之火，即解任脉之热矣。

注：黅音琴，即言带色之有变化者。《素问·气交变大论》："岁土不及，其谷黅。"

【评注】

本节论"黄带乃任脉之湿热"，其说有据。如《素问·骨空论》云："任脉为病，女了带下瘕聚。"巢元方亦云："任脉为经之海，任之为病，女子则为带下。"足见带下以任脉为病立论，由来有本。但宋·陈自明论黄带则谓："伤足太阴脾经，黄如烂瓜。"明代薛立斋亦谓："色黄者属脾"。历代医家认为黄带属脾经湿热者，实属不少。所以傅氏兴世人以黄带为脾经湿热之叹，乃上本经旨，独抒己见，而一反众议，特以任脉之湿热立论，谓任脉上承津液，下达入肾以化精。如热扰下焦，则津液不能化精，反化为湿，热与湿搏，扰于任脉，发为黄带。色黄者是由湿热交蒸变化而来。如前言之成理。至于所谓水黑火红，不能互变，其说难辨，不必深究。尤其是"真水真火合成丹邪元邪"之说，无非是言命门真火与肾中真水被湿热交蒸，迫而妄动，则成贼邪为患。语涉虚玄亦姑置之。既然症属任脉为病，法以"补任脉之虚，清肾火之炎"，自属正治。

易黄汤药共五味，药简而力专，功在调补任脉，而清利湿热，堪属奇方。其中山药、芡实均炒用一两为主，山药味甘，能入肺、脾、肾三经，芡实味甘、苦、涩，亦入肺肾。肺为水之上源而主治节，脾主转输，肾主收藏而布津液，水气通调，赖此三脏，以山药、芡实直接补之，则脏气平调，而水气自利，并非二药真能利水也。正如清·黄宫绣《本草求真》中云：芡实"……惟其味甘补脾，故能利湿。”山药能“补脾、益气、除热……然性虽阴而滞不甚，故能渗湿”，炒用意在防其滞涩，促其通调。寓补于行，能守能走，此思虑入微，颇堪效法。至言其补任者，亦因二药能补脾肾，任脉与之相通，故补其脏即补其相通之脉也。“白果引入任脉之中”一说，据清·杨时泰云:“此果经霜乃熟，禀收降之气最专。”故能直达下焦，及于任脉。上三药重在扶正，然必须有所祛邪，因此再用盐水炒黄柏，以清肾中之火，酒炒车前子清渗散利，俾邪有出路。如是则湿热得解，任脉自安，黄带即止。

黄带一症，为今日妇科常见疾患，通论以脾经湿热下注定义。如上所举陈自明、薛立斋等，皆主此议。惟傅氏分析精辟，专主任脉为病，立法用药，亦较平允。临证合拍，颇为有效。余从此悟出，湿热流注下焦，伤及冲任，始为黄带。若其湿浊壅聚，郁久化热，交蒸酿脓，则带色黄如酽茶，且味夹腥秽。重者则化为毒火，以至口苦溲热，阴痒灼痛，色亦由黄变为脓汁夹杂而下，如此则远非易黄汤所能为功。必须泻火、利湿、解毒，方可奏效。余临床每以山药、生甘草、黄柏、车前子等为基方，随证增味。如口苦者加炒栀子、丹皮，溲热赤黄者加茵陈、木通，阴痒者加苦参、地肤子、炒荆芥，兼有血热者加生地、赤芍，腥臭甚者加樗根白皮、土茯苓、忍冬藤，烦热者加白薇，胸胁不适者加柴胡，少腹胀痛者加川楝、白芍。不拘成方，随证加减，疗效尚可。但上述诸证，必须经妇检排除患有生殖器官赘生物者。如属霉菌性、滴虫性阴道炎者，则需配合外用熏洗之药，方能有效。谨附及之。

黑 带 下

【原文】

妇人有带下而色黑者，甚则如黑豆汁，其气亦腥，所谓黑带也。夫黑带者，乃火热之极也。或疑火色本红，何以成黑？谓为下寒之极或有之，殊不知火极似水，乃假象也。其症必腹中疼痛，小便时如刀刺，阴门必发肿，面色必发红，日久必黄瘦，饮食必兼人，口中必热渴。饮以凉水，少觉宽快，此胃火太旺，与命门膀胱三焦之火，合而熬煎，所以熬干而变为炭色，断是火热之极之变，而非少有寒气也。此等之症，不至发狂者，全赖肾水与肺金无病，其生生不息之气，润心济胃以救之耳。所以但成黑带之症，是火结于下，而不炎于上也。治法惟以泄火为主，火热退而湿自除矣。方用利火汤。

大黄三钱　白术五钱，土炒　茯苓三钱　车前子三钱，酒炒　王不留行三钱　黄连三钱　栀子三钱，炒　知母二钱　石膏五钱，煅　刘寄奴三钱

水煎服，一剂小便疼止而通利，二剂黑带变为白，三剂白亦少减，再三剂全愈矣。或谓此方过于迅利，殊不知火盛之时，用不得依违之法，譬如救火之焚，而少为迟缓，则火势延燃，不尽不止。今用黄连、石膏、栀子、知母，一派寒凉之品，入于大黄之中，则迅速扫除；而又得王不留行与刘寄奴之利湿甚急，则湿与热，俱无停住之机；佐白术以辅土，茯苓以渗湿，车前以利水，则火退水进，便成既济之卦矣。

【评注】

黑带一症，临床殊属罕见。即令有之，亦多为崩漏日久，瘀滞不净，淋漓而下。其色或如咖啡，或如酱汁。有类陈自明论五带所云："伤足少阴肾经，黑如衃血"者。本节所论，殆即此类之症欤？曰：否！观其所叙症状，面色发红，腹中疼痛，小便时如刀刺，阴门发肿，饮食兼人，口中热喜凉饮等，乃一派湿热化火，且将内燔之象，绝非单纯瘀血淋漓之病。审证推理，可能为先患冲任受损及月经失调，湿热之邪，乘虚侵袭，郁阻下焦血分，积久化为毒火而成。类似现代医学所指的下部继发感染之炎性病变。如先无瘀血阻滞，何致腹中疼痛？如无热毒，何致阴门发肿，小便时如刀刺？再观其利火汤用大黄、黄连、栀子等一派苦寒泻火解毒之品，已可概见。尤其方中用通经利水，并治痈疽恶疮之王

不留行,及破血下胀,善通妇人经脉之刘寄奴二味,以通经活血,利湿逐邪,乃除恶务急之意,亦即青主所云:“譬如救火之焚……迅速扫除……则湿与热俱无停住之机”,其理甚明。故本节特将伴随症状描述较详,以便学者掌握运用。同时明确指出“谓为下寒之极或有之”以示鉴别。因寒湿凝滞下焦,亦可腹痛,带下亦可色晦。如此又当于寒湿中求之。若不辨寒热,一见黑带,即浪投此方,则毫厘之差,必酿大错。读者务慎之。

赤 带 下

【原文】

妇人有带下而色红似血非血,淋沥不断,所谓赤带也。夫赤带亦湿病,湿是土之气,宜见黄白之色,今不见黄白而见赤者,火热故也。火色赤,故带下亦赤耳。惟是带脉系于腰脐之间,近乎至阴之地,不宜有火,而今见火证,岂其路通于命门,而命门之火,出而烧之耶?不知带脉通于肾,而肾气通于肝。妇人忧思伤脾,又加郁怒伤肝,于是肝经之郁火内炽,下克脾土,脾土不能运化,致湿热之气蕴于带脉之间,而肝不藏血,亦渗于带脉之内,皆由脾气受伤,运化无力,湿热之气,随气下陷,同血俱下,所以似血非血之形象现于其色也。其实血与湿不能两分,世人以赤带属之心火误矣。治法须清肝火而扶脾气,则庶几可愈。方用清肝止淋汤。

白芍一两,醋炒　当归一两,酒炒　生地五钱,酒炒　阿胶三钱,白面炒　粉丹皮三钱　黄柏二钱　牛膝二钱　香附一钱,酒洗　红枣十个　小黑豆一两

水煎服。一剂少止,二剂又少止,四剂全愈,十剂不再发。此方但主补肝之血,全不利脾之湿者,以赤带之为病,火重而湿轻也。夫火之所以旺者,由于血之衰,补血即足以制火。且水与血合而成赤带之证,竟不能辨其是湿非湿,则湿亦尽化而为血矣。所以治血则湿亦除,又何必利湿之多事哉。此方之妙,妙在

纯于治血,少加清火之味,故奏功独奇。倘一利其湿,反引火下行,转难遽效矣。或问曰:先生前言助其脾土之气,今但补其肝木之血何也?不知用芍药以平肝,则肝气得舒,肝气舒自不克土,脾不受克,则脾土自旺,是平肝正所以扶脾耳,又何必加人参白术之品,以致累事哉!

【评注】

前人论赤带,主湿主热,言实言虚,属心,属肝,属脾,属肾,议论纷纭,莫衷一是。如陈自明云:“伤手少阴心经,色如红津。”徐用诚亦云:“色赤属心。”缪仲淳云:“赤带多因心肝二火时炽不已,久而阴血渐虚,中气渐损,遂下赤带。”汪石山谓:“带证色有赤白之分……尽由中气亏败,运动失常,致湿热郁结于下焦带脉之分……”吴梅坡则主“带下不可作湿痰治,以补养固本为主”之论。特青主独辟众议,斥“世人以赤带属心火之误”,提出病属肝脾之说,且侧重肝经。病因肝郁克脾,致肝失藏血,脾失运化,肝血不足而火炽,脾不健运而湿聚,湿从火化,水与血合,转为火重而湿轻。故症见水血杂下,色虽红而似血非血,淋漓不断。傅氏为此所创制的清肝止淋汤有其独到之处。方中醋炒白芍、酒洗当归,均重用一两,以养肝血。醋炒,酒洗,有收有散,一开一阖,一和一守,以共奏调养肝血生生之机。佐以性味甘平之红枣,以安中资血,荣土制火,且其滋而不燥,和而不亢,不似参术甘温升阳,助火累事。即所谓“治血则湿亦除”之意。再佐小黑豆(穞豆)补肾益精,兼理伤中淋露。它如生地、阿胶凉血止血,丹皮、黄柏清泄相火,牛膝通淋,香附解郁,共奏清肝止淋之效。综观全方,益信“妙在纯于治血,少加清火之味”。庶几血生而火自平,肝舒而土自旺。方从四物汤化裁而来,即四物去辛窜之川芎,而更以开肝郁之香附,再加余味组合而成。其配伍谨严,面面俱到,机灵默契,诚属良方。若用之得当,收效必捷。但结合现代医学观之,多可能用于近似“血性白带”之类的病症,因此须注意排除生殖器官肿瘤,方不误事。

血　崩

崩漏系指妇女非月经期而阴道出血。前人又称“崩中”、“漏下”。其血势猛量多,大出不止者,为崩;势缓量少,淋漓难净者,为漏。如《济生方》云:“崩漏之病,本乎一证,轻者谓之漏下,甚者谓之崩中。”本篇所论,虽俱称“血崩”,但亦有言漏者,如《交感血出》节云:“……虽不至于血崩之甚,而终年累月不得愈……”又如《郁结血崩》节亦云:“夫肝主藏血,气结而血亦结,何以反致崩漏……”等,皆指漏下而言。然崩漏又可互相转化,如崩久不止,气血耗损,可转成漏;漏久不愈,病势日进,亦可成崩。本病成因,大抵不外气虚、血热,或气郁、血瘀而发。现代医学所指功能性失调性子宫出血、女性生殖器官炎症及肿瘤等疾患,凡可导致阴道出血者俱属此范畴。从症状而言,则统称崩漏,从性质而言,则有功能性与器质性病变之别。因前人限于历史条件,未能详辨,故临床必须结合妇科检查以区分之。

血崩昏暗

【原文】

妇人有一时血崩,两目黑暗,昏晕在地,不省人事者,人莫不谓火盛动血也。然此火非实火,乃虚火耳。世人一见血崩,往往用止涩之品,虽亦能取效于一时,但不用补阴之药,则虚火易于冲击,恐随止随发,以致经年累月,不能全愈者有之。是止崩之药,不可独用,必须于补阴之中,行止崩之法。方用固本止崩汤。

大熟地一两,九蒸　白术一两,土炒焦　黄芪三钱,生用　当归三钱,酒洗　黑姜二钱　人参三钱

水煎服。一剂崩止,十剂不再发。倘畏药味之重而减半,则力薄而不能止。方妙在全不去止血,而惟补血;又不止补血,而

更补气；非惟补气，而更补火。盖血崩而至于黑暗昏晕，则血已尽去，仅存一线之气，以为护持。若不急补其气以生血，而先补其血而遗气，则有形之血，恐不能遽生，而无形之气，必且至尽散，此所以不先补血而先补气也，然单补气，则血又不易生，单补血而不补火，则血又必凝滞，而不能随气而速生。况黑姜引血归经，是补中又有收敛之妙，所以同补气补血之药并用之耳。

【评注】

妇人一时血崩，以致昏倒不省人事，其发病之暴，出血之多，已可想见。如无夙因，何致骤然剧崩，必是先有冲任损伤，失于调治，一旦病发，势难收拾。《素问·阴阳别论》谓："阴虚阳搏谓之崩。"是言阴虚而阳盛，始发崩中。盖阴主精血，阳主气火，阴本涵阳，今阴不足则阳独胜，迫血妄行而成崩中。此属本病发病机理之常。故本节云："……人莫不谓火盛动血也。"且气为血之帅，血为气之母。血崩后，阴血大损，气随血耗，阳气亦因之而势微。所以傅氏特地指出："此火非实火，乃虚火耳。"当此之时必须气血两补，俾阳复始能壮气摄血，血生始能配气涵阳。如是循环来复，方可渐趋正常。法宜益气补血。固冲止崩。

固本止崩汤中重用熟地滋阴养血，白术健脾，而资血之化源，人参、黄芪补中益气以固冲，且黄芪配当归又能补血，佐黑姜既可引血归经，更有补火收敛之妙。庶几阳生而阴长，气充而血沛，冲脉得固，崩中自止。

暴发崩中，出血过多而不止，以至昏厥晕倒，不省人事，可见势甚危急。其症必见面色苍白，四肢厥冷，气息奄奄，脉象微弱。亦即现代医学所谓"失血性休克"。当此危急之际，恐固本止崩汤缓难济急。必须重用独参汤或参附汤酌加姜炭、阿胶，药力雄厚而功专，及配合针灸，以回阳固脱，俟苏复之后再进上方，较为安妥。并须进询病史结合妇科检查，以排除妊娠出血疾患或生殖器官损伤、肿瘤等病。

年老血崩

【原文】

妇人有年老血崩者,其症亦与前血崩昏暗者同,人以为老妇之虚耳,谁知是不慎房帏之故乎!夫妇人至五十岁之外,天癸匮乏,原宜闭关守寨,不宜出阵战争,苟或适兴,不过草草了事,尚不至肾火大动。倘兴酣浪战,亦如少年之好合,鲜不血室大开,崩决而坠矣。方用加减当归补血汤。

当归一两,酒洗　黄芪一两,生用　三七根末三钱　桑叶十四片

水煎服。二剂而血少止,四剂不再发。然必须断欲始除根。若再犯争欲,未有不重病者也。夫补血汤乃气血两补之神剂,三七根乃止血之圣药,加入桑叶者,所以滋肾之阴,又有收敛之妙耳。但老妇阴精既亏,用此方以止其暂时之漏,实有奇功,而不可责其永远之绩者,以补精之味尚少也。服此四剂后,再增入白术五钱,熟地一两,山药四钱,麦冬三钱,北五味一钱。服百剂,则崩漏之根可尽除矣。

【评注】

老妇血崩,因不慎房帏者,事或有之。观其所述症状,既与"血崩昏暗者同",则必亦因出血过多,而见昏厥晕倒,不省人事,势较危急。责其肾火大动,血室大开,尚属有理。因妇人七七天癸竭,任脉虚,太冲脉衰少,地道不通。况年过五十以外,则天癸已竭,冲任虚衰已甚,自应慎房帏而节情欲。否则肾火大动而血室大开,发为血崩,似可概见。方用当归补血汤加三七根末,气血两补而兼止涩,尚属可行。所佐桑叶一味,言其有"滋肾收敛"之妙,愚意必须采用经霜而叶尚青绿者为佳,若枯黄之品,恐无此功。然既言与"血崩昏暗症同",则首须按前举急救法处理,待复苏之后再用此方。另外从所谓服此四剂后再增入白术、熟地等服百剂除根之语中可见,其病势缠绵,似成痼疾,而

非偶因一时房帏不慎蹈此大咎。不然,何致须服药百剂之多。如属缓病,制成膏丸徐徐图之即可,汤剂乃治病情急者,续服百剂,可知病情非缓。一则必是素有脾肾久虚,冲任亏损,以致不耐云雨之伤;一则疑为现代医学所指老年损伤性阴道壁裂伤或生殖器官肿瘤之类疾患等。因此,如遇本症,必须结合妇检,明确诊断。是裂伤者即时缝合,后进本方,疗效较为可靠。若果属恶性病变,则上列百剂之方,能否除根,尚属疑问!傅氏限于当时历史条件,仅随证施治,究不知其性质为何,致使今人颇费推测。观其"若再犯色欲,未有不重病者"一语,恐属器质性病变为多,切勿疏忽。

少妇血崩

【原文】

有少妇甫娠三月,即使血崩而胎亦随堕,人以为挫闪受伤而致,谁知是行房不慎之过哉!夫少妇行房,亦事之常耳,何便血崩?盖因元气衰弱,事难两顾,一经行房泄精,则妊娠无所依养,遂致崩而且堕。凡妇人之气衰,即不耐久战,若贪欢久战,则必泄精太甚,气每不能摄夫血矣。况气弱而又娠,再加以久战,内外之气皆动,而血又何能固哉?其崩而堕也亦无怪其然也。治法自当以补气为主,而少佐以补血之品,斯为得之。方用固气汤。

人参一两　白术五钱,土炒　大熟地五钱,九蒸　当归三钱,酒洗　白茯苓二钱　甘草一钱　杜仲三钱,炒黑　山萸肉二钱,蒸　远志一钱,去心　五味子十粒,炒

水煎服。一剂而血止,连服十剂全愈。此方固气而兼补血,已去之血可以速生,将脱之血可以尽摄。凡气虚而崩漏者,此方最可通治,非仅治小产之崩。其最妙者,不去止血,而止血之味含于补气之中也。

【评注】

少妇早孕而骤然血崩胎堕,究其起因,多由元气衰弱,冲任不固,复经闪挫或房事诱发。盖冲为血海,任主胞胎,冲任二脉乃胞胎所系,二脉之气血充沛,则胎乃安;二脉气血虚损,则胎易堕。朱丹溪云:"……冲任气虚,不能约制经血,故忽然而下。"妇女元气虚弱,多有冲任不固,况今又甫娠三月,复不慎房帏,更伤其精气,导致血崩胎堕,势在必然。以"固气汤"补气摄血,自属正治。方用补益气血之八珍汤加减化裁而成,病属气虚不能摄血,故八珍去川芎、白芍,防其伐气,佐杜仲、山萸肉,以补肝肾而养冲任,加远志、五味子以交通心肾而强志益精。因病由房事而起,同房则心气动而肾精泄,故以远志宁心安神,五味子滋肾养精,且二药同用,可使心肾相交,水火互济,俾协同参、术、归、地、萸肉等味,共奏益气、补血、填精、以固冲任之效。故原注云:"凡气虚而崩漏者,此方最可通治。"

交感血出

【原文】

妇人有一交合则流血不止者,虽不至于血崩之甚,而终年累月不得愈,未免血气两伤,久则恐有血枯经闭之忧。此等之病,成于经水正来之时,贪欢交合,精冲血管也。夫精冲血管,不过一时之伤,精出宜愈,何以久而流红?不知血管最娇嫩,断不可以精伤。凡妇人受孕必于血管已净之时,方保无虞。倘经水正旺,彼欲涌出,而精射之,则欲出之血,反退而缩入,既不能受精而成胎,势必至集精而化血。交感之际,淫气触动其旧日之精,则两相感召,旧精欲出,而血亦随之而出。治法须通其胞胎之气,引旧日之集精外出,而益之以补气补精之药,则血管之伤,可以补完矣。方用引精止血汤。

人参五钱　白术一两,土炒　茯苓三钱,去皮　熟地一两,九蒸　山萸肉五钱,蒸　黑姜一钱　黄柏五分　芥穗三钱　车前子五钱,

酒炒

水煎。连服四剂愈，十剂不再发。此方用参术以补气，用地萸以补精，精气既旺，则血管流通；加入茯苓、车前以利水与窍，水利则血管亦利；又加黄柏为引，直入血管之中，而引夙精出于血管之外，芥穗引败血出于血管之内，黑姜以止血管之口。一方之中，实有调停曲折之妙，故能祛旧病而除陈疴。然必须慎房帏三月，破者始不至重伤，而补者始不至重损，否则不过取目前之效耳。其慎之哉！宜寡欲。

【评注】

妇女经期，宜避房事，此乃古今皆知的常识。然而少年夫妻，一时情不自禁者，事尝有之。但亦不致造成流血不止，终年累月不得愈。若果如此，则属冲任受损，现代医学认为宫颈糜烂者每因交合而出血。所谓"……交感之际，淫气触动其旧日之精，则两相感召，旧精欲出，而血亦随之而出"等语，其说甚奇，颇欠真实。岂有旧精久留血管，而待其再次交接感召而出之理，其臆想非非，读之令人发噱。尤其引精止血汤方解自注中谓黄柏"……引夙精出于血管之外"，更属无稽。考之古籍，唐·甄权《药性本草》论黄柏云："……治下血。"金·张元素《珍珠囊》论黄柏亦只谓："泻膀胱相火……利下窍除热。"元·李东垣《用药法象》论黄柏为："泻伏火，救肾水，治冲脉气逆……小便不通。"综上诸家所论，测知黄柏功在平相火而清利下焦湿热，则傅氏独言其"引夙精出于血管之外"者，乃故神其说，以耸人听闻，反失其真矣。引精止血汤方益气补精止血，清利湿热，法尚可行。因其限于历史条件，说理过于牵强，不足凭据。

郁结血崩

【原文】

妇人有怀抱甚郁，口干舌渴，呕吐吞酸，而血下崩者，人皆以火治之,时而效,时而不效,其故何也?是不识为肝气之郁结也。失肝主藏血,气结而血亦结,何以反至崩漏?盖肝之性急,气结则其急更甚,更急则血不能藏,故崩不免也。治法宜以开郁为主。若徒开其郁,而不知平肝,则肝气大开,肝火更炽,而血亦不能止矣。方用平肝开郁止血汤。

白芍一两,醋炒　白术一两,土炒　当归一两,酒洗　丹皮三钱　三七根三钱,研末　生地三钱,酒炒　甘草二钱　黑芥穗二钱　柴胡一钱

水煎服。一剂呕吐止,二剂干渴除,四剂血崩愈。方中妙在白芍之平肝,柴胡之开郁,白术利腰脐,则血无积住之虞。荆芥通经络,则血有归还之乐。丹皮又清骨髓之热,生地复清脏腑之炎。当归、三七于补血之中,以行止血之法,自然郁结散,而血崩止矣。

【评注】

肝属木脏,性刚而急,主藏血而司疏泄,喜条达而恶抑郁。若情志抑郁,最易伤肝。肝郁则木不条达,疏泄失常;郁久则易化火,火气上炎,则津液被伤而口干舌渴;木横侮土,则胃失和降而呕吐吞酸;气结则肝急益甚,血失所藏而妄行为崩。张洁古云:“……肝为血府,伤则不藏血,而为崩中漏下。”病既由肝郁火逆引起,法应平肝开郁。肝舒则火自平,郁解则木自达,木达火平,血自归经而得藏矣。若单从火治,是舍本逐末,故其“时而效,时而不效”也。方用平肝开郁止血汤,标本同治,用药周全,面面俱到,实属对证之法。其方解自注颇详,毋庸重赘。所谓“白术利腰脐,则血无积住之虞”一语,其说有本。南北朝·陶弘景《名医别录》论白术云:“利腰脐间血……”明·李士材《本草图解》论白术亦云:“《别录》以为利腰脐间血者,因脾胃统摄一身之血,而腰脐乃其分野,藉其养正之力,而瘀血不敢稽留矣。”由此可见,白术一味,乃对症之妙用。方从加味逍遥散化

裁而来,其增损变化,左右逢源,颇能开人思路,实堪效法,学者宜细究之。

闪跌血崩

【原文】

妇人有升高坠落,或闪挫受伤,以致恶血下流,有如血崩之状者,若以崩治,非徒无益,而又害之也。盖此证之状,必手按之而疼痛,久之则面色痿黄,形容枯槁,乃是瘀血作祟,并非血崩可比。倘不知解瘀,而用补涩,则瘀血内攻,疼无止时,反致新血不得生,旧血无由化,死不能悟,岂不可伤哉!治法须行血去瘀,活血以止疼,则血自止而愈矣。方用逐瘀止血汤。

生地一两,酒炒　大黄三钱　赤芍三钱　丹皮一钱　当归尾五钱　枳壳五钱,炒　龟板三钱,醋炙　桃仁十粒,泡炒研

水煎服。一剂疼轻,二剂疼止,三剂血亦全止,不必再服矣。此方之妙,妙于活血之中,佐以下滞之品,故逐瘀如扫,而止血如神。或疑跌闪升坠,是由外而伤内,虽不比内伤之重,而既已血崩,则内之所伤,亦不为轻,何以只治其瘀,而不顾气也?殊不知升坠闪跌非由内伤以及外伤者可比。盖本实不拨,去其标病可耳。故曰急则治其标。

【评注】

妇人升高坠落,属跌仆损伤。阴道恶血下流状如血崩,显然为外伤及内,生殖器官受损使然。所谓"恶血",必然是血色暗红而有块,"手按而痛",乃拒按之象,亦即血瘀之征。所云:"久则面色痿黄,形容枯槁",是言跌伤时间较长,出血亦长时未止而血瘀于内。据此推测,内器有所损伤无疑。不然何致长时流血难止。从"拒按"而观,一则为有瘀血,一则可能器官损伤,甚至伤久发生感染而成慢性炎症,抑或早期妊娠,因跌仆导致不全流产,亦难排除。且长时出血,尚未致危亡者,可能损伤不甚严

重,亦未伤及要害。当时限于条件,仅凭感观识别,今日如遇此症,须应结合体检,明确诊断,再予对症处理,始较妥当。

逐瘀止血汤意在行血去瘀,活血止痛,并有凉血解毒作用。方从桃红四物合桃核承气汤加减化裁而成,用治外伤及内,自属正法。以生地为主,重用一两酒炒,乃寓止于行,且能清热凉血;归尾、赤芍、桃仁去瘀止痛;丹皮行血泻火;大黄凉血逐瘀;枳壳下气,佐大黄以促其涤荡瘀热之功。其中龟板一味,据元·朱丹溪《本草衍义补遗》云:龟板"……主阴血不足,去瘀血。"明·李士材《本草图解》亦云:"……去瘀血,止新血。"(古人亦有用败龟板下死胎及难产者),则知龟板既可去瘀,又可养阴,有去瘀生新之功。全方组织谨严,佐使有制,虽云"急则治其标",而又不致伤正,诚属一首良方。愚意若再加三七 30g 则更妙,问之高明,以为然否?

血海太热血崩

【原文】

妇人有每行人道,经水即来,一如血崩,人以为胞胎有伤,触之以动其血也,谁知是子宫血海,因太热而不固乎!夫子宫即在胞胎之下,而血海又在胞胎之上。血海者,冲脉也。冲脉太寒而血即亏,冲脉太热而血即沸。血崩之为病,正冲脉之太热也。然既由冲脉之热,则应常崩而无有止时,何以行人道而始来,果与肝木无恙耶?无脾健则能摄血,肝平则能藏血。人未入房之时,君相二火寂然不动,虽冲脉独热,而血亦不至外驰。及有人道之感,则子宫大开,君相火动,以热招热,同气相求,翕然齐动,以鼓其精房,血海泛溢,有不能止遏之势。肝欲藏之而不能,脾欲摄之而不得,故经水随交感而至。若有声应之捷,是惟火之为病也。治法必须滋阴降火,以清血海而和子宫,则终身之病可半载而除矣。然必绝欲三月而后可。方用清海丸。

大熟地一斤,九蒸　山萸十两,蒸　山药十两,炒　丹皮十两北五味二两，炒　麦冬肉十两　白术一斤，土炒　白芍一斤，酒炒　龙骨二两　地骨皮十两　干桑叶一斤　元参一斤　沙参十两　石斛十两

右十四味，各为细末，合一处，炼蜜丸桐子大，早晚每服五钱，白滚水送下，半载全愈。此方补阴而无浮动之虑，缩血而无寒凉之苦，日计不足，月计有余，潜移默夺，子宫清凉，而血海自固。倘不揣其本，而齐其末，徒以发灰、白矾、黄连炭、五倍子等药末，以外治其幽隐之处，尤恐愈涩而愈流，必至于败亡也。可不慎与！

【评注】

"妇人有每行人道，经水即来，一如血崩"与前节论"交感出血"相类似。但前者"不至于血崩之甚，而终年累月不得愈"，此节则形容"一如血崩……行人道而始来"，是言每有交合则出血量较多，若无房事血亦自止。此与前者因交接以致终年累月，淋漓难净者相比，可见其有不同之处。故前论为"精冲血管"，此论为"血海太热"乃二症鉴别之点。盖冲为血海，若血海热盛，势必迫血妄行而成崩中漏下。何以每行人道则来，不行人道则止？因其责之于"子宫大开，君相火动，以热招热，翕然齐动"，致脾失统摄，肝失固藏，血难止遏而大出，此言似可成理，但考之《灵枢·百病始生》篇"阳络伤则血外溢"之论，则当为脉络受伤而血始出。所谓"阳络"，愚意乃指机体浅表小血管而言，苟有损伤，势必血从外溢。进而证之现代医学则可能为宫颈慢性炎症及重度糜烂，甚至恶变，因而造成接触性出血，亦即所谓"阳络伤则血外溢。"不然，何至有用"发灰、白矾、黄连炭、五倍子等药末，以外治其幽隐之处"（系指阴道上药）。既然病因血海太热，君相火动，法当滋阴降火，以清血海而和子宫。方用清海丸以徐徐图之，是为正治。

方中重用熟地、玄参，以滋肾壮水，即"壮水之主，以制阳

光”之意;佐以地骨皮清至阴之热,干桑叶滋肾敛血,沙参、石斛以滋水之上源而收降火之效,麦冬清心养阴,五味益精滋肾以敛君相二火;更以丹皮直泻肝肾伏火,白术健脾摄血,萸肉、白芍柔肝藏血,山药共补脾肾,龙骨收涩。故云:“此方补阴而无浮动之虑,缩血而无寒凉之苦”。但言“日计不足,月计有余,潜移默夺……”说明本病乃慢性而较顽固者。故一面长期吞服本丸,一而绝欲忌劳,始可徐徐奏效。愚意若内服此丸,外用上述末药涂之,则疗效益著。若果属恶变,又恐非此法所能奏功也。

鬼　胎

妇 人 鬼 胎

【原文】

妇人有腹似怀妊,终年不产,甚至二三年不生者,此鬼胎也。其人必面色黄瘦,肌肤消削,腹大如斗。厥所由来,必素与鬼交,或入神庙而兴云雨之思,或游山林而起交感之念,皆能召祟成胎。幸其人不至浮荡,见祟而有惊惶,遇合而生愧恶,则鬼祟不能久恋,一交媾即远去,然淫妖之气,已结于腹,遂成鬼胎。其先尚未觉,迨后渐渐腹大,经水不行,内外相包,一如怀胎之状,有似血臌之形,其实是鬼胎,而非臌也,治法必须以逐秽为主。然人至怀胎数年不产,即非鬼胎,亦必气血衰微。况此非真妊,则邪气必旺,正不敌邪,其虚弱之状,必有可掬,乌可纯用迅利之药,以祛荡乎!必于补中逐之为的也。方用荡鬼汤。

人参一两　当归一两　大黄一两　雷丸三钱　川牛膝三钱　红花三钱　丹皮三钱　枳壳一钱　厚朴一钱　小桃仁三十粒

水煎服。一剂腹必大鸣,可泻恶物半桶,再服一剂又泻恶物而愈矣,断不可复用三剂也。盖虽补中用逐,未免迅利,多用恐伤损元气。此方用雷丸以祛秽,又得大黄之扫除,且佐以厚朴、桃仁红花等味，皆善行善攻之品，何邪之尚能留腹中，而不尽逐下也哉？尤妙在以参归以补气血，则邪去而正不伤。若单用雷丸、大黄以迅下之，必有气脱血崩之患矣。倘或知是鬼胎，如室女寡妇辈，邪气虽盛，而真气未漓，可用岐天师新传红花霹雳散：红花半斤，大黄五两，雷丸三两，水煎服，亦能下胎。然未免太于迅利，过伤气血，不若荡鬼汤之有益无损为愈也。在人临证时，斟酌而善用之耳。

室女鬼胎

【原文】

女子有在室未嫁，月经忽断，腹大如妊，面色乍赤乍白，六脉乍大乍小，人以为血结经闭也，谁知是灵鬼凭身乎！夫人之身正，则诸邪不敢侵，其身不正，则诸邪自来犯。或精神恍惚，而梦里求亲，或眼目昏花，而对面相狎，或假托亲属，而暗处贪欢，或明言仙人，而静地取乐，其始则惊诧为奇遇，而不肯告人，其后则羞赧为淫亵，而不敢告人。日久年深，腹大如斗，有如怀妊之形，一身之精血仅足以供腹中之邪，则邪日旺，而正日衰，势必至经闭而血枯。后虽欲导其经而邪据其腹，则经亦难通；欲生其血而邪食其精，则血实难长。医以为胎，而实非真胎；又以为瘕，而亦非瘕病。往往因循等待，非因羞愤而亡其身，即成劳瘵而终不起，至死不悟，不重可悲哉！治法似宜补正以祛邪。然邪不先去，补正亦无益也，必须先祛邪而后补正，斯为得之。方用荡邪散。

雷丸六钱　桃仁六十粒　当归一两　丹皮一两　甘草四钱

水煎。服一剂，必下恶物半桶，再服调正汤治之。

白术五钱　苍术五钱　茯苓三钱　陈皮一钱　贝母一钱　薏米五钱

水煎。连服四剂，则脾胃之气转，而经水渐行矣。前方荡邪，后方补正，实有次第。或疑身怀鬼胎，必大伤其血，所以经闭,今既坠其鬼胎矣,自当大补其血,乃不补血,而反补胃气何故?盖鬼胎中人,其正气大虚可知,气虚则血必不能骤生,欲补血必先补气,是补气而血自然生也。用二术以补胃阳,阳气旺则阴气难犯,尤善后之妙法也。倘重用补阴之品,则以阴招阴,吾恐鬼胎虽下,而鬼气未必不再侵,故必以补阳为上策,而血自随气而生也。

【评注】

"鬼胎"二节,纯属无稽之谈,前人对此早有批判。如明·虞抟《医学正传》云:"夫所谓鬼胎者,伪胎也,非实有鬼神交接而成胎也……有道之士,勿信乎邪说之惑焉!"

观其所叙症状,一则曰:"……其人必面色黄瘦,肌肤消削,腹大如斗……其先尚未觉,迨后渐渐腹大,经水不行……"一则曰:"月经忽断,腹大如妊,面色乍赤乍白,六脉乍大乍小……"前者明是"血臌"(可能为肝硬化腹水之类),后者明是"瘕症"(可能为结核性腹膜炎之类),而此老诡辩其非臌非瘕,以故神其说。再观其所制"荡鬼"、"荡邪"两方,亦均以行血逐瘀为主,佐以扶正。究竟鬼从何来?而又以何物逐鬼?两方不过均用"雷丸"而已。考之古籍,此药亦仅言其杀虫、行气、祛邪,亦从无逐鬼之说。何事此老,却振振有词,言之凿凿,自欺欺人,实属令人捧腹。诚所谓:"豆棚瓜架,雨夜秋坟",姑妄言之,姑妄听之可也。由此益见封建时代,统治阶级为束缚妇女谨守闺范,故设神鬼之说,作为精神枷锁以愚弄压迫的罪行。历来无辜妇女,身染痼疾,而受此邪说之诬,蒙辱不白至死者,不知凡几。可慨也夫!

调　经

月经亦称"月信",为妇女生理现象。一般应以每月按期来潮一次，如信使然。经来适量，色鲜，三至五日自净，无何痛楚者为正常。陈良甫云："……常以三旬一见，以象月盈则亏，不失其期，故名曰月信。"设若经来超前错后，或无定期，甚至年未老而经水先断，或年已老而经断复潮，经行前后小腹疼痛，以及经期吐衄，便血，泄水，经量偏多、过少，色不鲜而或暗或淡等，均属病态。

其发病机理，从脏腑论，多为肝、脾、肾功能失调；从经络论，多属冲任受损。因妇女以精血为用，肝主藏血，脾主统血，肾主藏精，精血同源，且冲为血海，任主胞胎，二脉同起于胞中，胞宫属肾所主，故本篇所论月经诸病，即以肝、脾、肾与冲任着眼。其论证说理，间有"标新立异"不无牵强之嫌，但其制方用药，实有其独到之处，对临床颇有裨益，学者宜细心研求之。

经水先期

【原文】

妇人有先期经来者，其经甚多，人以为血热之极也，谁知是肾中水火太旺之故！夫火太旺则血热，水太旺则血多，此有余之病，非不足之证也，似宜不药有喜。但过于有余，则子宫太热，亦难受孕，更恐有烁干男精之虑，过者损之，谓非既济之道乎？然而火不可任其有余，而水断不可使之不足。治之法但少清其热，不必泄其水也。方用清经散。

丹皮三钱　地骨皮五钱　白芍三钱，酒炒　大熟地二钱，九蒸　青蒿二钱　白茯苓一钱　黄柏五分，盐水浸炒

水煎。服二剂而火自平。此方虽是清火之品，然仍是滋水之味。火泄而水不与俱泄，损而益也。

又有先期经来，只一二点者，人以为血热之极也，谁知肾中火旺而阴水亏乎！夫同是先期之来，何以分虚实之异？盖妇人之经最难调，苟不分别细微，用药鲜克有效。先期者，火气之冲；多寡者，水气之验。故先期而来多者，火热而水有余也；先期而来少

者,火热而水不足也。倘一见先期之来,俱以为有余之热,但泄火而不补水,或水火两泄之,有不更增其病者乎?治之法不必泄火,只专补水,水既足,而火自消矣,亦既济之道也。方用两地汤。

大生地一两,酒炒　元参一两　白芍药五钱,酒炒　麦冬肉五钱　地骨皮三钱　阿胶三钱

水煎。服四剂而经调矣。此方之用地骨、生地能清骨中之热。由于肾经之热,清其骨髓则肾气自清,而又不损伤胃气,此治之巧也。况所用诸药,又纯是补水之味,水盛而火自平理也。此条与上条参观,断无误治先期之病矣。

【评注】

月经先期,乃属肾中火旺所致,但有虚实之分。经来量多者为实,经来量少者为虚。实者乃火旺而水尚足,虚者为火旺而水已亏。因相火过盛,则迫血妄行,故周期未届而先至。水有余则血多,水不足则血少。此为虚实之主证。但仅凭经血之多寡辨之,尚且不够,必须进而验之色,探其脉,始较周全。实证经色必紫而脉滑数,虚证经色必红而脉细数。且二症经质均较稠,此何以故?盖火旺而水有余,水火俱盛,其质自稠;火旺而水不足,水受火煎,其质亦稠。论治,实证以清火为主,虚证以壮水为先。"清经散"法在清热而不伤其水,"两地汤"妙在壮水以制阳光。

清经散方用丹皮凉血清热,明·李时珍《本草纲目》谓其"凉血,治血中伏火"。地骨皮以清胞热,元·王好古《汤液本草》云其"泻肾火……去胞中火"。佐黄柏以平相火,青蒿以清阴分之热;配熟地以滋肾水,白芍以敛阴;茯苓一味,既能利水,又可宁心。全方重在少少清火而水不伤,略略滋肾而火不亢。诚为清火良方,调经妙法。

两地汤方中以生地、地骨皮二味清骨中之热而滋肾阴为主;佐元参直壮肾水,麦冬润肺清心,以滋水之上源而降心火,使水火既济则火不炎;配阿胶以滋肾养血,白芍柔阴,且生地、白芍二

味，均用酒炒，取其滋而不滞，敛中有行。全方不犯苦寒清热，重用甘寒养阴，俾育阴以潜阳，补阴以配阳，从而达到"水盛而火自平"，阴生而经自调之目的。

月经先期一节虽分虚实二证，但总属血热范畴。而临床所见，有气虚不能摄血者，月经亦先期而潮，量亦偏多，但经色淡而质清稀，伴有神倦、心悸、气短、头晕、腹坠、食少等证，舌质淡，苔薄白，脉虚大乏力。法宜补益气血，佐以固摄。愚每仿"归脾汤"增损化裁，即方中去姜、枣、木香，酌加阿胶、熟地炭、莲房炭或陈棕炭等味，屡收良效。因此不可一见先期，不问症情，通作热治。若否，则大谬矣。

经水后期

【原文】

妇人有经水后期而来多者，人以为血虚之病也，谁知非血虚乎！盖后期之多少，实有不同，不可执一而论。盖后期而来少，血寒而不足；后期而来多，血寒而有余。夫经本于肾，而其流五脏六腑之血皆归之，故经来而诸经之血尽来附益，以经水行而门启，不遑迅阖，诸经之血乘其隙而皆出也。但血既出矣，则成不足。治法宜于补中温散之，不得曰后期者俱不足也。方用温经摄血汤。

大熟地一两，九蒸　白芍一两，酒炒　川芎五钱，酒洗　白术五钱，土炒　柴胡五分　五味子三分　肉桂五分，去粗皮研　续断一钱

水煎。服三剂而经调矣。此方大补肝肾脾之精与血，加肉桂以祛其寒，柴胡以解其郁，是补中有散，而散不耗气；补中有泄，而泄不损阴，所以补之有益，而温之收功。此调经之妙药也，而摄血之仙丹也。凡经来后期者，俱可用。倘元气不足，加人参一二钱。

【评注】

月经后期，多属寒证。寒则血脉凝涩，理应量少，今反量多，

此何以故？盖经本于肾，寒在下焦，则冲任首受其寒，波及肝脾。冲为血海，寒伤冲脉，则血海不能按时满盈，因而经期延后。肝主藏血，脾主统血，肝为寒郁而不藏，脾为寒伤而失统，故过期来潮而量多也。审其兼证，必有小腹冷痛，两胁不舒，食纳欠佳，经色晦暗。病起于"血寒有余"，因血出多后转成不足，故治法宜补中温散，方用"温经摄血汤"。

温经摄血汤中重用熟地，滋养肾精而生血，白芍柔肝护阴，白术扶中健脾以养血之化源，川芎调气，柴胡解郁，肉桂温命门之火而祛寒，五味益精固摄，续断温肾通脉而理血，《名医别录》谓其能治"崩中漏血"，由此可见其为调经要药。若出血后而见气虚者，可再加人参以补元气。综观全方，乃肝、脾、肾合治，有补有散，有开有阖，补而不滞，温而不伤，故原注云其"补中有散，而散不耗气，补中有泄，而泄不损阴"。诚为一首调治因寒伤而月经后期之良方。

月经后期不尽属寒证，即令属寒，亦有量多量少之分，量多者固多，而量少者亦属常见。如属实寒，可仿陈自明《妇人大全良方》"温经汤"法随证增损处理。此外更有因气血两虚或阴虚水亏而血海不能按时充盈，以致后期量少者，则应审其脉证，分别以补养气血及滋阴壮水为治。补养气血，如人参养荣汤之类，滋阴壮水如知柏地黄汤之类，随证加减。亦有肝气抑郁，血为气滞，致经期延后者，则又应从舒肝解郁着手。仿"逍遥散"化裁。总之，经期错后，只是现象，其病成因，有寒有热，有虚有实，若只取一点，不及其余，墨守一方，不知变化，则鲜有不铸成大错者。临床时必待细审而详辨之，然后始能举手中肯。

经水先后无定期

【原文】

妇人有经来断续，或前或后无定期，人以为气血之虚也，谁知是肝气之郁结乎！夫经水出诸肾，而肝为肾之子，肝郁则肾亦郁矣；肾郁而气必不宣，前后之或断或续，正肾之或通或闭耳。或曰：肝气郁而肾气不应，未必至于如此。殊不知子母关切，子病而母必有顾复之情，肝郁而肾不无缱绻之谊，肝气之或开或闭，即肾气之或去或留，相因而致，又何疑焉。治法宜舒肝之郁，即开肾之郁也。肝肾之郁既开，而经水自有一定之期矣。方用定经汤。

菟丝子一两，酒炒　白芍一两，酒炒　当归一两，酒洗　大熟地五钱，九蒸　山药五钱，炒　白茯苓三钱　芥穗二钱，炒黑　柴胡五分

水煎。服二剂而经水净，四剂而经期定矣。此方舒肝肾之气，非通经之药也；补肝肾之精，非利水之品也。肝肾之气舒而精通，肝肾之精旺而水利，不治之治，正妙于治也。

【评注】

经来或断或续，经期或前或后，是言经行时有时无而量不均，经期超前错后而时不定。不匀则想必量不甚多，不定则知其期不准时。推其错乱之因，大抵不外肝、肾。盖肝司血海而主疏泄，肾主胞宫而藏精液，肝肾一体，精血同源。且血随气运，气行则血行，气滞则血滞。今肝郁及肾，肝气郁则疏泄失司而血海失调，肾气郁则精血失化而胞宫失养，故经血往来断续，前后不期。治法宜舒肝肾之气，养肝肾之精。精血得养而经自调，肝肾气舒而期可定。"定经汤"乃治本开郁之方。

方中当归、白芍以补肝血而柔风木，熟地、菟丝子以滋肾精而养冲任；柴胡、荆芥之清芬，以舒肝郁，山药、茯苓之甘淡，以利肾水。故谓"肝肾之气舒而精通，肝肾之精旺而水利"，郁既开而经水自有定期矣。其"不治之治"之妙用之处，即在如此也。

月经前后无定期，通论责之肝气郁结。因肝郁则木失条达，疏泄失司，血海失调，以致经期错乱，前后不定。且肝气郁久，一则最易化火，伤及肝血。证见经期不定，量少色暗，口干咽燥，烦

躁易怒,乳胁胀痛,脉象弦细而数;一则横侮脾土,脾不健运,伤及化源,失于统摄,亦使经期错乱,证见量少色淡,饮食少思,四肢倦怠不温,大便时溏,脉象濡缓。虽病皆起于肝郁,而变证不同,故治法各异。一般肝郁,通常治以逍遥散为主,化火者则加丹皮、栀子等味,以清泄伏火;伤脾者,则以六君子汤或参苓白术散随证加减出入。亦有因肾气素虚,损及冲任,以致血海不能按时充盈,而经期不定,证见量少色淡而质清,头晕耳鸣,腰酸腿软,脉象细弱者,则又宜以温肾填精,调养冲任为治,仿右归丸方增损化裁。因此定经汤虽属一首良方,但必须用之对证,决不可拘守一方而治活病。如不应验反怪其方不灵,殊不知昧于辨证不确,以致鲜效也。对此则又不可不详审。

经水数月一行

【原文】

妇人有数月一行经者,每以为常,亦无或先或后之异,亦无或多或少之殊,人莫不以为异,而不知非异也。盖无病之人,气血两不亏损耳。夫气血既不亏损,何以数月而一行经也?妇人之中,亦有天生仙骨者,经水必一季一行,盖以季为数,而不以月为盈虚也。真气内藏,则坎中之真阳不损,倘加以炼形之法,一年之内,便易飞腾,无如世人不知,见经水不应月来,误认为病,妄用药饵,本无病而治之成病,是治反不如其不治也。山闻异人之教,特为阐扬,使世人见此等行经,不必妄行治疗,万勿疑为气血不足,而轻一试也。虽然,天生仙骨之妇人,世固不少,而嗜欲损夭之人,亦复甚多,又不可不立一疗救之方以辅之。方名助仙丹。

白茯苓五钱　陈皮五钱　白术三钱,土炒　白芍三钱,酒炒　山药三钱,炒　菟丝子二钱,酒炒　杜仲一钱,炒黑　甘草一钱

河水煎。服四剂而仍如其旧,不可再服也。此方平补之中,实有妙理。健脾益肾而不滞,解郁清痰而不泄,不损天然之气

血，便是调经之大法，何得用他药以冀通经哉！

【评注】

妇女月经，每月如期一潮，此为常也。但亦有二月一行者，名为“并月”；三年一行者，名为“居经”；甚有一年一行者，名为“避年”。对此前人颇多论述，未足为奇。如明·李时珍云：“女人之经，一月一行，其常见……有三月一行者，是谓居经；有一年一行，是谓避年。”究其二月、三月、一年一行，虽无病苦，毕竟有异常度。愚意可能为禀赋有差，先天肾气使然。因肾气不充，天癸不足，以致冲任通盛失常，故月事不能按月来潮，而有并月、居经、避年之象。此乃常中之变也。本属不足，决非有余，何事此老却以“天生仙骨”言之，此诞妄无稽，不可置信。

年老经水复行

【原文】

妇人有年五十外，或六七十岁，忽然行经者，或下紫血块，或如红血淋，人或谓老妇行经，是还少之象，谁知是血崩之渐乎！夫妇人至七七之外，天癸已竭，又不服济阴补阳之药，如何能精满化经，一如少妇。然经不宜行而行者，乃肝不藏，脾不统之故也，非精过泄而动命门之火，即气郁甚而发龙雷之炎，二火交发而血乃奔矣，有似行经而实非经也。此等之证，非大补肝脾之气与血，而血安能骤止。方用安老汤。

人参一两　黄芪一两，生用　大熟地一两，九蒸　白术五钱，土炒　当归五钱，酒洗　山萸五钱，蒸　阿胶一钱，蛤粉炒　黑芥穗一钱　甘草一钱　香附五分，酒炒　木耳炭一钱

水煎服，一剂减，二剂尤减，四剂全减，十剂愈。此方补益肝脾之气，气足自能生血而摄血。尤妙大补肾水，水足而肝气自舒，肝舒而脾自得养，肝藏之而脾统之，又安有泄漏者，又何虑其血崩哉！

【评注】

妇人年逾五十以外,经水已断,而又复潮,若非肝郁而失藏,即属脾虚而失统,抑或肾中相火偏旺,失于蛰藏,迫经妄行。因经本于肾,缘于天癸之有无,冲任之通盛与否?虽血藏之在肝,统之在脾,盖岁近六旬,不惟已届气血俱衰之年,且天癸早竭,任脉已虚,太冲脉亦已衰少,地道理应不通。何以月以复潮?盖人有禀赋不同,体质各异,当此之年,绝经者虽属常事,而行经者亦不少见。然而绝后复潮,究属异象。责之气虚火动,失之统摄,其言尚属成理。安老汤补益肝脾之气,大壮肾经之水,使气足而血摄,水足而肝舒。水壮火平,经可止矣。

方中重用人参、黄芪以益气摄血,熟地、阿胶滋肾壮水,白术健脾,当归、萸肉以柔肝养血,荆芥既可舒肝,又能引血归经,甘草和中泄火,香附调气,木耳炭止血。清·王士雄谓其能治"崩淋血痢",则其有止血之功明矣。综观全方为调补肝、脾、肾之良剂。故原注云:"此方补益肝脾之气,气足自能生血而摄血……水足而肝气自舒,肝舒而脾自得养,肝藏之而脾统之……又何虑其血崩哉?"

妇女年过五十甚或六十而月经仍按时来潮者,此情并不少见,余在临床已数见矣。且经行如期,亦无何不适,余每劝其勿药。即令拟方,亦从调补肝肾着手,药用熟地、白术、制首乌、桑椹子、山药、阿胶、甘草、当归、旱莲等味,随证增损,尚较平妥。因人之禀赋厚薄、气血盛衰各不相齐。《素问》"女子七七"之旨,不过概其常耳!殊不知有异乎常者,原非病象,则当别论,设遇之即浪投安老汤则大谬矣。假如绝经多年,突然一现,来量如恒,亦无痛楚,当待其净后,进行妇检。如无异常,不必处理。此乃枯木逢春,偶一生梯而已。但亦有应提高警惕者,如遇绝经已久,而突然暴下如崩如漏,淋漓难净,下腹不适者,则应积极结合妇检,谨防生殖器官有恶性病变。对此又不可不细心观察之。

经水忽来忽断 时疼时止

【原文】

妇人有经水忽来忽断，时疼时止，寒热往来者，人以为血之凝也，谁知是肝气不舒乎！夫肝属木而藏血，最恶风寒，妇人当行经之际，腠理大开，适逢风之吹，寒之袭，则肝气为之闭塞，而经水之道路亦随之而俱闭。由是腠理经络，各皆不宣，而寒热之作，由是而起。其气行于阳分，则生热；其气行于阴分，则生寒，然此犹感之轻者也。倘外感之风寒更甚，则内应之热气益深，往往有热入血室，而变为如狂之证，一似遇鬼之状者。若但往来寒热，是风寒未甚，而热未深耳。所谓治风先治血，血和风自灭，此其一也。方用加味四物汤。

大熟地一两，九蒸　白芍五钱，酒炒　当归五钱，酒洗　川芎三钱，酒洗　白术五钱，土炒　粉丹皮三钱　元胡一钱，酒炒　甘草一钱　柴胡一钱

水煎服。此方用四物以滋脾胃之阴血，用柴胡、白芍、丹皮，以宣肝经之风郁，用甘草、白术、元胡，以利腰脐而和腹疼，入于表里之间，通乎经络之内，用之得宜，自奏功如响也。

【评注】

经水时来时断，寒热如疟，此为热入血室，仲景早有明训。此节所云：经水忽来忽断，时疼时止，寒热往来，则显为经行之时，风寒乘虚袭入而致。因肝属风木，主藏血而司血海。正当行经之际，血海大开，则肝血骤虚，易受风寒侵袭，血受寒侵则滞而不畅，故忽来忽断，时疼时止，其血色必暗，脉象必弦。肝为厥阴，处于阴尽阳生之分，邪入于阴则恶寒，出于阳则发热，邪正交争故发为寒热往来之象，尚未成热入血室者，盖因感邪尚轻，或发病尚早，苟失治疗，病邪滞久，亦可化热而成热入血室重症。当此之时，积极通郁散风，法尚可行。

加味四物汤以当归、熟地滋养补血,川芎调气疏风,柴胡、白芍、丹皮宣散肝经风郁,甘草、白术、元胡以利腰脐而和腹痛。即原注所谓“入于表里之间,通乎经络之内,用之得宜,自奏效如响也”。然而窃有所疑者,“经水忽来忽断”,血滞可知,“时疼时止”,寒凝可测,“寒热往来”,更为邪正交争明证,值此急宜和解表里,行滞透邪方为合拍,而方中却重用熟地一两,虽云“宜补肝中之血”,但究非其时,外邪未去,而先用滋腻,不啻关门留贼,殊不可取。若云扶正,亦须首务祛邪,邪去然后养正,尚不为晚。在此邪正交争之时,岂可先行滋腻,使病邪留滞而导其深入,原不至热入血室而反促其热入血室乎!是乃弄巧反拙,不足为法。观其结语云:“用之得宜,自奏功如响”,既谓“得宜”,则知有“不宜”之处,如何掌握宜与不宜之病机,原文尚未交代,则有其不可靠性。愚意此方去熟地,白芍改为赤芍,酌加荆芥、生姜、大枣,柴胡3g量少,应加为6~9g,方能积极透邪,而收和血调经之效。当否,有待高明验正。

经水未来腹先疼

【原文】

妇人有经前腹疼,数日而后经水行者,其经来多是紫黑块,人以为寒极而然也,谁知是热极而火不化乎!夫肝属木,其中有火,舒则通畅,郁则不扬,经欲行而肝不应,则抑拂其气而疼生。然经满则不能内藏,而肝中之郁火焚烧,内逼经出,则其火因之而怒泄。其紫黑者,水火两战之象也;其成块者,火煎成形之状也。经失其为经者,正郁火内夺其权耳。治法似宜大泄肝中之火。然泄肝之火,而不解肝之郁,则热之标可去,而热之本未除也,其何能益。方用宣郁通经汤。

白芍五钱,酒炒　当归五钱,酒洗　丹皮五钱　山栀子三钱,炒　白芥子二钱,炒研　柴胡一钱　香附一钱,酒炒　川郁金一钱,醋炒　黄芩一钱,酒炒　生甘草一钱水煎。连服四剂，下月断不腹先疼而后行经矣。此方补肝之血而解肝之郁，利肝之气而降肝之火，所以奏功之速。

【评注】

月经未行而腹先痛，前人颇有论述，有主寒者，有主热者，其说虽有不一，但总以辨证为主。如滑伯仁云："有经行前脐腹绞痛如刺，寒热交作，下如黑豆汁，两尺沉涩，余皆弦急，此由下焦寒湿之邪，搏于冲任。"又如朱丹溪云："经将来，腹中阵痛，乍作乍止者，血热气实也。"以上二说，一寒一热，辨证分明，虽腹痛均在经前，但一为绞痛，一为阵痛，即所谓"暴痛非火，缓痛非寒"，且一痛兼寒热交作，一仅乍痛乍止。寒热二证之区分，本此鉴别。

对勘上论，本节所叙，举证虽不甚详，然推其发病之由，必首因肝气郁结，郁而化火所致。盖气辅血行，气滞则血瘀而流行不畅，化火则血被煎熬而紫黑成块，血行既不畅通，故经将潮而先腹痛，痛必拒按；病因火郁，势必恶热，得热而痛益剧，其痛必阵发，乍痛乍止。再验之脉舌，脉必弦数，舌质必红，苔薄白或者兼黄。准此断为属实属热，证无遁情矣。

宣郁通经汤乃开郁泄火，标本同治之法。郁开而痛自止，火平而经自调。方中黄芩清解肝经气分之浮热，丹皮、栀子清泄肝经血分之郁火，柴胡舒肝，白芥子辛散宣通，协同香附、郁金以开郁止痛，当归、白芍以养肝血，生甘草缓中泻火，更能配合白芍以定痛。故云"此方补肝经之血而解肝之郁，利肝之气而降肝之火"。郁开火降，气舒血和，则经行快畅，通调可期矣。

行经后少腹疼痛

【原文】

妇人有少腹疼于行经之后者，人以为气血之虚也，谁知是肾气之涸乎！夫经水者，乃天一之真水也，满则溢，而虚则闭，亦其常耳。何以虚能作疼哉？盖肾水一虚，则水不能生木，而肝木必克脾土，木土相争，则气必逆，故尔作疼。治法必须以舒肝气为主，而益之以补肾之味，则水足而肝气益安，肝气安而逆气自顺，又何疼痛之有哉！方用调肝汤。

山药五钱，炒　阿胶三钱，白面炒　当归三钱，酒洗　白芍三钱，酒炒　山萸肉三钱，蒸熟　巴戟一钱，盐水浸　甘草一钱

水煎服。此方平调肝气，既能转逆气，又善止郁疼。经后之症，以此方调理最佳，不特治经后腹疼之症也。

【评注】

经后少腹疼痛，乃属肝肾亏损之虚证。因肝肾藏精血而司冲任，精血充沛则冲任得养而经行正常；精血不足势必经行量少、色淡。盖少腹乃冲任胞脉所居之处，经后冲任尤虚，胞脉失养，水不涵木，肝气逆乘而侮脾土，如是则气失和顺，而致少腹作痛。痛时喜按，此亦虚之候也。法宜填精养血，补肾调肝，俾精充而能濡木，血足而能柔肝，肝肾得养而冲任自调，经行合度，痛亦自止。

调肝汤重在补肾柔肝。方中山药、阿胶滋肾精而养冲任，当归、白芍补肝血而舒木气，萸肉填补肝肾之精血；巴戟辛甘微温而温补肾元，从水中补火，使大队滋养精血之品，滋而不滞，和煦生气，实乃填精上法，李时珍谓其有“补血海”之功，由此益见其妙用；甘草和中缓痛。综观全方，酸甘化阴，辛以润燥，肝肾得滋，则精血充沛，月经调和而痛亦可愈。

经前腹痛吐血

【原文】

妇人有经未行之前一二日，忽然腹痛而吐血，人以为火热之极也，谁知是肝气之逆乎！夫肝之性最急，宜顺而不宜逆，顺则气安，逆则气动。血随气为行止，气安则血安，气动则血动，亦无

怪其然也。或谓经逆在肾，不在肝，何以随血妄行，竟至从口上出也，是肝不藏血之故乎？抑肾不纳气而然乎？殊不知少阴之火，急如奔马，得肝火直冲而上，其势最捷。反经而为血，亦至便也，正不必肝不藏血，始成吐血之症。但此等吐血，与各经之吐血不同者，盖各经之吐血，由内伤而成；经逆而吐血，乃内溢而激之使然也。其症有绝异，而其气逆则一也。治法似宜平肝以顺气，而不必益精以补肾矣。虽然，经逆而吐血，虽不大损失血，而反复颠倒，未免太伤肾气，必须于补肾之中，用顺气之法，始为得当。方用顺经汤。

当归五钱，酒洗　大熟地五钱，九蒸　白芍二钱，酒炒　丹皮五钱　白茯苓三钱　沙参三钱　黑芥穗三钱

水煎服，一剂而吐血止，二剂而经顺，十剂不再发。此方于补肾调经之中，而用引血归经之品，是和血之法实寓顺气之法也。肝不逆而肾气自顺，肾气既顺，又何经逆之有哉？

【评注】

肝气怫逆，郁火上冲，实由肾水不足，君相火动。水不足则既不能濡肝，而龙相火动则反助刚木肆虐。月经将行之际，为血海正当充盈之时，血随气行，火气炎逆，势必激血上溢，而成经前吐衄；血海受火之逼则气血紊乱而腹痛，气顺则血顺，气郁则血郁，气逆则血逆，气乱则血乱。今腹痛、衄血，起于肾水不足，一则龙雷无制，一则风木失涵。进而言之，木之条达与否，实有赖于情志是否舒畅，设有抑郁，最易怫逆，郁则火动，而血海失司。况加之肾水不足，龙火失于潜藏，木火失于制约，火性炎上血亦随之上溢，故发吐衄；血海被扰而腹痛悠悠。顺经汤补水制火，养血调肝，自属正治。

方中熟地大壮肾水以制龙火，当归、白芍养血柔肝而安血海，丹皮泄血中伏火，茯苓导火下行，沙参以滋水之上源，荆芥炭引血归经。得此共奏滋肾柔肝，制火调经之效。火平而血顺，血

安而经调。愚意此方若再加牛膝、旱莲草二味,则更妙。

经水将来脐下先疼痛

【原文】

妇人有经水将来三五日前,而脐下作疼,状如刀刺者,或寒热交作,所下如黑豆汁,人莫不以为血热之极,谁知是下焦寒湿相争之故乎!夫寒湿乃邪气也,妇人有冲任之脉,居于下焦,冲为血海,任主胞胎为血室,均喜正气相通,最恶邪气相犯。经水由二经而外出,而寒湿满二经而内乱,两相争而作疼痛,邪愈盛而正气日衰。寒气生浊,而下如豆汁之黑者,见北方寒水之象也。治法利其湿而温其寒,使冲任无邪气之乱,脐下自无疼痛之疚矣。方用温脐化湿汤。

白术一两,土炒　白茯苓三钱　山药五钱,炒　巴戟肉五钱,盐水浸　扁豆三钱,炒捣　白果十枚,捣碎　建莲子三十枚,不去心

水煎服。然必须经未来前十日服之,四剂而邪气去,经水调,兼可种子。此方用白术以利腰脐之气,用巴戟、白果以通任脉,扁豆、山药、莲子以卫冲脉,所以寒湿扫除,而经水自调,可受妊矣。倘疑腹疼为热疾,妄用寒凉,则冲任虚冷,血海变为冰海,血室反成冰室,无论难于生育,而疼痛之止,又安有日哉!

【评注】

经行前脐腹绞痛如刀刺,寒热交作,所下如黑豆汁。滑伯仁谓为"此由下焦寒湿之邪搏于冲任",前案中曾已引及,此节所论,悉本伯仁论据,盖冲为血海,任主胞胎;寒则血凝,湿则生浊。妇人经将潮时,血海充盈,寒湿之邪如搏聚于此,阴湿之邪与血相争,互相搏击,则血被凝滞而发绞痛,且寒湿既属阴浊,与血相混,故经色下如黑豆汁。治宜利湿化浊,温经散寒,则湿去经通,痛自可止。

温脐化湿汤方中重用白术为君,以崇土化湿,而利腰脐间之

血气，佐茯苓淡渗利湿，巴戟温煦血海，白果温化湿浊共通任脉，扁豆、山药、莲子利湿而健固冲脉。诸药合用，则“所以寒湿扫除，而经水自调”。

经来色黑者，有因热因寒之别，不可不辨。此节所论，乃属寒湿搏于冲任，腹绞痛，经色黑如豆汁，但必须验之于脉，两尺必沉涩，余皆弦急。盖弦脉主寒、主痰、主痛，弦而急乃寒湿壅遏，拘急绞痛之征，沉涩为下焦气血被寒邪凝滞之象。至于属热者，前在“经水未来腹先疼”节已曾详辨，兹不重赘。

温脐化湿汤专为利湿温寒而设，法尚可行。愚意本方若再加泽兰、香附二味，芳香化浊，而兼调气血，则更较合拍。临病者随证化裁，灵活运用，则又神而明之，存乎其人也。

经水过多

【原文】

妇人有经水过多，行后复行，面色痿黄，身体倦怠而困乏愈甚者，人以为血热有余之故，谁知是血虚而不归经乎！夫血旺始经多，血虚当经缩。今日血虚而反经多，是何言与？殊不知血归于经，虽旺而经亦不多；血不归经，虽衰而经亦不少。世之人见经水过多，谓是血之旺也，此治之所以多错耳。倘经多果是血旺，自是健壮之体，须当一行即止，精力如常，何至一行后而再行，而困乏无力耶？惟经多是血之虚，故再行而不胜其困乏，血损精散，骨中髓空，所以不能色华于面也。治法宜大补血而引之归经，又安有行后复行之病哉！方用加减四物汤。

大熟地一两，九蒸　白芍三钱，酒炒　当归三钱，酒洗　川芎二钱，酒洗　白术五钱，土炒　黑芥穗三钱　山萸三钱，蒸　续断一钱　甘草一钱

水煎。服四剂而血归经矣。十剂之后，加人参三钱，再服十剂，下月行经，适可而止矣。夫四物汤乃补血之神品，加白术、荆芥补中有利，加山萸、续断止中有行，加甘草以调和诸品，使之各

得其宜,所以血足而归经,归经而血自静矣。

【评注】

月经过多,行后复行,是言其止后又潮,淋漓难净。症见“面色痿黄,身体倦怠”,则属气血两虚无疑,单纯责之血虚不能归经,其理欠通,盖气辅血行,乃血之帅,必是气虚不能摄血,始不归经,因而妄行难止。血出多则血益虚矣,故云此病应先属气虚不摄,致经行多而难净,继发血虚。“面色痿黄”,乃血虚之貌,“身体倦怠”,乃气虚之征,且血出过多,气随血耗,而益见虚损,因此“困乏愈甚”之理甚明。何以仅责血虚,而不言气虚?其说理颇欠周详。若说只有血虚,而无气虚,其血何致不能归经?不归经者,明是气虚统摄无权使然。青主乃通儒,决不会颟顸至如此之极,恐非出自傅手。窃对此文,深有疑焉!且方用“加减四物汤”,既言“加减”,则四物必有减药然后加味,名始副实,今四物未减一味,而加诸药,则只能名为加味四物是也,今得称为“加减”?不通之甚,抑或是传抄之误欤?

四物汤应去川芎之伐气,再加黄芪、人参两补气血,俾气充而能摄血,不须待服方十剂后再加人参,否则为时晚矣。原方已有自注,不重评述。

经前泄水

【原文】

妇人有经未来之前,泄水三日,而后行经者,人以为血旺之故,谁知是脾气之虚乎!夫脾统血,脾虚则不能摄血矣。且脾属湿土,脾虚则土不实,土不实而湿更甚,所以经水将动。而脾先不固,脾经所统之血,欲流注于血海,而湿气乘之,所以先泄水而后行经也。调经之法不在先治其水,而在先治其血;抑不在先治其血,而在先补其气。盖气旺而血自能生,抑气旺而湿自能除,且气旺而经自能调矣。方用健固汤。

人参五钱　白茯苓三钱　白术一两，土炒　巴戟五钱，盐水浸　薏苡仁三钱，炒

水煎。连服十剂，经前不泄水矣。此方补脾气以固脾血，则血摄于气之中。脾气日盛，自能运化其湿，湿既化为乌有，自然经水调和，又何至经前泄水哉！

【评注】

经前泄水多属脾肾阳虚。脾主运化，肾主封藏，脾阳不振，则运化无权，肾阳虚衰，则封藏失职。且肾为水火之宅，火潜水中，真火不足，则上不能温煦脾阳，下不能摄精制水。月经将欲来潮之际，即血海当充盈，脾肾之阳益虚之时，因此运化与制水两失所司，而致精微不化，制水无权，发为经前泄水之证。然青主专责"脾气之虚"，殊有未当。观其所制健固汤，方中虽重用人参、白术以健脾益气，却又佐巴戟量至五钱之多，以温补肾气而上暖脾阳，若果无肾阳之虚，则作何解说？是故作诡辩，反失其真。故云，证属脾肾两虚较为确切，言重在脾阳不振则可，如谓与肾阳无涉则不可。至于佐茯苓、苡仁二味，不过为除湿利水着想，全方组织之独到之处，则又无可厚非也。

经前泄水症，系指前阴泄水，余临诊曾数见之。每仿健固汤法，治之有效。但许多大便泄泻者，亦仿此方酌加肉蔻、故子、莲肉、扁豆等味，每收良效。若肾阳虚甚，腰酸下部清冷者，再稍加桂附，亦较平妥。

经前大便下血

【原文】

妇人有行经之前一日，大便先出血者，人以为血崩之症，谁知是经流于大肠乎！夫大肠与行经之路，各有分别，何以能入乎其中？不知胞胎之系，上通心而下通肾，心肾不交，则胞胎之血，两无所归，而心肾二经之气，不来照摄，听其自便，所以血不走小

肠而走大肠也。治法若单止大肠之血,则愈止而愈多;若击动三焦之气,则更拂乱而不可止。盖经水之妄行,原因心肾之不交,今不使水火之既济,而徒治其胞胎,则胞胎之气无所归,而血安有归经之日!故必大补其心与肾,使心肾之气交,而胞胎之气自不敢,则大肠之血自不妄行,而经自顺矣。方用顺经两安汤。

当归五钱,酒洗　白芍五钱,酒炒　大熟地五钱,九蒸　山萸肉二钱,蒸　人参三钱　白术五钱,土炒　麦冬五钱,去心　黑芥穗一钱　巴戟肉一钱,盐水浸　升麻四分

水煎服,二剂大肠血止,而经从前阴出矣,三剂经止,而兼可受妊矣。此方乃大补心肝肾三经之药,全不去顾胞胎,而胞胎有所归者,以心肾之气交也。盖心肾虚则其气两分;心肾足则其气两合,心与肾不离,而胞胎之气,听命于二经之摄,又安有妄动之形哉!然则心肾不交,补心肾可也,又何兼补夫肝木耶?不知肝乃肾之子,心之母也,补肝则肝气往来于心肾之间,自然上引心而下入于肾,下引肾而上入于心,不啻介绍之助也。此使心肾相交之一大法门,不特调经而然也。学者其深思诸。

【评注】

月经将行前一二天,大便下血,每潮即发,较有规律。青主以"血不走小肠而走大肠"立论,此说纯属臆断,不足置信。盖月经来潮,只与冲任胞宫有关,与大肠毫无关系,试问血走大肠又从何流向胞宫而出?其凭空设想,不值一驳。虽云冲为血海,其流于十二经之血皆归之,然而月经形成毕竟须通过肾气、天癸、冲任、胞宫之作用,互促而来。故云"不走小肠而走大肠"一语,殊属妄诞,令人困惑。

胞宫、直肠同居下腹,前后毗邻。月经将潮之际,胞宫充血。若人因素有血分郁热,胞宫充血之时,热逼直肠,导致痔发下血,情或有之,不然何致每当经欲行时即大便下血?故治法用清解血热,仿景岳约营煎,随证化裁,较为平妥。顺经两安汤虽重用

熟地、麦冬，但综观全局，究嫌偏温，不可轻试。此又在善读书者，细心领悟之。故尔方义不予评释。

年未老经水断

【原文】

经云："女子七七而天癸绝"。有年未至七七而经水先断者，人以为血枯经闭也，谁知是心肝脾之气郁乎！使其血枯，安能久延于人世。医见其经水不行，妄谓之血枯耳，其实非血之枯，乃经之闭也。且经原非血也，乃天一之水，出自肾中，是至阴之精，而有至阳之气，故其色赤红似血，而实非血，所以谓之天癸。世人以经为血，此千古之误，牢不可破，倘果是血，何不名之血水，而曰经水乎？古昔圣贤创呼经水之名者，原以水出于肾，乃癸水之化，故以名之。无如世人沿袭，而不深思其旨，皆以血视之。然则经水早断，似乎肾水衰涸。吾以为心肝脾气之郁者，盖以肾水之生，原不由于心肝脾，而肾水之化，实有关于心肝脾。使水位之下，无土气以承之，则水滥灭火，肾气不能化；火位之下，无水气以承之，则火炎铄金，肾气无所生；水位之下，无金气以承之，则木妄破土，肾气无以成。倘心肝脾有一经之郁，则其气不能入于肾中，肾之气即郁而不宣矣。况心肝脾俱郁，即肾气真足而无亏，尚有茹而难吐之势。矧肾气本虚，又何能盈满而化经水外泄耶！经曰"亢则害"，此之谓也。此经之所以闭塞，有似乎血枯，而实非血枯耳。治法必须散心肝脾之郁，而大补其肾水，仍大补其心肝脾之气，则精溢而经水自通矣。方用益经汤。

大熟地一两，九蒸　白术一两，土炒　山药五钱，炒　当归五钱，酒洗　白芍三钱，酒炒　生枣仁三钱，捣碎　丹皮二钱　沙参三钱　柴胡一钱　杜仲一钱，炒黑　人参二钱

水煎。连服八剂，而经通矣；服三十剂而经不再闭，兼可受孕。此方心、肝、脾、肾四经同治药也，妙在补以通之，散以开之。倘徒补则郁不开而生火，徒散则气益衰而耗精。设或用攻肾之

剂,辛热之品,则非徒无益,而又害之矣。

【评注】

本节谓:"经原非血也,乃天一之水,……谓之天癸。世人以经为血,此千古之误"云云,余谓其并非千古之误,而实为其自误,且欲以误人耳。王冰曾以月事为天癸,马玄台已驳其非,并云:"天癸者……由先天之气畜极而生",此说尚属近理;但又谓其为"阴精",则亦非是。考之《素问·上古天真论》:"女子七岁肾气盛……二七而天癸至,任脉通,太冲脉盛,月事以时下",明言天癸系另一物质,有赖肾气所产生,女子以肾气之盛始生天癸,而年约十四岁时天癸始至。所谓"天癸至"者,是言其已达到能在体内起刺激作用水平的程度,然后冲任二脉始能通盛,月事乃按时而下。由此可见,天癸与月经明明是两回事,何得混为一谈。而青主偏执天癸即是月经,自以为是其一大发明,并诮世人为千古所误,其自误已甚,固执一己之见,乃至如斯之极,殊为可笑。然青主乃通儒,决不至如此颟顸。由此余更疑本书为后人伪托,借傅氏盛名以传世。但其"益经汤"用药平允,法尚可行。方从心、肝、脾、肾四经同治,补中有散,益中有开,用之得当,收效亦捷。方本经旨"亢则害"而设,故重用熟地壮水,归、芍柔肝滋血,参、术培土而养化源,枣仁宁心,沙参滋水上源,柴胡开郁,丹皮泄火,杜仲益肾,山药以补冲任。补则不致耗精,开则不致生火,故原注云:"妙在补以通之,散以开之",即此义也。

种　　子

夫妻结婚同居三年以上不受孕者,称为"不孕症"。本症分原发、继发两类。上述结婚三年不孕为原发,亦有婚后曾经生育,尔后即多年不再受孕者,则为继发。不孕原因有多种,治法各异。本篇所论,有因火因寒,因虚因实,如痰湿为患,疝瘕成疾，脾气虚弱，肝气郁结，肾气亏损等，均可导致不孕。兹按本篇原文秩序分别评述如下。

身瘦不孕

【原文】

妇人有瘦怯身躯，久不孕育，一交男子，即卧病终朝，人以为气虚之故，谁知是血虚之故乎！或谓血藏于肝，精涵于肾，交感乃泄肾之精，与血虚何与？殊不知肝气不开，则精不能泄，肾精既泄，则肝气亦不能舒。以肾为肝之母，母既泄精，不能分润以养其子，则木燥乏水，而火且暗动以铄精，则肾愈虚矣。况瘦人多火，而又泄其精，则水益少，而火益炽。水虽制火，而肾精空乏，无力以济，成火在水上之卦，所以倦怠而卧也。此等之妇，偏易动火，然此火因贪欲而出于肝木之中，又是虚燥之火，绝非真火也。且不交合则已，交合又偏易走泄，此阴虚火旺，不能受孕；即偶尔受孕，必致逼干男子之精，随种而随消者有之。治法必须大补肾水而平肝木，水旺则血旺，血旺则火消，便成水在火上之卦。方用养精种玉汤。

大熟地一两，九蒸　当归五钱，酒洗　白芍五钱，酒炒　山萸肉五钱，蒸熟

水煎。服三月便可身健受孕，断可种子。此方之用，不特补血，而纯于填精，精满则子宫易于摄精，血足则子宫易于容物，皆有子之道也。惟是贪欲者多，节欲者少，往往不验。服此者果能节欲三月，心静神清，自无不孕之理。否则不过身体壮健而已，勿咎方之不灵也。

【评注】

妇人形体消瘦，火旺水亏，水亏者乃肾之真精不足；火旺者乃肝之相火偏盛。精血同源，精液亏损，则血亦不足。因水亏不能涵木，则木火易动，火炽则水益受其灼，以致水愈亏而火更无

制,氤氲之生气渐灭,孕育之功能乏力。故男施而女不受,不能摄精成孕。病缘于肝肾精血不足,制火无权,法当滋肾水而平肝木,“水旺则血旺,血旺则火消”。

“养精种玉汤”乃四物汤去川芎易山萸肉组配而成。方中重用熟地以滋肾水,当归、白芍以养肝血;妙在去川芎之辛窜耗精,而易以萸肉,滋养肝肾而填精血,俾精血充沛,肝肾得养,冲任得调,则摄精成孕,期日可待。愚意本方若再加枸杞、龟板、丹皮等味,则滋水制火之力更强,受孕之机尤易。

胸满不思食不孕

【原文】

妇人有饮食少思,胸膈满闷,终日倦怠思睡,一经房事,呻吟不已,人以为脾胃之气虚也,谁知是肾气不足乎!天气宜升腾,不宜消降,升腾于上焦,则脾胃易于分运;降陷于下焦,则脾胃难于运化。人乏水谷之养,则精神自尔倦怠,脾胃之气可升而不可降也明甚。然而脾胃之气,虽充于脾胃之中,实生于两肾之内。无肾中之水气,则胃之气不能腾;无肾中之火气,则脾之气不能化。惟有肾之水火二气,而脾胃之气始能升腾而不降也。然则补脾胃之气,可不急补肾中水火之气乎?治法必以补肾气为主,但补肾而不兼补脾胃之品,则肾之水火二气不能提于至阳之上也。方用升提汤。

大熟地一两,九蒸　巴戟一两,盐水浸　白术一两,土炒　人参五钱　黄芪五钱,生用　山萸肉三钱,蒸　枸杞二钱　柴胡五分

水煎。服三月而肾气大旺;再服一月未有不能受孕者。此方补气之药,多于补精,似乎以补脾胃为主矣,孰知脾胃健,而生精自易,是补脾胃之气与血,正所以补肾之精与水也。又益以补精之味,则阴气自足,阳气易升,自尔腾越于上焦矣。阳气不下陷,则无非大地阳春,随遇皆是化生之机,安有不受孕之理与。

【评注】

胸满者乃中阳不运，不思食者乃脾胃运化失司，详审其因，实由肾中水火不足。水不足则胃气失于蒸腾，火不足则脾气失于转输，因真水上济，则胃体得润；真火上煦，则脾阳得温故尔。且冲脉丽于阳明，任脉属肾，冲为血海，任主胞胎。肾中水火两衰，则中州运化无权；食欲不振，精微无所化生，冲任亦即失养。因此真气愈虚，肾精愈乏，不惟难胜房帏之扰，抑且更少孕育之机，其理甚明。然而补水不宜浪投甘寒，以虑其抑火；补火不宜过用辛热，以防其伤阴。惟从温润填精，兼扶中气着手，庶几可使阴阳互长，生机自旺，中州输转如衡，冲任调和合度，则毓麟之期，自可待矣。

并提汤乃脾肾两补之法，方中重用熟地、巴戟，以补肾中水火，并佐萸肉、枸杞，酸甘化阴，以填精液，黄芪、人参、白术以补脾胃而益中气，并稍佐柴胡，以举其陷。如是则肾中水火自足而胃气升腾，胸满得舒，食纳增进，精微运化，胞宫得暖，受孕可期。

下部冰冷不受孕

【原文】

妇人有下身冰冷，非火不暖，交感之际，阴中绝无温热之气，人以为天分之薄也，谁知是胞胎寒之极乎！夫寒冰之地，不生草木，重阴之渊，不长鱼龙，今胞胎既寒，何能受孕？虽男子鼓勇力战，其精甚热，直射于子宫之内，而寒冰之气相逼，亦不过茹之于暂，而不能不吐之于久也。夫犹是人也，此妇之胞胎，何以寒凉至此，岂非天分之薄乎？非也！盖胞胎居于心肾之间，上系于心，而下系于肾，胞胎之寒凉，乃心肾二火之衰微也。故治胞胎者，必须补心肾二火而后可。方用温胞饮。

白术一两，土炒　巴戟一两，盐水浸　人参三钱　杜仲三钱，炒黑　菟丝子三钱，酒浸炒　山药三钱，炒　芡实三钱，炒　肉桂二钱，去粗皮　附子三分，制　补骨脂二钱，盐水炒水煎服,一月而胞胎热。此方之妙,补心而即补肾,温肾而即温心,心肾之气旺,则心肾之火自生;心肾之火生,则胞胎之寒自散。原因胞胎之寒,以至茹而即吐,而今胞胎既热矣,尚有施而不受者乎?若改汤为丸,朝夕吞服,尤能摄精,断不至有伯道无儿之叹也。

【评注】

下身冰冷,非火不暖;阴中不温,此属心肾阳虚,真火不足,子宫寒积。如是自难摄精成孕,其理甚明。由此可以测知,除畏冷外,其证必见头晕耳鸣,腰酸腿软,夜尿量多,大便时溏,月经后期色淡而量少,带下清稀,舌质淡,苔白薄,脉细而两尺沉弱。盖心火下交于肾,肾寄君相之火,精气赖其施化。今心肾之火两衰,则施化无权,胞宫失煦,故不惟经水失调,亦难摄精受孕。法宜温补心肾之火,俾火生胞暖,阳回大地,而孕育有期。

温胞汤方中,白术健脾利腰脐而养化源,巴戟温肾暖宫,人参益气,杜仲、菟丝子补肾益精,山药养任,肉桂补命门真火而益心阳,附子温肾壮阳,佐芡实入肾益精,兼固任带,明·缪希雍谓其"得水土之阴者能抑火",以防桂附辛热而伤精气,补骨脂温肾,清·黄宫绣谓其"能使心包之火与命门之火相通"。综观全方,重在温补心肾之火,佐以养精益气,使火旺而精不伤,阳回而血亦沛,有如春风化雨,万物资生,即所谓"天地氤氲,万物化醇"。其制方妙义,读者宜仔细研求之。

胸满少食不受孕

【原文】

妇人有素性恬淡,饮食少则平和,多则难受,或作呕泄,胸膈胀满,久不受孕,人以为赋禀之薄也,谁知是脾胃虚寒乎!夫脾胃之虚寒,原因心肾之虚寒耳。盖胃土非心火不能生,脾土非肾火不能化。心肾之火衰,则脾胃失生化之权,即不能消水谷以化精微矣。既不能化水谷之精微，自无津液以灌溉于胞胎之中。欲胞胎有温暖之气，以养胚胎，必不可得；纵然受胎，而带脉无力，亦必堕落。此脾胃虚寒之咎，故无玉麟之毓也。治法可不急温补其脾胃乎？然脾之母，原在肾之命门，胃之母，原在心之包络，欲温补脾胃，必须补二经之火。盖母旺子必不弱，母热子必不寒，此子病治母之义也。方用温土毓麟汤。

巴戟一两，去心，酒浸　覆盆子一两，酒浸蒸　白术五钱，土炒　人参三钱　怀山药五钱，炒　神曲一钱，炒

水煎。服一月可以种子矣。此方之妙，温补脾胃，而又兼补命门与心包络之火，药味不多，而四络并治。命门心包之火旺，则脾与胃无寒冷之虞。子母相顾，一家和合，自然饮食多而善化，气血旺而能任，带脉有力，不虞落胎，安有不玉麟之育哉？

【评注】

前节曾论“胸满不思食不孕”，此节又论“胸满少食不孕”，两节均言“胸满”，一为“不思食”，则属食欲不振可知；一为“少食”，则属虽能进食，但纳谷不多也。不思食与少食，仅毫厘之差，而辨证却大有区分。虽同责之于脾胃虚弱，但一为肾中水火之气不足，使脾胃气失蒸腾；一为心肾火衰，不能温脾和胃。故立法用药，亦有差异。学者必须细将两节对勘，然后始会领悟。盖胃为水谷之海，脾为运化之枢，胃无心火不纳，脾非肾火不暖。由于心肾火衰，不能温煦脾阳，脾胃失于温养，则中阳不足而胸膈胀满，运化失司而纳谷不多，甚或呕泻。故本证治以补心肾之火而温脾胃，胃和脾健，则胸满自舒而纳谷亦香矣。

温土毓麟汤重用酒浸巴戟之温润，以补肾阳而益精气。前列诸方巴戟皆用盐水浸，此方独用酒浸，须留意其妙用。盖前用盐水浸者，取其直达肾脏，温阳益精，守而固藏；此处用酒者，取酒性升散助阳，欲其温肾而上煦脾阳。其构思之细，点滴入微，殊堪发人熟虑。覆盆子甘温益肾，唐·甄权《药性本草》谓“子

食之有子”,亦用酒浸者,义与此制巴戟同。人参补心阳而益胃气,白术健脾而利腰脐,山药补任带,稍佐神曲以助化滞。药味不多,四经同治,俾心肾火旺,脾胃冲和,饮食调匀,精微敷化,则蓝天春暖,种玉有期。

少腹急迫不孕

【原文】

妇人有少腹之间,自觉有紧迫之状,急而不舒,不能生育,此人人之所不识也,谁知是带脉之拘急乎!夫带脉系于腰脐之间,宜弛而不宜急。今带脉之急者,由于腰脐之气不利也;而腰脐之气不利者,由于脾胃之气不足也。脾胃气虚,则腰脐之气闭;腰脐之气闭;则带脉亦拘急,遂致牵动胞胎。精即直射于胞胎,胞胎亦暂能茹纳,而力难负载,必不能免小产之虞。况入多不能节欲,安得保其不堕乎?此带脉之急,所以不能生子也。治法宜宽其带脉之急。而带脉之急不能遽宽也,宜利其腰脐之气;而腰脐之气不能遽利也,必须大补其脾胃之气与血,而腰脐可利,带脉可宽,自不难于孕育矣。方用宽带汤。

白术一两,土炒　巴戟肉五钱,酒浸　补骨脂一钱,盐水炒　人参三钱　麦冬三钱,去心　杜仲三钱,炒黑　大熟地五钱,九蒸　肉苁蓉三钱,洗净　白芍三钱,酒炒　当归二钱,酒洗　五味子三分,炒　建莲子二十粒,不去心

水煎服,四剂少腹无紧迫之状;服一月即受胎。此方之妙,脾胃两补,而又利其腰脐之气,自然带脉宽舒,可以载物而胜任矣。或疑方中用五味、白芍之酸收,不增带脉之急,而反得带脉之宽,殊不可解。岂知带脉之急,由于血气之虚,盖血虚则缩而不伸,气虚则挛而不达。用芍药之酸,以平肝木,则木不克脾;用五味之酸以生肾水,则肾能益带脉,似相碍而实相济也。何疑之有?

【评注】

带脉绕腰脐而系于脾，冲任督皆受带脉所约，故与胞宫关系至为密切。若脾胃气血冲和，则带脉举而舒弛；脾胃虚弱，则带脉陷而拘急。今少腹紧迫，实因中土气虚，带脉拘急使然。带脉病则冲任受累；冲任失常，势必影响胞宫，则不能负载孕育者良有以也。为此必须大补脾胃气血而利腰脐。然补之亦宜得法，一从养心，使母实子安；一从补肾，使火旺土温；一从柔木，使肝平不致克脾。宽带汤名虽宽带，实从心脾肝肾四经同治着手。但其目的在补脾胃而宽带脉，故仍名宽带汤。方中人参峻补中气，配麦冬、五味，又能养心，心气足才可生土，且五味又养肾精，一药二用，丝丝入扣。当归、白芍以养肝血，俾肝木柔和不致侮土；巴戟、苁蓉、补骨脂、杜仲以温润肾阳，能上煦脾土，下暖胞宫，并可固冲任而胜负载；白术直补脾土而利腰脐，佐熟地滋肾配阳，莲肉补带。信手拈来，皆成妙谛，神合默契，井然成章，庶几阳回土暖，孕育负载，自不待言矣。

嫉妒不孕

【原文】

妇人有怀抱素恶，不能生子者，人以为天心厌之也，谁知是肝气郁结乎！夫妇人之有子也，必然心脉流利而滑，脾脉舒徐而和，肾脉旺大而鼓指，始称喜脉。未有三部脉郁而能生子者也。若三部脉郁，肝气必因之而更郁，肝气郁则心肾之脉，必致郁之极而莫解。盖子母相依，郁必不喜，喜必不郁也。其郁而不能成胎者，以肝木不舒，必下克脾土，而致塞脾土之气。塞则腰脐之气必不利。腰脐之气不利，必不能通任脉而达带脉，则带脉之气亦塞矣。带脉之气既塞，则胞胎之门必闭，精即到门，亦不得其门而入矣，其奈之何哉？治法必解四经之郁，以开胞胎之门，则几矣。方用开郁种玉汤。

白芍一两，酒炒　香附三钱，酒炒　当归五钱，酒洗　白术五钱，

土炒　丹皮三钱,酒洗　茯苓三钱,去皮　花粉二钱

水煎。服一月则郁结之气开,郁开则无非喜气之盈腹,而嫉妒之心,亦可以一易,自然两相合好,结胎于顷刻之间矣。此方之妙,解肝气之郁,宣脾气之困,而心肾之气亦因之俱舒。所以腰脐利而任带通达,不必启胞胎之门,而胞胎自启,不特治嫉妒者也。

【评注】

妇女在封建时代,受旧礼教束缚,精神压抑,如负枷锁,日常接触者,惟翁姑妯娌之辈,倘被亲属歧视轻蔑,势必对周围人事,产生厌恶,以致心中梗梗,而不敢抗争。如是反诬之为"嫉妒",而实属肝气抑郁也。盖肝郁日久,则火易动而血无所藏,冲任失其通盛,带脉失其宽舒。且抑郁寡欢肝失条达,则胸胁胀满;脾受其侮,则被困而饮食少思,精微无所生化。其难摄精成孕者,此必然之理也。法当调肝开郁,抑火舒脾。

开郁种玉汤乃仿加味逍遥散法加减变化而成。方中重用白芍平肝,合当归以养血,且用酒洗以开郁散结,白术健脾而利腰脐之气,茯苓宁心,香附乃解郁散结之圣药,佐丹皮以泻郁火,尤妙再配花粉以润燥生津而利月水。其滋而不滞,利而不伤,选药精当,令人叹服。全方乍观似觉皆眼前之药,平淡无奇,但仔细琢磨,则悟其处处从"郁"字着眼。学者须细心研读而后始有得焉!

肥胖不孕

【原文】

妇人有身体肥胖,痰涎甚多,不能受孕者,人以为气虚之故,谁知是湿盛之故乎!夫湿从下受,乃言外邪之湿也,而肥胖之湿,实非外邪,乃脾土之内病也。然脾土既病,不能分化水谷,以养四肢,宜其身躯瘦弱,何以能肥胖乎?不知湿盛者多肥胖,肥胖者多气虚,气虚者,多痰涎,外似健壮,而内实虚损也。内虚则

气必衰,气衰则不能行水,而湿停于肠胃之间,不能化精而化涎矣。夫脾本湿土,又因痰多,愈加其湿;脾不能受热,必浸润于胞胎,日积月累,则胞胎竟变为汪洋之水窟矣。且肥胖之妇,内肉必满,遮隔子宫,不能受精,此必然之势也。况又加以水湿之盛,即男子甚健,阳精直达子宫,而其水势滔滔,泛滥可畏,亦遂化精成水矣,又何能成妊哉?治法必须以泄水化痰为主。然徒泄水化痰,而不急补脾胃之气,则阳气不旺,湿痰不去。人先病矣,乌望其茹而不吐乎?方用加味补中益气汤。

人参三钱　黄芪三钱,生用　柴胡一钱　甘草一钱　当归三钱,酒洗　白术二两,土炒　升麻四分　陈皮五分　茯苓五钱　半夏三钱,制

水煎服,八剂,痰涎尽消;再十剂,水湿利,子宫涸出,易于受精而成孕矣。其在于昔,则如望洋观海,而至于今,则是马到成功也。快哉!此方之妙,妙在提脾气而升于上,作云作雨,则水湿反利于下行;助胃气而消于下,为津为液,则痰涎转易于上化。不必用消化之品以损其肥,而肥自无碍;不必用浚决之味以开其窍,而窍自能通。阳气充足,自能摄精;湿邪散除,自可受种矣,何肥胖不孕之足虑乎?

【评注】

妇人体质消瘦者多阴虚而火旺,形体丰肥者多气虚而湿壅,此为辨证之常。今肥胖不孕,良因中气不足,脾气不举,运化失常,痰湿留滞,壅积下焦,阻塞胞宫而成。故治法以益气升提。俾脾气得举,中气转盛,运化能复,津能散布,则决无痰湿留滞之虞。胞宫得启,受孕何碍?

加味补中益气汤乃补中益气与二陈汤合成。方中参、芪益气,佐柴胡、升麻举陷而升清阳,白术健脾以化湿,当归养血以配气,二陈利湿以化痰。故原注谓:"……不必用消化之品以损其肥,而肥自无碍;不必用浚决之味以开其窍,而窍自能通。阳气

充足,自能摄精;湿邪散除,自可受种。”其自释甚详,勿容重赘。

骨蒸夜热不孕

【原文】

妇人有骨蒸夜热,遍体火焦,口干舌燥,咳嗽吐沫,难于生子者,人以为阴虚火动也,谁知是骨髓内热乎!夫寒阴之地,固不生物,而干旱之田,岂能长养。然而骨髓与胞胎,何相关切?而骨髓之热,即能使人不嗣,此前贤所未言者。山一旦创言之,不几为世俗所骇乎?而要知不必骇也,此中实有其理焉。盖胞胎为五脏外之一脏耳,以其不阴不阳,所以不列入五脏之中。所谓不阴不阳者,以胞胎上系于心包,下系于命门。系心包者,通于心,心者阳也;系命门者,通于肾,肾者阴也。是阴之中有阳,阳之中有阴,所以通于变化,或生男,或生女,俱从此出。然必阴阳协和,不偏不枯,始能变化生人,否则难矣。况胞胎既通于肾,而骨髓亦肾之所化也,骨髓热由于肾之热,肾热而胞胎亦不能不热;且胞胎非骨髓之养,则婴儿无以生骨;骨髓过热,则骨中空虚,惟存火烈之气,又何能成胎?治法必须清骨中之热。然骨热由于水亏,必补肾之阴,则骨热除,珠露有滴濡之喜矣。壮水之生,以制阳光,此之谓也。方用清骨滋肾汤。

地骨皮一两,酒洗　丹皮五钱　沙参五钱　麦冬五钱,去心　元参五钱,酒洗　五味子五分,炒研　白术三钱,土炒　石斛二钱

水煎。连服三十剂,而骨热解;再服六十剂,自受孕。此方之妙,补肾中之精,凉骨中之热,不清胞胎,而胞胎自无太热之患。然阴虚内热之人,原易受妊,今因骨髓过热,所以受精而变燥,以致难于育子。本非胞胎之不能受精。所以稍补其肾,以杀其火之有余,而益其水之不足,便易种子耳。

【评注】

“骨蒸夜热,遍体火焦,口干舌燥,咳嗽吐沫”明是肾水亏

乏，不能制火。肾主骨生髓，肾水不足，则不能濡骨生髓，故发骨蒸；肺为肾母，肾水不足，必求救于母，且肺为水之上源，肺金受累，即生燥咳，故嗽而吐沫，乃肺燥之征；肾亏水不上济，故口干舌燥；任主胞胎属肾，肾水不足，则不能濡养胞宫，自难摄精成孕，其理甚明。且病至如此，必然引起月经或先或后，色暗而量少，脉细数。若至经闭，则更难调治矣。考此证近似痨瘵，病非一朝一夕而来，治疗亦决非短期所能收效。法用壮水制火，自属正治。

清骨滋肾汤方中重用地骨皮以直退骨蒸，沙参、麦冬润肺以滋水之上源而疗燥咳，玄参以壮肾水，五味敛阴而养肾精，丹皮泻火，白术健脾下养冲任而上益肺金，佐石斛养胃阴而润肺，又可制白术之温。药虽八味，却面面俱到。愚在临床曾见此证，即仿本方意旨，但骨皮、玄参均系生用，不用酒洗，因恐其助燥，白术改用山药，并加阿胶一味，以滋肾生血，收效亦甚满意。

腰酸腹胀不孕

【原文】

妇人有腰酸背楚，胸满腹胀，倦怠欲卧，百计求嗣，不能如愿，人以为腹肾之虚也，谁知是任督之困乎！夫任脉行于前，督脉行于后，然皆从带脉之上下而行也。故任脉虚则带脉坠于前，督脉虚则带脉坠于后，虽胞胎受精，亦必小产。况任督之脉既虚，而疝瘕之症必起，疝瘕碍胞胎而外障，则胞胎缩于疝瘕之内，往往精施而不能受，虽饵以玉燕，亦何益哉？治法必须先去其疝瘕之病，而补其任督之脉，则提挈天地，把握阴阳，呼吸精气，包裹成形，力足以胜任而无虞矣。外无所障，内有所容，安有不能生育之理。方用升带汤。

白术一两，土炒　人参三钱　沙参五钱　肉桂一钱，去粗皮　荸荠粉三钱　鳖甲三钱，炒　茯苓三钱　半夏一钱，制　神曲一钱，炒

水煎。连服三十剂，而任督之气旺；再服三十剂，而疝瘕之

症除。此方利腰之气,正升补任督之气也。任督之气升,而疝瘕自有难容之势,况方中有肉桂以散寒,荸荠以祛积,鳖甲以攻坚,茯苓以利湿,有形自化于无形,满腹皆升腾之气矣,何至受精而再坠乎哉?

【评注】

《素问·骨空论》云:"任脉为病,男子内结七疝,女子带下瘕聚"。盖任督两脉会于篡而系于带,今任督俱虚,连累带脉,失于升举,故以发为疝瘕。病在下腹,影响摄精受孕。故症见"腰酸背楚,胸满腹胀,倦怠欲卧",即令受精,"亦必小产",此乃虚实夹杂之证,病起于寒气客于下焦,法宜温阳益气,升带消坚。俾带脉得举,任督得复,疝瘕可愈,受孕成胎始有期待也。

升带汤方中重用白术以利腰脐,协同人参益气升带,肉桂散寒,荸荠粉磨积,鳖甲消坚,茯苓利湿,配半夏、神曲,祛湿痰而消积滞,尤妙佐沙参一味,治血结而消疝,《本经》谓其治"血结惊气",唐·甄权《药性本草》谓其能疗"疝气下坠"。全方配伍谨严,有补有攻,有升有散,故能升带而补任督,攻坚而消疝瘕。诸眼前药味,看似平淡无奇,然性和而力专,自能去病于无形。其法可取,贵在于此,学者慎勿以其平淡而见忽也。

便涩腹胀足浮肿不孕

【原文】

妇人有小水艰涩,腹胀脚肿,不能受孕者,人以为小肠之热也,谁知是膀胱之气不化乎!夫膀胱原与胞胎相近,膀胱病而胞胎亦病矣。盖水湿之气,必走膀胱,而膀胱不能自化,必得肾气相通,始能化水,以出阴器。倘膀胱无肾气之通,则膀胱之气化不行,水湿之气,必且渗入胞胎之中,而成汪洋之势。汪洋之田,又何能生物也哉?治法必须壮肾气以分消胞胎之湿,益肾火以运化膀胱之水,使先天之本壮,则膀胱之气化;胞胎之湿除,而汪洋之田，化成雨露之壤矣。水化则膀胱利，火旺则胞胎暖，安有布种而不发生者哉？方用化水种子汤。

巴戟一两，盐水浸　白术一两，土炒　茯苓五钱　人参三钱　菟丝子五钱，酒炒　芡实五钱，炒　车前二钱，酒炒　肉桂一钱，去粗皮

水煎服，二剂，膀胱之气化；四剂艰涩之症除；又十剂虚胀脚肿之病形消；再服六十剂肾气大旺，胞胎温暖，易于受胎而生育矣。此方利膀胱之水，全在补肾中之气；暖胞胎之气，全在壮肾中之火。至于补肾之药，多是濡润之品，不以湿而益助其湿乎？然方中之药妙于补肾之火，而非补肾之水，尤妙于补火而无燥烈之虞，利水而非荡涤之猛。所以膀胱气化，胞胎不湿，而发荣长养无穷与。

【评注】

“小水艰涩”亦即小便不利，“腹胀脚肿”，显属水肿无疑。证属肾阳虚衰，不能温膀胱而化气，以致小便不利，水湿内停，发为浮肿。此病与现代医学所称之“慢性肾炎”相似，临床较为常见，严重者可以影响月经停闭。一般为月经周期失调，量偏少而色淡，面色不荣，四肢不温，腰酸腿软，舌淡苔白薄，脉沉迟弱。盖水之运行，其本在肾，其制在脾。因肾阳不足，上不能温煦脾阳而制水，下不能温暖膀胱而化气，以致脾阳不运，则大腹胀满；膀胱气化不行，则小便不利。故治法宜以温补肾阳为主，兼扶脾气。

化水种子汤方中肉桂大补肾中命门真火，以助膀胱气化而上煦脾阳，巴戟、菟丝子，温肾行水，且温而不燥，柔而不滋，人参、白术、茯苓，以健脾扶中，崇土制水，稍佐车前以直利水道，尤妙在配伍芡实之甘涩，兼养脾肾，使温不耗液，利不伤精。全方组织周密，颇足效法。愚治疗本证，亦每仿此而行。但浮肿甚者则加白茅根、黑大豆；阴阳两虚者，则再加熟地；小便艰涩甚者，酌加川牛膝，俾协同车前以畅利小水。总之，不拘守成方，随证增损化裁，久之自可得心应手。

女科下卷

妊 娠

妇女妊娠,血聚养胎,生理上出现特殊变化,此时发生病变,统称为妊娠病。但因孕妇体质强弱不同,脏腑虚实各异,故临床所见,症情多样,变化之一。考其原因,大抵不外由于肝、脾、肾三经为病。如有因血聚养胎,肝血骤虚,以致火动,有因肾水不足,不能濡肝荫胎;有因脾胃气虚,失于运血统摄;有因肝郁动火,或跌仆伤胎等等。至其发病时间,有属妊娠早期出现者,有属中期或晚期出现者。故必须审察脉证,鉴别虚实,随证施治。

妊娠期用药尤须小心,凡妨胎禁忌方药,均宜慎用,不可轻投,以免病未去而胎先堕。虽经云"有故无殒",但究应以慎重为佳。或在必须用时,亦只宜中病即止,不易多服,亦即经谓"衰其半而止,过者死"。

本篇所讨论妊娠期病变共十二节,兹分别评述。此仅举一反三,开人思路而已,并非将妊娠病尽行概括。

妊娠恶阻

【原文】

妇人妊娠之后,恶心呕吐,思酸解渴,见食憎恶,困倦欲卧,人皆曰妊娠恶阻也,谁知肝血太燥乎!夫妇人受妊,本于肾气之旺也,肾旺是以摄精,然肾一受精而成娠,则肾水生胎,不暇化润于五脏,而肝为肾之子,日食母气以舒,一日无津液之养,则肝气迫索,而肾水不能应,则肝益急,肝急则火动而逆也。肝气既逆,是以呕吐恶心之症生焉,呕吐纵不至太甚,而其伤气则一也。气既受伤,则肝血愈耗,世人用四物汤,治胎前诸症者,正以其能生肝之血也。然补肝以生血,未为不佳,但生血而不知生气,则脾胃衰微,不胜频呕,犹恐气虚则血不易生也。故于平肝补血之中,加以健脾开胃之品,以生阳气,则气能生血,尤益胎气耳。或疑气逆而用补气之药,不益助其逆乎?不知妊娠恶阻,其逆不甚,且逆是因虚而逆,非因邪而逆也。因邪而逆者,助其气则逆增;因虚而逆者,补其气则逆转。况补气于补血之中,则阴足以制阳,又何虑其增逆乎?宜用顺肝益气汤。

人参一两 当归一两,酒洗 苏子一两,炒研 白术三钱,土炒 茯苓二钱 熟地五钱,九蒸 白芍三钱,酒炒 麦冬三钱,去心 陈皮三分 砂仁一粒,炒研 神曲一钱,炒

水煎。服一剂轻,二剂平,三剂全愈。此方平肝则肝逆除,补肾则肝燥息,补气则血易生。凡胎病而少带恶阻者,俱以此方投之无不安,最有益于胎妇,其功更胜于四物焉。

【评注】

妊娠恶阻,责之肾气旺、肝血燥、脾胃气虚,此说系综合前人所论而来。如明·赵养葵云:"恶阻多在三个月之时,相火化胎之候……少阴肾水既养胎,少阳之火益炽,须用清肝滋肾汤"。罗太无谓:"……膈满而吐,此肝脉挟冲脉之火冲上也。"陈良甫云:"……由胃气所怯弱,中脘停痰"。戴复庵谓:"恶阻者……盖其人宿有痰饮,血壅遏而不行,故饮随气上,停滞肝经"。由上各家所论观之,有主火、主痰、属肾、属肝、属胃之说,各抒所见,议论纷纭。青主则融会各家之说,独创妇女"一受精而成娠,则肾水生胎,不暇化润于五脏"之论。肝为肾子,必须肾水濡润始舒,今因肾水养胎,肝失濡润,则肝苦急而火动气逆,发为呕吐,呕吐作则脾胃气虚,因此创制顺肝益气汤以平肝降逆,益胃生血。方从异功散去炙甘草,四物汤去川芎,再加苏子、麦冬、砂仁、神曲组方而成。方中人参、白术益气健脾,砂仁温中和胃,

陈皮、神曲醒脾而消痰滞,当归、白芍平肝养血,熟地直补肾精,佐麦冬以养心阴而下济肾水,苏子降逆止呕,茯苓淡渗,佐参术以益气和中。然而方中人参、苏子、当归各重用至一两,其法似不可取。病源既属肝经血燥火动,人参量重,可更助升阳;且苏子一两,亦降逆太过,更恐虑堕胎。虽云配人参有升有降,然究嫌偏温助阳,不可漫意轻投,慎防胎动。况当归一两,亦嫌油润辛温太过,且其气味芳烈,最易使喜呕者激惹作呕,原不甚作呕者反助其剧矣。故既云肝火上逆,又以一派辛甘温药,岂不更助其火逆,此法决不可行。尤是青主亦作自解云:"凡胎病而少带恶阻者,俱以此方投之无不安"。则呕吐频繁者,断不可用温明矣。然而妊娠少带恶阻,此属生理一时之特殊改变,其症甚轻,可以勿药,又何必投此重剂延祸?青主则以自鸣得意之作,以偏执之见,欺世误人,实谬之甚矣!学者对此切不可轻信。

妊娠恶阻乃妇科临床常见病,虽同属一症,绝非一方一药所能通治,但须依据孕妇素体禀赋辨证论治。病总缘于胃逆,而导致胃逆原因则有多种,或因胃气素虚,娠后血海不泻,冲脉气盛,循经上冲,激起胃逆而呕;或因素体肝阳偏旺,娠后血聚养胎,阴阳不足,木火偏旺则侮土,火升气逆,发为呕吐;或因宿有痰饮,娠后经血壅遏不行,饮随气上,以致呕吐。凡胃虚者,证见脘腹胀闷,饮食少思,食入即吐,四肢倦怠,苔白,脉缓滑乏力,治宜和胃健脾,降逆止呕,以香砂六君子汤随证化裁可矣,偏寒者可酌加干姜、吴萸;吐久胃阴伤者,党参改为条参,白术换用山药,去砂仁、木香加玉竹、石斛等品。肝阳偏旺者,证见胸胁不舒,咽干口苦,呕吐苦水,舌红苔薄白或薄黄,脉必弦滑,法宜平肝降火止呕,仿温胆汤原方去枳实,咽干口苦者,可酌加苏叶、黄连、乌梅、麦冬、白芍等味。痰饮壅遏者,脘膈如有水声,呕吐涎沫,不思饮食,苔白而腻,脉滑而濡,法宜化痰降逆,和胃止呕,方用小半夏加茯苓汤,再随证酌加橘红、焦白术、神曲等味;若见阴伤者可酌加竹茹、芦根、沙参等味。总之必须辨证施治,不可拘执一方而通治恶阻，否则不惟药不对症，难于收效，甚或加剧病情而至胎动流产。另外，须注意服药方法，嘱患者服药如饮酒状，每次呷一二小口，咽下不吐，过三五分钟再呷一二口，徐徐将药服下。切不可一次饮一杯一碗，否则其药未下咽，随即吐出，以致不能发挥药力作用。此法余在临床常用，收效较为满意。如呕吐久剧出现黄疸者，则须严格观察，并及时结合西医治疗，甚或终止妊娠，否则预后不良，务宜注意。

妊娠浮肿

【原文】

妊妇有至五个月，身肢倦怠，饮食无味，先两足肿，渐至遍身头面俱肿，人以为湿气使然也，谁知是脾肺气虚乎！夫妊娠虽有按月养胎之分，其实不可拘于月数，总以健脾补肺为大纲，盖脾统血，肺主气，胎非血不荫，非气不生，脾健则血旺而荫胎，肺清则气旺而生子。苟肺衰则气馁，气馁则不能运气于皮肤矣。脾虚则血少，血少则不能运血于肢体矣。气血两虚，脾与肺失职，所以饮食难消，精微不化，势必至气血下陷，不能升举，而湿邪即乘其所虚之处，积成浮肿症，非由脾肺之气血虚而然耶。治法当补其脾之血与肺之气，不必祛湿，而湿自无不去之理。方用加减补中益气汤。

人参五钱　黄芪三钱，生用　柴胡一钱　甘草一分　当归三钱，酒洗　白术五钱，土炒　茯苓一两　升麻三分　陈皮三分

水煎服，四剂即愈，十剂不再犯。夫补中益气汤之立法也，原是升提脾肺之气，似乎益气而不补血。然而血非气不生，是补气即所以生血。观当归补血汤，用黄芪为君，则较著彰明矣。况湿气乘脾肺之虚而相犯，未便大补其血，恐阴太盛而招阴也。只补气而助以利湿之品，则气升而水尤易散，血亦随之而生矣。然则何以重用茯苓而至一两，不几以利湿为君子？嗟嗟！湿证而不以此药为君，将以何者为君乎！况重用茯苓于补气之中，虽曰

渗湿，而仍是健脾清肺之意。且凡利水之品，多是耗气之药，而茯苓与参术合，实补多于利，所以重用之，以分湿邪，即以补气血耳。

【评注】

妊娠浮肿，前人多主脾胃气虚，不能运化水湿所致。如陈良甫谓："……脾胃恶湿，主身之肌肉，湿渍气弱，则肌肉虚，水气流溢，故令身肿满"。齐仲甫云："妊娠以经血养胎，或挟水气，水血相搏，以致体肿，皆由脾胃虚"。《圣济总录》云："脾候肌肉，土气和则能制水，水自传化，无有停积。若妊娠脾胃气虚，经血壅闭，则水饮不化，湿气淫溢"。何松庵云："妊娠三月后，肿满如水气者……大率脾虚者多"。青主则在前人所主脾胃气虚论点之上，更立脾肺两虚之说，以独抒己见。他认为妊娠赖血荫胎，脾为血之化源，肺为肾之母，且运气于皮肤。脾气虚则运化无权，肺气虚则无以布津，外不能运气皮肤。脾肺失职，则气血两虚，所以"饮食难消，精微不化……而湿邪即乘其所虚之处，积而成浮肿症"。法当补脾气益肺气，方用加减补中益气汤。此法并非青主所创，实滥觞于薛立斋。薛氏曾谓："……若脾虚湿热，下部作肿，补中汤加茯苓"。青主此方亦系补中益气汤全方再加茯苓一两，与薛氏所主，如同出一辙，窃疑为因袭薛法，不过补充脾肺两虚论点而已。

妊娠水肿，前人虽多主脾虚，大抵皆以健脾行水着手，亦即本崇土制水古法，似觉无可厚非。但毕竟前人即于历史条件，未能细察，致将水肿与先兆子痫、子痫截然分开。从辨证论治观点出发，随证施治，亦属其常。然而结合现代医学观之，则大有商榷之处。因妊娠水肿，每多伴有高血压症（先兆子痫），若不以辨证与辨病相结合，信手浪投补中益气之方，助火升阳，促使血压骤升，往往造成子痫危局，尚不识为用药之误，则可慨也。盖人参、黄芪益气升阳，柴胡、升麻助升相火。而妇女妊娠期间，因血聚养胎,肝阴不足,相火偏旺者,临床较为多见。设一见水肿,即不辨脉证,亦不测量血压,便认为脾虚运化无权,投以补中之剂,是不啻杀人也。如全身水肿,四肢倦怠不温,口淡乏味,饮食少思,舌淡苔薄,脉缓无力,且结合测量血压正常者,可与健脾利水之法,亦不必用补中益气汤方,它如全生白术散、千金鲤鱼汤等增损化裁,既可利水消肿,亦不致升高血压,用之较妥,即所谓去病于无形也。

妊娠少腹疼

【原文】

妊娠少腹作疼,胎动不安,如有下坠之状,人只知带脉无力也,谁知是脾肾之亏乎!胞胎虽系于带脉,而带脉实关于脾肾,脾肾亏损则带脉无力,胞胎即无以胜任矣。况人之脾肾亏损者,非饮食之过伤,即色欲之太甚。脾肾亏则带脉急,胞胎所以有下坠之状也。然而胞胎之系,通于心与肾,而不通于脾,补肾可也,何故补脾?然脾为后天,肾为先天,脾非先天之气不能化,肾非后天之气不能生,补肾而不补脾,则肾之精何以遽生也!是补后天之脾,正所以补先天之肾也;补先后二天之脾与肾,正所以固胞胎之气与血,脾肾可不均补乎!方用安奠二天汤。

人参一两,去芦　熟地一两,九蒸　白术一两,土炒　山药五钱,炒　山萸五钱,蒸,去核　炙草一钱　杜仲三钱,炒黑　枸杞二钱　扁豆五钱,炒,去皮

水煎服,一剂而疼止,二剂而胎安矣。夫胎动乃脾肾双亏之证,非大用参术熟地补阴补阳之品,断不能挽回于顷刻。世人往往畏用参术,或少用以冀建功,所以寡效。此方正妙在多用也。

【评注】

妊娠少腹疼,有如下坠之状,其为胎动不安可知,此症亦临床所常见。盖妊娠与冲任两脉关系最为密切,冲为血海隶属于

脾胃，任主胞胎属肾气所司，而二脉又均系于带。今胎动不安，腹痛下坠，显属带脉失约，冲任不固。其根本原因，实缘于脾肾两虚所致。脾为血之化源而又主中气，脾气虚则化源不足，无以生胎系胞；肾藏精而主任脉，肾精伤则真阴不足，无以养胎安胎。然而构成脾肾两虚之主因，大抵不外饮食失调，房事不节，故妇女妊娠期间，必须注意调饮食而节房欲，俾脾肾安和而胎元自固。今胎动既起于脾肾两虚，自应以大补脾肾为治本首务。安奠二天汤即宗此旨。

方中人参、白术、熟地为君，俱重用至一两，取其大补脾肾，无所偏倚，以参术补中益气，健脾固胎，熟地滋肾养精，并补冲任；佐以山药、山萸、扁豆，亦同用五钱，取山药兼补脾肾，扁豆健脾养带，山萸兼补肝肾，此所谓补肝肾即是固冲任也；再配炙草、枸杞、杜仲，用量分别为一、二、三钱，以炙草一钱安中辅人参以益气升提，枸杞二钱滋肾，佐熟地以生精养任，杜仲三钱固肾系胎。全方主次分明，配伍有制，诚为一首补虚安胎良方。如脘闷饮食少思者，可配加砂仁；有少量阴道出血者，可酌加阿胶、旱莲草，疗效更佳。

妊娠口干咽痛

【原文】

妊娠至三四个月，自觉口干舌燥，咽喉微痛，无津以润，以至胎动不安，甚则血流如经水，人以为火动之极也，谁知是水亏之甚乎！夫胎也者，本精与血之相结而成，逐月养胎，古人每分经络，其实均不离肾水之养，故肾水足而胎安，肾水亏而胎动。虽然，肾水又何能动胎，必肾经之火动，而胎始不安耳。然而火之有余，仍是水之不足，所以火炎而胎必动，补水则胎自安，亦既济之义也。惟是肾水不能之生，必须滋补肺金，金润则能生水，而水有逢源之乐矣。水既有本，则源泉混混矣，而火又何难制乎。再少加清热之品，则胎自无不安矣，方用润燥安胎汤。

熟地一两，九蒸　生地三钱，酒炒　山萸肉五钱，蒸　麦冬五钱，去心　五味二钱，炒　阿胶二钱，蛤粉炒　黄芩二钱，酒炒　益母二钱

水煎服，二剂而燥息，再二剂而胎安，连服十剂而胎不再动矣。此方专填肾中之精，而兼补肺。然补肺仍是补肾之意，故肾经不干燥，则火不能灼，胎焉有不安之理乎！

【评注】

妊娠“自觉口干舌燥，咽喉微痛”，症属肾水不足，肾火妄动使然。因足少阴肾经之脉“其直者……入肝中循喉咙，挟舌本”，咽舌全仗肾水以上润；肾中龙火之伏潜，亦赖水制，若肾水既亏，则无以制火。火性炎上，势必循经上冲，以致咽喉微痛；肾水不能上济，故口干舌燥。尤其妊娠以后，精血聚以养胎，因而水愈不足，火炎益炽，势必影响“胎动不安，甚则血流如经水”。治法宜壮水制火，俾水足而胎安。

润燥安胎汤方用二地以滋肾壮水，麦冬润肺金而滋水之上源，五味益肾精而潜龙火，山萸肉直补肝肾以填精，黄芩清泄上浮之火，阿胶养阴止血。惟其中益母草一味，用量虽只二钱，然病当咽痛舌燥，阴血已伤，胎动不安之际，用之防其更有动胎之弊，不如去之，改用旱莲、沙参为宜。

妊娠吐泻腹疼

【原文】

妊妇上吐下泻，胎动欲坠，腹疼难忍，急不可缓，此脾胃虚极而然也。夫脾胃之气虚，则胞胎无力，必有崩坠之虞。况又上吐下泻，则脾与胃之气，因吐泻而愈虚，欲胞胎之无恙也得乎？然胞胎疼痛，而究不至下坠者何也？全赖肾气之固也！胞胎系于肾而连于心，肾气固则交于心，其气通于胞胎，此胞胎之所以欲坠而不得也。且肾气能固，则阴火必来生脾；心气能通，则心火必来援胃。脾胃虽虚而未绝，则胞胎虽动而不坠，可不急救其脾

胃乎?然脾胃当将绝而未绝之时,只救脾胃而难遽生,更宜补其心肾之火,使之生土,则两相接续,胎自固而安矣。方用援土固胎汤。

人参一两　白术二两,土炒　山药一两,炒　肉桂二钱,去粗皮,研　制附子五分　续断三钱　杜仲三钱,炒黑　山萸一两,蒸,去核　枸杞一钱　菟丝子三钱,酒炒　砂仁三粒,炒研　炙草一钱

水煎服,一剂而泄止,二剂而诸病尽愈矣。此方救脾胃之土十之八,救心肾之火十之二也。救火轻于救土者,岂以土欲绝而火未甚衰乎?非也。盖土崩非重剂不能援,火衰虽小剂而可助,热药多用,必有太燥之虞,不比温甘之品也。况胎动系土衰而非火弱,何用太热。妊娠忌桂附,是恐伤胎,岂可多用。小热之品,计之以钱,大热之品,计之以分,不过用以引火,而非用以壮火也。其深思哉!

【评注】

妊娠上吐下泻腹痛,显属饮食不节,多因进生冷瓜果油腻及不洁之物所致。且妊娠多火,当吐泻暴发之时,急宜导滞化浊,以止吐泻,大法仿藿香正气散化裁。若证见苔白兼黄腻,泻时肛门微感灼热者,则在藿香正气散内去白芷加黄连、二芽;腹痛甚者加广木香;吐泻止后,再仿香砂六君子汤以培土安胎善后,较为妥当。

本节所论援土固胎汤证,必见吐出不消化食物,泻下淡黄水样粪便,手足清冷,舌质淡,苔白,脉细缓乏力等症。有此见证,方可断为脾肾阳虚而酌用本方。且此方用时还须注意,因孕妇吐泻,方中人参一两,白术二两,山药一两,萸肉一两,亦嫌过于升提壅胃,反使呕吐难止,可酌予减量,或再加藿香、苏叶以醒脾和胃止呕。方中肉桂二钱,若无佳品,不但不能迅补命门真火,反有助燥之弊,且桂附用之不当还可堕胎,不如改用补骨脂6~9g为妙。总之本方配伍虽有其独到之处,但限于当时历史条

件，傅氏尚不能认识本病属饮食不洁所引起，因而一味蛮补，绝非上策。我辈当今若见此病必须结合西医检查，然后再随证处理，则更为妥善。

妊娠子悬胁疼

【原文】

妊妇有怀胞忧郁，以致胎动不安，两胁闷而疼痛，如弓上弦，人只知是子悬之病也，谁知是肝气不通乎！夫养胎半系于肾水，然非肝血相助，则肾水实有独力难支之势。故保胎必滋肾水，而肝血断不可不顾。使肝气不郁，则肝之气不闭，而肝之血必旺，自然灌溉胞胎，合肾水而并助养胎之力。今肝气因忧郁而闭塞，则胎无血荫，肾难独任，而胎安得不上升以觅食，此乃郁气使然也。莫认为子之欲自悬而妄用泄子之品则得矣。治法宜开肝郁之气结，补肝血之干燥，则子悬自定矣。方用解郁汤。

人参一钱　白术五钱，土炒　白茯苓三钱　当归一两，酒洗　白芍一两，酒炒　枳壳五分，炒　砂仁三粒，炒研　山栀子三钱，炒　薄荷二钱

水煎。服一剂而闷痛除，二剂而子悬定，至三剂而全安。去栀子，再多服数剂不复发。此乃平肝解郁之圣药，郁开则木不克土，肝平则火不妄动。方中又有健脾开胃之品，自然水精四布，而肝与肾有润泽之机，则胞胎自无干燥之患，又何虑子悬之不愈哉！

【评注】

子悬一症，前人论述颇多，如宋·许叔微云："治怀胎近上，胀满疼痛，谓之子悬。"宋·陈良甫谓："妊娠至四五月来，君相二火养胎……故胎热气逆，上凑心胸，胀满痞闷，名曰子悬。"明·赵养葵谓："有胎从心腹凑上者，名曰子悬。此命门火衰，胎在腹中寒冷，不得已，上就心火之温暖"。青主断为肝气忧郁

而闭塞,胎无血荫使然。主寒、主热,各有所见,本症各家均未提及妊娠月份,仅陈良甫言"妊娠四五月来",就余平时临床所见而言,一般正常妊娠,不会出现本症。有之则可能为羊水过多,或双胎所致。考其症状,必在妊娠七八月份,胎位逐渐升高,甚至逼迫胃部,上顶胸膈,以致胸腹闷满䐜胀,故亦称为"胎气上逆"。前人限于封建观念束缚,不能检查胎位,故不明此理,但从症状辨治,因而揣拟许多议论,提出许多方药,陈良甫主张"补气血,疏壅滞",调理胎气,用严氏紫苏饮加减,法尚可行。至于赵养葵主用理中及桂附八味,则纯属梦呓之谈,不足为训。桂附素有动胎之嫌,若轻信其邪说而误投,鲜有不败事者。至于青主自制解郁汤亦较平允,不致损伤胎元,其中虽有枳壳一味妨胎,但用量较轻,仅投五分,且配有人参一钱,尚不致碍事,稍稍用之以缓解症状,亦无可厚非。然本病多见于妊娠生理过程中,若病情不重,可嘱患者调适劳逸,节制饮食,症状亦可逐渐减轻或消失,因而不必乱投药饵,而影响胎元。此又为临床医生不可轻意者也。

妊娠跌损

【原文】

妊妇有失足跌损,致伤胎元,腹中疼痛,势如将坠者,人只知是外伤之病也,谁知有内伤之故乎!凡人内无他证,胎元坚固,即或跌扑闪挫,依然无恙。惟内之气血素亏,故略有闪挫,胎便不安。若止作闪挫外伤治,断难奏功,且恐有因治而坠者,可不慎与?必须大补气血,而少加以行瘀之品,则瘀散胎安矣。但大补气血之中,又宜补血之品多于补气之药,则无不得之。方用救损安胎汤。

当归一两,酒洗　白芍三钱,酒炒　生地一两,酒炒　白术五钱,土炒　炙草一钱　人参一钱　苏木三钱,捣碎　乳香一钱,去油　没药一钱,去油水煎服，一剂而疼痛止，二剂而势不下坠矣，不必三剂也。此方之妙，妙在既能去瘀，而不伤胎，又能补气补血，而不凝滞，固无通利之害，亦痊跌闪之伤，有益无损，大建奇功，即此方与。然不特治怀孕之闪挫，即无妊闪挫者亦可用之。

【评注】

妊娠跌损，腹痛欲坠，若仅是外伤，问题不大；设有内伤，则病情较重。果真伤及胎元，势必阴道出血，若再有宫缩，胎儿多难保全。本节所言"……惟内之气血素亏，故略有闪挫，胎便不安"云云，盖气血素亏者，受孕尚已不易，既幸而妊娠，气血荫胎，必感不足，因此胎每易动，再经闪挫，则易于导致流产。大补气血，法尚可行，致于"而少加行瘀之品"则应慎重。

救损安胎汤方以八珍汤加减而成，原方去川芎、茯苓，加苏木、乳香、没药等味，以八珍补气血，自是正治。但因跌损腹痛，而用苏木、乳没等行瘀之品，意在活血止痛，既然气血素亏，再加跌损，则胎元难固，似可想见。方中活血化瘀药虽不多，然究嫌苏木破血，乳没化瘀，均属峻攻之品，用之不当，胎必易坠。学者务须慎用，切不可随意轻投，造成事故，否则悔之晚矣。愚意原方苏木、乳没，均可减去，可重用白芍、甘草止痛。如有阴道出血者，再加旱莲、侧柏炭、阿胶、杜仲、续断等味即可。又何须破血行瘀，蹈其大咎哉！

妊娠小便下血病名胎漏

【原文】

妊妇有胎不动，腹不疼，而小便中时常有血流出者，人以为血虚胎漏也，谁知气虚不能摄血乎！夫血只能荫胎，而胎中之荫血，必赖气以卫之，气虚下陷，则荫胎之血亦随气而陷矣。然则气虚下陷，而血未尝虚，似不应与气同陷也。不知气乃血之卫，血赖气以固，气虚则血无凭依，无凭依必燥急，燥急必生邪热。

血寒则静,血热则动,动则外出而莫能遏,又安得不下流乎。倘气不虚而血热,则必大崩,而不止些微之漏矣。治法宜补其气之不足,而泄其火之有余,则血不必止,而自无不止矣。方用助气补漏汤。

人参一两　白芍五钱,酒炒　黄芩三钱,酒炒黑　生地三钱,酒炒黑　益母草一钱　续断二钱　甘草一钱

水煎服,一剂而血止,二剂再不漏矣。此方用人参以补阳气,用黄芩以泄阴火,火泄则血不热,而无欲动之机;气旺则血有依,而无可漏之窍。气血俱旺而协和,自然归经,而各安其所矣。又安有漏泄之患哉!

【评注】

妊娠胎漏,而言"小便下血",其说不确,应为阴道出血,如真是"小便下血",则病属尿道而来,其血溺时始见,与胞宫毫无牵涉,两者不容混淆。本节既称"病名胎漏",明是阴道出血无疑,决非"小便下血"可知。且妊娠阴道出血,亦有激经与胎漏之别。所谓"激经",即受孕后,月经仍按周期来潮,但量较少,妊至四五月后而自止。如娄全善云:"妊娠经来不多,饮食精神如故,六脉和缓、滑大无病者,血盛有余也。儿大能饮,自不来矣。"至于"胎漏"则为阴道有不规则出血,量亦不多,但淋漓不能自止,即本节所云"妊妇有胎不动,腹不疼,而小便中(应为阴道中)时常有血流出者"。病属气虚血热。盖气为血帅,妊娠之后,血应聚而养胎,若气血和平,自安然无恙。气虚则摄血无权,血热则妄行不轨。今因气虚失摄,血热失约,故血下淋漓也。法当益气摄血,兼泄血中阴火,则血安而自止矣。

助气补漏汤方中重用人参益气,生地凉血,黄芩泄阴火,白芍柔阴,续断补肾系胎,甘草和中,惟益母草一味,用量虽仅投一钱,然究嫌其妨胎,不如改用旱莲草为宜。

妊娠子鸣

【原文】

妊妇怀胎，至七八个月，忽然儿啼腹中，腰间隐隐作痛，人以为胎热之过也，谁知是气虚之故乎！夫儿在胞胎也，全凭母气以化成，母呼儿亦呼，母吸儿亦吸，未尝有一刻之间断。至七八个月则母气必虚矣，儿不能随母之气以为呼吸，必有迫不及待之势。母子原相依为命，子失母之气，则拂子之意，而啼于腹中，似可异而究不必异，病名子鸣，气虚甚也。治宜大补其气，使母之气与子气和合，则子之意安，而啼亦息矣，方用扶气止啼汤。

人参一两　黄芪一两，生用　麦冬一两，去心　当归五钱，酒洗　橘红五分　甘草一钱　花粉一钱

水煎。服一剂而啼即止，二剂不再啼。此方用人参、黄芪、麦冬以补肺气，使肺气旺，则胞胎之气亦旺；胞胎之气旺，则胞中之子气，有不随母之气以为呼吸者，未之有也。

【评注】

妊娠子鸣一症，前人亦有论者，各为形容其声音大小类似何者而定名耳，如《妇人大全良方》名为“孕妇腹内钟鸣”；《经效产宝》名为“孕妇腹中儿哭”；青主则称为“子鸣”。其所称病名虽名不相同，但因孕妇腹中作声则一。治疗且各有证有方，如《妇人大全良方》主用“鼠穴前后土为细末，研麝香，酒调下立愈”；《经效产宝》亦主用“空房中鼠穴土，同川黄连煎汁，饮之即止”；青主则认为病属气虚，而更自制扶气止啼汤，并云：“服一剂而啼即止，二剂不再啼”。清·沈尧封云：“腹内钟鸣，即是儿哭，今人治此，撒豆一把在地，令孕妇细细拾完，即愈，此是妙法”。王孟英力辟其非，谓“此讆言也”，讥其“贻笑后人”。而张山雷亦谓：“儿在母腹……当无自能发声之事”，但又云：“……然竟以一己所未见未闻，而直断定天下古今必无是事，亦未免身外

推测”。

余临床数十年,亦未曾闻见,惟近阅山东莱阳卫生学校——1979 年 1 号《医学资料》载有“宫内儿啼”一例,娩出一死女婴。又见 1983 年 5 月 29 日第 1884 期《健康报》题为“宫内儿啼不住,孕妇右耳闻哭声”的报道,据称哭声较为低细,已有三日,医生护士多人均在孕妇右耳听到哭声,且一强一弱,两种声音,经剖宫产为一对孪生活男婴。可见前人均是亲临此症,而笔之于书者,信不我诬。余在未见报导时,对此亦曾半信半疑未敢深信。无怪清代名家王孟英先生武断称“此讆言也……贻笑后人”。而张山雷先生评议则较平允。余读书至此,益感临床所见不广。如斯可知,古今中外,天下之大,何奇不有,岂能少见而多怪耶!如王孟英氏之清末医界佼佼者,尚有失言之误,况我今浅识之辈乎。古人云:“学然后知不足”,可信也夫!

至于前人在当时条件下用所谓鼠穴土及拾豆等法治疗本证,今日是否可行,尚未见察。姑存其说,学者参酌也可,作为掌故读之亦可。

妊娠腰腹疼渴汗躁狂

【原文】

妇人怀妊有口渴汗出,大饮冷水,而烦躁发狂,腰腹疼痛,以致胎欲坠者,人莫不谓火盛之极也,抑知是何经之火盛乎!此乃胃火炎炽,熬煎胞胎之水,以致胞胎之水涸,胎失所养,故动而不安耳。夫胃为水谷之海,多气多血之经,所以养五脏六腑者,盖万物皆生于土,土气厚而物始生,土气薄而物必死。然土气之所以能厚者,全赖火气之来生也;胃之能化水谷者,亦赖火气之能化也。今胃中有火,宜乎生土,何以火盛而反致害乎?不知无火难以生土,而火多又能烁水。虽土中有火土不死,然亦必有水方不燥;使胃火太旺,必致烁干肾水,土中无水,则自润不足,又何以分润胞胎;土烁之极,火势炎蒸,犯心越神,儿胎受逼,安得不下坠乎！经所谓二阳之病发心脾者，正此义也。治法必须泄火滋水，使水气得旺，则火气自衰，火衰而胎狂躁渴自定矣，方用息焚安胎汤。

生地一两，酒炒　青蒿五钱　白术五钱，土炒　茯苓三钱　人参三钱　知母二钱　花粉二钱

水煎。服一剂而狂少平，二剂而狂大定，三剂而火尽解，胎亦安矣。此方药料颇重，恐人虑不胜而不敢全用，又不得不再为嘱之。怀胎而火胜若此，非大剂何以能蠲，火不息则狂不止，而胎能安耶？况药料虽多，均是滋水之味，益而无损，勿过虑也。

【评注】

“口渴汗出，大饮冷水，而烦躁发狂”，病在阳明，若有壮热脉大，则是白虎汤证。今因“怀妊”未言发热，则病非外感传里可知。且狂属阳明，烦躁属于手足少阴为病，并伴有“腰腹疼痛，以致胎欲坠者”，乃水亏火旺之征。考其症状，良由肾水不足，在下不能养任荫胎，致发腰腹疼痛，胎不安而有欲坠之势；在上则不能济心润土，致口渴汗出，而发烦躁如狂之病。治以“泄火滋水，使水气得旺，则火气自衰”，确是正法。

息焚安胎汤中重用生地以直滋肾水，并佐青蒿以清热泻火，尤妙在选配知母、花粉二味，以生津润燥，唐·甄权论知母云：能治“心烦躁闷”，明·李时珍云：“安胎止子烦”；元·李东垣论花粉云：“瓜蒌根纯阴，解烦热，行津液，心中枯涸者，非此不能入”，由此益知其配伍妙谛。再以白术利腰脐而固冲任，人参益气生津以系胎，稍佐茯苓以宁心和胃，愚意若再酌加炒栀子、石斛、阿胶等品以清热除烦，益胃滋肾，则尤为周全。

妊娠中恶

【原文】

妇人怀子在身，痰多吐涎，偶遇鬼神祟恶，忽然腹中疼痛，胎

向上顶,人疑为子悬之病也,谁知是中恶而胎不安乎!大凡不正之气,最易伤胎,故有孕之妇,不宜入庙烧香,与僻静阴寒之地,如古洞幽岩,皆不可登。盖邪祟多在神宇潜踪,幽阴若洞,亦其往来游戏之所,触之最易相犯,不可不深戒也。况孕妇又多痰涎,眼目易眩,目一眩如有妄见,此招祟之因痰而起也。人云:怪病每起于痰,其信然与。治法似宜以治痰为主,然治痰必至耗气,气虚而痰难消化,胎必动摇。必须补气以生血,补血以活痰,再加以清痰之品,则气血不亏,痰亦易化矣。方用消恶安胎汤。

当归一两,酒洗　白芍一两,酒炒　白术五钱,土炒　茯苓五钱　人参三钱　甘草一钱　陈皮五分　花粉三钱　苏叶一钱　沉香一钱,研末

水煎服,此方大补气血,辅正邪自除之义也。

【评注】

所谓"妊娠中恶",责之鬼神作祟,殊属妄诞无稽,决不可从。盖历史上封建统治者,为谋求巩固其反动统治,无不以鬼神设教,愚弄劳动人民,使之信奉不渝,藉以达到其罪恶目的。奈何青主通儒,亦竟坠其迷惘,尤至言之凿凿,似煞有介事者,可怜亦复可笑;但云有痰涎为病,尚近情理。所拟消恶安胎汤,以补气养血,辅正祛痰,方尚平允。因其为迷信说教,乃唯心之论,故不予评述。

妊娠多怒堕胎

【原文】

妇人有怀妊之后,未至成形,或已成形,其胎必堕,人皆曰气血衰微,不能固胎也,谁知是性急怒多,肝之大动而不静乎!夫肝本藏血,肝怒则不藏,不藏则血难固。盖肝虽属木,而木中实寄龙雷之火,所谓相火是也。相火宜静,而不宜动,静则安,动则炽,况木中之火,又易动而难静者也。人生在世,无日非动静之

时，即无日非动火之时，尤加大怒，则火益动矣。火动而不可止遏，则火势飞扬，不能生气养胎，而反食气伤精矣；精伤则胎无所养，势必不坠而不已。经所谓“少火生气，壮火食气”，正此义也。治法宜平其肝中之火，利其腰脐之气，使气生夫血而血清其火，则庶几矣。方用利气泄火汤。

人参三钱　白术一两，土炒　甘草一钱　熟地五钱，九蒸　当归三钱，酒洗　白芍五钱，酒炒　芡实三钱，炒　黄芩二钱，酒炒

水煎服，六十剂而胎不坠矣。此方名虽利气，而实补气也。然补气而不加以泄火之品，则气旺而火不能平，必反害其气也。故加黄芩于补气之中以泄火，又有熟地归芍以滋肝，而壮水之主，则血不燥而气得和，怒气息而火自平，不必利气，而气无不利，即无往而不利矣。

【评注】

本节青主以相火动静立论。盖妊娠以后，血聚荫胎，端赖肝血之藏。如多怒性急，火浮血扰，则肝血动而不藏，不藏则血必难固，此为发生堕胎机理之一面，亦属主因。血为气母而为阴，气则为阳；肝主怒，素称将军之官，而属刚脏。设性急多怒，则阴血被扰而不宁，一则不能濡木，一则不能涵阳，因此龙雷相火即乘机妄动；火动则血愈伤，血伤则火愈炽，妊娠期间，势必累及胞胎。对此法当平肝养血，利气泄火。滋血即所以涵阳，泄火即所以宁血，血宁火静，则欲坠之胎可以安矣。

利气泄火汤，方中重用熟地以壮肾水而濡肝木，当归、白芍直养肝血，芡实补任以固胎，黄芩清泄妄动之相火，人参益气系胎，白术健脾而利腰脐之气，稍佐甘草和中泄火。其方虽名“利气”，实为补气；虽谓“泄火”，实为滋血。因血滋火则火自平，气充则胎自安。若以其多怒而误用清芬开郁之药，以其火动而重用苦寒折火之品，则反促使其摇摇欲坠之胎速其坠矣。此方之妙，妙在不解郁而壮水制火，不利气而健脾益气，俾血沛气平，而

欲坠之胎藉以得安矣。愚意若再酌加麦冬、五味、阿胶则更妙。

小　产

妇人妊娠养胎,全赖气血,气以系胎,血以荫胎,气血冲和,胞胎得养,自安然无恙。设因多怒、房事不节或闪挫跌仆以致气火炽盛,或气血亏损,血燥血寒,均能影响胞胎,伤损冲任,而使胎元不固,导致小产。本章所论,概意如此,学者可根据临床实际灵活辨证。

行房小产

【原文】

妊娠为行房颠狂,遂致小产,血崩不止,人以为火动之极也,谁知是气脱之故乎!大凡妇人之怀妊也,赖肾水以荫胎。水源不足,则火易沸腾,加以久战不已,则火必大动,再至兴酣颠狂,精必大泄;精大泄则肾水益涸,而龙雷相火益炽,水火两病,胎不能固而堕矣。胎堕而火犹未息,故血随火而崩下,有不可止遏之势。人谓火动之极,亦未为大误也。但血崩本于气虚,火盛本于水亏,肾水既亏,则气之生源涸矣。气源既涸,而气有不脱者乎?此火动是标,而气脱是本也。经云:"治病必求其本",本固而标自立矣。若只以止血为主,而不急固其气,则气散不能速回,而血何由止;不大补其精,则水涸不能遽长,而火且益炽,不揣其本,而齐其末,吾未见有能济者也。方用固气填精汤。

人参一两　黄芪一两,生用　白术五钱,土炒　大熟地一两,九蒸　当归五钱,酒洗　三七三钱,研末冲　芥穗二钱,炒黑

水煎服,一剂而血止,二剂而身安,四剂则全愈。此方之妙,妙在不去清火,而惟去补气补精,其奏功独神者,以诸药温润,能除大热也。盖热是虚,故补气自能摄血,补精自能止血,意在本也!

【评注】

房事不节，最易扰动龙雷相火。妇女妊娠期间，尤宜节欲。因孕后精血聚而荫胎，相火多较偏旺，设若不避房事，则相火愈炽，势必危及胎元，以至堕胎。今既小产而血崩不止，良由是焉，且因血大崩，气随血耗而欲脱。故云“此火动是标，而气脱是本也”。据此大补其气，则气散而能速回；大补其精，则水涸而能遽长，方用固气填精汤。

固气填精汤方中重用人参、黄芪各一两，以固其欲脱之气，熟地一两以大补其精，佐白术以健脾摄血，兼养化源，当归养血，三七、芥穗炭止血塞流。此方乃本甘温除热之法。虽原为相火炽而堕胎，然失血后气已大伤。病至如斯，气血已属两败，故其相火已化为虚热，非甘温益气之品不能除之，绝不宜再用苦寒折火之品，反伤气血。其制方遣药之严谨，思虑之精微，颇可效法。愚意再加益母草一味则更妙。若服此方后，血仍不止，则可能为胎物残留，或为子宫收缩不良所致，应及时结合妇检，用中西医结合治疗，预后尤佳。

跌闪小产

【原文】

妊妇有跌仆闪挫，遂致小产，血流紫块，昏晕欲绝者，人皆曰瘀血作祟也，谁知是血室损伤乎！夫血室与胞胎相连，如唇齿之相依，胞胎有伤，则血室亦损，唇亡齿寒，理有必然也。然胞胎伤损而流血者，其伤浅；血室伤损而流血者，其伤深。伤之浅者疼在腹，伤之深者晕在心。同一跌仆损伤，而未小产，与已小产，治各不同。未小产而胎不安者，宜顾其胎，而不可轻去其血；已小产而血大崩，宜散其瘀，而不可重伤其气。盖胎已堕，血既脱而血室空虚，惟气存耳。倘或再伤其气，安保无气脱之忧乎！经云：“血为营，气为卫”。使卫有不固，则营无依而安矣。故必补气以生血，新血生而瘀血自散矣。方用理气散瘀汤。

人参一两　黄芪一两,生用　当归五钱,酒洗　茯苓二钱　红花一钱　丹皮三钱　姜炭五钱

水煎。服一剂而流血止,二剂而昏晕除,三剂而全安矣。此方用人参、黄芪以补气,气旺则血可摄也;用当归、丹皮以生血,血生则瘀难留也;用红花、黑姜以活血,血活则晕可除也;用茯苓以利水,水利则血易归经也。

【评注】

孕妇偶因不慎,跌仆闪挫,轻者胎动不安,重者随即小产。胎不安者腰腹酸楚,阴道无血或小量出血。当此之时,宜积极护胎,绝不可以其腰腹酸楚而浪投活血行瘀之品,促其流产。如血大崩而已小产者,因失血过多,而致昏晕欲绝,则急宜补气生血。由是可知,青主所论:“……未小产而胎不安者,宜顾其胎,不可轻去其血;已小产而血大崩,宜散其瘀而不可重伤其气”云云,其说甚是,颇有至理。余曾见有因跌仆小产,血崩昏晕者,医以其血紫为瘀,投以大剂活血行瘀之药,几至患者危殆,且尤自圆其说为“除恶务尽”,而偏执不悟。此不读傅氏之书,不明女科之理是也,殊堪浩叹!

理气散瘀汤青主自解甚详,勿庸饶舌。但愚之见,红花改用益母草则更为合拍;方中黑姜炭五钱,虽可活血止血,然而辛热之药,用量似嫌太重,拟减为 3 ~ 6g 即可。

大便干结小产

【原文】

妊妇有口渴烦躁,舌上生疮,两唇肿裂,大便干结,数日不得通,以致腹疼小产者,人皆曰大肠之火热也,谁知是血热烁胎乎!夫血所以养胎也,温和则胎受其益,太热则胎受其损。如其热以烁之,则儿在胞胎之中,若有探汤之苦,难以存活,则必外越下奔,以避炎气之逼迫,欲其胎之不坠也得乎?然则血荫乎胎,则

血必虚耗。血者阴也，虚则阳亢，亢则害矣。且血乃阴水所化，血日荫胎，取给刻不容缓。而火炽，阴水不能速生以化血，所以阴虚火动，阴中无非火气，血中亦无非火气矣。两火相合，焚逼儿胎，此胎之所以下坠也。治法宜清胞中之火，补肾中之精，则可已矣。或疑儿已下坠，何故再顾其胞？血不荫胎，何必大补其水？殊不知火动之极，以致胎堕，则胞中纯是一团火气，此火乃虚火也。实火可泄，而虚火宜于补中清之，则虚火易散，而真火可生。倘一味清凉以降火，全不顾胞胎之虚实，势必至寒气逼人，胃中生气萧索矣。胃乃二阳，资养五脏者也，胃阳不生，何以化精微以生阴水乎？有不变为劳瘵者几希矣！方用加减四物汤。

熟地五钱，九蒸　白芍二钱，生用　当归一两，酒洗　川芎一钱　山栀子一钱，炒　山萸二钱，蒸，去核　山药三钱，炒　丹皮三钱

水煎服，四五剂而全愈矣。

【评注】

口渴烦躁，大便干结，数日不通者，热在阳明；舌上生疮，热在少阴；两唇肿裂，热在太阴。综观上列各症，乃阳明先病，然后累及少阴，二阳与至阴气血俱燔。由此可以测知，病属孕妇素体阴虚火旺，妊娠以后，血聚荫胎，阴血愈感不足，肾水亏涸，不能上济心火，制火无权，龙雷火旺，以至上烁阳明，势若燎原，此时若有腹痛胎坠，则理在必然。今胎已坠，阴血更耗，虚火益甚，故治以清胞中之火，补肾中之精，方用加减四物汤，确属正法。

方中熟地、当归以资精血，白芍柔阴和营，山萸滋肝肾之精而养冲任，山药补脾肾兼养任脉，再佐山栀、丹皮清火。全方总以滋补为主，稍佐清火之味，青主云："……虚火宜于补中清之"，即此义也。愚观其方，虽名称"加减四物汤"，实乃全用四物加味，并未减药，似应定名为"加味四物汤"，始名副其实。况方中川芎一味，究嫌辛窜，既云"胞中纯是一团火气"，则更不适

宜用此。且观其治身瘦不孕之养精种玉汤法,则有以川芎易山萸之妙用,此处却仍用川芎,愚不以为可。不若去之,再加沙参、麦冬二味为佳。如嫌过腻,可以炒川楝少许佐之,亦较妥帖。

畏寒腹疼小产

【原文】

妊妇有畏寒腹疼,因而堕胎者,人只知下部太寒也,谁知是气虚,不能摄胎乎!夫人生于火,亦养于火,非气不充,气旺则火旺,气衰则火衰。人之所以坐胎者,受父母先天之真火也,先天之真火,即先天之真气以成之。故胎成于气,亦摄于气,气旺则胎牢,气衰则胎堕;胎日加长,而气日加衰,安得不堕哉!况又遇寒气外侵,则内之火气更微,火气微则长养无资,此胎之不能不堕也。使当其腹疼之时,即用人参干姜之类,补气祛寒,则可以疼止而胎安。无如人拘于妊娠之药,禁而不敢用,因致堕胎,而仅存几微之气,不急救气,尚有何法。方用黄芪补气汤。

黄芪二两,生用　当归一两,酒洗　肉桂五分,去粗皮研

水煎。服五剂愈矣。倘认定是寒,大用辛热,全不补气与血,恐过于燥热,反致亡阳而变危矣。

【评注】

孕妇畏寒腹痛而胎堕,责之火衰气弱,其言有理。盖受孕成胎,虽属男女媾精而来,然载养则端赖母体气血以资生;尤其是肾中一点真火,即所谓氤氲之气,乃是生机,亦如经谓:"少火生气"也。今肾中真火虚衰,气无由化,以致畏寒腹痛,胎失系养,以致坠堕,此势所必然也,胎既已堕,气血更伤,真火愈微,急宜大补气血而养真火,黄芪补气汤恰为对证之药。

黄芪补气汤乃当归补血汤加重分量,再增入肉桂一味组成。方中重用黄芪二两以益气,当归一两以养血。盖气为血帅,血为气母,气无血则无以化,血无气则无以生。故重用归、芪,以救其

耗伤之气血。但气血化生，有赖肾中一点真火。若徒补气血而乏真火，则气血亦难生化，故稍佐肉桂五分，以助少火，庶几阳回大地，则日丽风和，万物欣荣，又何愁不气充而血沛哉？药仅三味，而运用周详，丝丝入扣，实非高手不可得其妙谛也。

大 怒 小 产

【原文】

妊妇有大怒之后，忽然腹疼吐血，因而坠胎；及堕胎之后，腹疼仍未止者，人以为肝之怒火未退也，谁知是血不归经而然乎！夫肝所以藏血者也。大怒则血不能藏，宜失血而不当堕胎，何为失血而胎亦随堕乎？不知肝性最急，血门不闭，其血直捣于胞胎；胞胎之系，通于心肾之间，肝血来冲，必断绝心肾之路；胎因心肾之路断，胞胎失水火之养，所以堕也。胎既堕矣，而腹疼如故者，盖因心肾未接，欲续无计，彼此痛伤。肝气欲归于心，而心不受；欲归于肾，而肾不纳，故血犹未静，而疼无已也。治法宜引肝之血，而入于肝，而腹疼自已矣。然徒引肝之血，而不平肝之气，则气逆而不易转，即血逆而不易归也。方用引气归血汤。

白芍五钱，酒炒　当归五钱，酒洗　白术三钱，土炒　黑芥穗三钱　甘草一钱　丹皮三钱　姜炭五分　香附五分，酒炒　麦冬三钱，去心　郁金一钱，醋炒

水煎服。此方名为引气，其实仍是引血也。引血亦所以引气，气归于肝之中，血亦归于肝之内，气血两归，而腹疼自止矣。

【评注】

《女科辑略》谓："受孕之后，宜令镇静，则气血安和，须内达七情，外薄五味"，此说为保胎中肯之谈。今妊妇而发盛怒，其大哭大叫，捶胸跺足，吵闹不休之状，此可想见。如斯，则鲜有不血随气逆而吐出，胎元大动而殒堕者，正如《妇人大全良方》所

云:"妊娠吐血者,皆由脏腑有伤。凡忧思惊怒,皆伤脏腑,气逆于上,血随而溢……久而不已,多致堕胎"。由此可见,怒可堕胎,前人早有训诫。盖肝为藏血之脏,妊娠之后,血聚养胎,肝阴常感不足,肝阳偏旺,当此之时,及宜安静。即令柔肝护肝,犹恐不遑,何能再发大怒,更助肝阳。肝火上逼则肝阴下耗,必然使疏泄失常,冲任受损,胞胎失系,终至胎动而堕矣。小产之后腹仍疼痛不止,愚意必须验之以血:如恶露淋漓,腹痛喜按,则为小产失血虚痛,以调养气血为先;若恶露少而色暗,挟有瘀块,痛且拒按,则为血未归经,滞留作痛,而宜活血止痛。

本节因怒致肝火上逆,迫血妄行而堕胎,其后血又不复归经,故胎堕而腹仍痛。引气归血汤方中当归、白芍养肝血,用酒洗、酒炒意在和而不滞,丹皮泻肝经血分伏火,麦冬益心阴而平心火,俾能下交于肾,香附、郁金舒肝达郁而止痛,黑芥穗引血归经,少佐姜炭以温中止血,白术健脾统血,甘草缓急,即本经旨"肝苦急,急食甘以缓之"之义,且能协同白芍定痛,配合白术以安中。药虽十味,配伍谨严,立法有制,用之合拍,效如桴鼓,诚属一首良方,可资后学借鉴。

难　产

血虚难产

【原文】

妊娠有腹疼数日,不能生产,人皆曰气虚力弱,不能送子出产门,谁知是血虚胶滞,胞中无血,儿难转身乎!夫胎之成,成于肾之精;而胎之养,养于五脏六腑之血。故血旺则子易生,血衰则子难产。所以临产之前,宜用补血之药,补血而血不能速生,必更兼补气以生之。然不可纯补其气也,恐阳过于旺,则血仍不足,偏胜之害,必有升而无降,亦难产之渐也。防微杜渐,其惟气血兼补乎。使气血并旺，则气能推送而血足以济之，是汪洋之中，自不难转身也，又何有胶滞之患乎！方用送子丹。

生黄芪一两　当归一两，酒洗　麦冬一两，去心　熟地五钱，九蒸　川芎三钱

水煎服，二剂而生矣，且无横生倒产之患。此补血补气之药也，二者相较，补血之味，多于补气之品；盖补气止用黄芪一味，其余无非补血之品。血旺，气得所养；气生，血得所依，胞胎润泽，必然易产。譬如舟遇水浅之处，虽大用人力，终难推行，忽逢春水泛滥，舟自跃跃欲行，再得顺风以送之，有不扬帆而迅行者乎！

交骨不开难产

【原文】

妊妇有儿到产门，竟不能下，此危急存亡之时也，人以为胞胎先破，水干不能滑利也，谁知是交骨不开之故乎！盖产门之上，原有骨二块，两相门合，名曰交骨。未产之前，其骨自合，若天衣之无缝；临产之际，其骨自开，如开门之见山。妇人儿门之肉，原自斜生，皮亦横张，实可宽可窄，可大可小者也。苟非交骨连络，则儿门必然大开，可以手入探取胞胎矣。此交骨为儿门之下关，实妇人锁钥之键。此骨不闭，则胎可直下；此骨不开，则儿难降生。然而交骨之能开能合者，气血主之也。血旺而气衰，则儿虽向下，而儿门不开；气旺而血衰，则儿门可开，而儿难向下，是气所以开交骨，血所以转儿身也。欲生产之顺利，非大补气血不可。然交骨之闭甚易，而交骨之开甚难。临产交骨不开者，多由于产前贪欲泄精大甚，精泄则气血失生化之本而大亏矣。气血亏则无以运润于儿门，而交骨粘滞不开矣。故欲交骨之开，必须于补气补血之中，而加开骨之品，两相合治，自无不开之患，不必催生，而儿自迅下，母子俱无恙矣。方用降子汤。

当归一两　人参五钱　川芎五钱　红花一钱　川牛膝三钱　柞木枝一两

水煎服，一剂，儿门必响亮一声，交骨开解，而儿乃降生矣。此方用人参以补气，芎归以补血，红花以活血，牛膝以降下，柞木枝以开关解骨。君臣佐使，同心协力，所以取效如神，在用开于补之中也。然单用柞木枝，亦能开骨，但不补气与血，恐开而难合，未免有下部中风之患，不若此方之能开能合之为神妙也。至于儿未临门之时，万不可先用柞木以开其门；然用降子汤，亦正无妨，以其能补气血耳。若欲单用柞木，必须候到门而后可。

脚手先下难产

【原文】

妊妇生产之际，有脚先下而儿不得下者，有手先下而儿不得下者，人以为横生倒产，至危之证也，谁知是气血两虚之故乎！夫儿在胞胎之中，儿身正坐，男面向后，女面向前，及至生时，头必旋转面向下生，此天地造化之奇，非人力所能勉强者。虽然，先天与后天，原并行而不悖，天机之动，必得人力以济之，所谓人力者，非产母用力之谓也，谓产母之气与血耳。产母之气血足，则胎必顺；产母之气血亏，则胎必逆。顺则易生，逆则难产。气血既亏，母身必弱，子在胞中亦必弱；胎弱无力，欲转关向下而不能，此胎之所以有脚手先下者也。当是之时，急用针刺儿之手足，则儿必痛而缩入。急用转天汤以救之。

人参二两　当归二两，酒洗　川芎一两　川牛膝三钱　升麻四分　附子一分，制

水煎服，一剂，而儿转身矣，再二剂自然顺生。此方之妙，用人参以补气之亏，用芎归以补血之亏，人人皆知其义。若用升麻，又用牛膝、附子，恐人未识其妙也。盖儿已身斜，非用提挈，

则头不易转；然转其身非用下行，则身不易降。升麻牛膝并用，而又用附子者，欲其无经不达，使气血迅速以催生也。

气逆难产

【原文】

妇人有生产数日，而胎不下者，服催生之药，皆不见效。人以为交骨之难开也，谁知是气逆不行而然乎！夫交骨不开，固是难产；然儿头到产门而不能下者，方是交骨不开之故，自当用开骨之剂。若儿头尚未到产门，乃气逆不行，儿身难转耳，非交骨不开之故也。若开其交骨，则儿门大开，儿头未转而向下，必致变证非常，是儿门万万不可轻开也。大凡生产之时，切忌坐草太早。若儿未转头，原难骤生，乃早于坐草，产妇见儿许久不下，未免心怀恐惧；恐则神怯，怯则气下而不能升，气既不升，则上焦闭塞而气乃逆矣。上气既逆，而上焦必胀满而气益难行，气阻滞于上下之间，不利气而徒催生，则气愈逆，而胎愈闭矣。治法但利其气，儿自转身而下矣。方用舒气散。

人参一两　当归一两，酒洗　川芎五钱　白芍五钱，酒炒　紫苏梗三钱　牛膝三钱　陈皮一钱　柴胡八分　葱白七寸

水煎服，一剂而逆气转，儿即下矣。此方利气而实补气，盖气逆由于气虚，气虚易于恐惧，补其气而恐惧自定，恐惧定而气逆转，将莫知其何以定也，何必开交骨之多事乎哉！

子死产门难产

【原文】

妇人有生产三四日，儿已到产门，交骨不开，儿不得下，子死而母未亡者，服开骨之药不验，当有死亡之危。今幸而不死者，正因其子死，而胞胎下坠，子母离开，母气已收，未至同子气俱绝也。治但救其母，而不必顾其子矣。然死子在产门，塞其下口，亦有致母死亡之道。宜用推送之法，补血以生水，补气以生血，

使气血两旺,死子可出,而存母命也。倘徒用降子之剂以坠之,则死子未必下,而母气先脱矣,非救援之善者也。山亲见此等之证,常用救母丹,活人颇多,故志之。

人参一两　当归二两,酒洗　川芎一两　益母草一两　赤石脂一钱　芥穗三钱,炒黑

水煎服,一剂而死子下矣。此方用芎归以补血,人参以补气,气旺血旺,则上能升,而下能降,气能推而血能送。况益母又善下死胎,石脂能下瘀血,自然一涌而出,无少阻滞矣。

子死腹中难产

【原文】

妇人有生产六七日,胞衣已破,而子不见下,人以为难产之故也,谁知是子已死于腹中乎!夫儿死于儿门之边易辨,而死于腹中难识。盖儿已到产门之边未死者,头必能伸能缩;已死者必然不动,即以手推之,亦必不动如故。若系未死,用手少拨其儿之发,儿必退入,故曰易辨。若儿死在腹中,何从而知之?然实有可辨而知之者。凡子死腹中,而母可救者,产母之面,必无煤黑之气,是子死而母无死气也;子死腹中,而母难救,产母之面必有烟熏之气,是子死而母亦无生机也。以此辨死生,断断不爽也。既知儿死腹中,不能用药以降之,危道也;若用霸道以泄之,亦危道也。盖生产至六七日,其母之气必甚困乏,乌能胜霸道之治。如用霸道以强逐其死子,恐死子下而母亦立亡矣。必须仍补其母,使母之气血旺,而死子自下也。方用疗儿散。

人参一两　当归二两,酒洗　川牛膝五钱　鬼臼三钱,研水飞　乳香二钱,去油

水煎服,一剂,死子下,而母生矣,凡儿之降生,必先转其头,原因其母气血之虚,以致儿不能转头以向下。世人用催生之药,以耗儿之气血,则儿之气不能通达,反致闭闷而死于腹中,此实

庸医杀之也。所以难产之疾，断断不可用催生之药，只宜补气补血以壮其母，而全活婴儿之命，正无穷也，此方救儿死之母，仍大补气血，所以救其本也，谁知救本即所以催生哉！

【评注】

临产接生，前代医家，限于封建历史条件，不容亲身处理，将此人命关天大事，委诸毫无医学常识之稳婆代庖。年湮代久，民间亦以此为天经地义之事，从无异议。虽产妇婴儿，发生不幸死亡，亦诡称死生属于天命，人力难抗，以掩盖错误，而自欺欺人。不知古往今来罹难于愚蒙之患者，何其多少也！言念至此，良堪浩叹。

至于难产一证，历代医家颇有论述，辨证立方，各有其长，当时在不得已情况下，他们敢于冲破封建礼教的束缚，竭尽其力，为挽救广大难产孕妇及其婴儿的生命，做出了一定贡献。但以今日之言言之，我国新法接生已基本普及，关于难产问题，亦基本解决，婴儿大多可以安全降生，死亡者绝少。若仍依赖医生辨证处方，服药助产，则缓不济急，以往虽被认为是灵丹妙药之方，今亦究不及现代医学之手术稳准及时可靠。故难产以汤药催生之法，业已成为千古之事，不足效法。执此之故，难产六节仍保持原文，仅供临床参考，不作评价。

正　产

正产胞衣不下

【原文】

产妇有儿已下地，而胞衣留滞于腹中二三日不下，心烦意躁，时欲昏晕，人以为胞衣之蒂未断也，谁知是血少干枯，粘连于腹中乎！世人见胞衣不下，未免心怀疑惧，恐其冲至于心，而有死亡之兆。然而胞衣究何能上冲于心也？但胞衣不下，瘀血未免难行，恐有血晕之虞耳。治法仍宜大补其气血，使生血以送胞衣，则胎衣自然润滑，润滑则易下；生气以助生血，则血生自然迅速，尤易催堕也。方用送胞汤。

当归二两，酒洗　川芎五钱　益母草一两　乳香一两，不去油　没药一两，不去油　芥穗三钱，炒黑　麝香五厘，研另冲

水煎服立下。此方以芎归补其气血，以荆芥引血归经，用益母乳香等药，逐瘀而下胞衣。新血既生，则旧血难存，气旺上升，而瘀浊自降，尚有留滞之苦哉？夫胞衣是包儿之一物，非依于子，即依于母。子生而不随子俱下，以子之不可依也，故留滞于腹，若有回顺其母之心。母胞虽已生子，而其蒂间之气，原未遽绝，所以留连欲脱而未脱。往往有存腹六七日不下，而竟不腐烂者，正以其尚有生气也，可见胞衣留腹不能杀人，补人而自降耳。或谓胞衣既有生气，补气补血则胞衣亦宜坚牢，何以补之而反降也？不知子未下，补则益于子；子已下，补则益于母。益子而胞衣之气连，益母而胞衣不气脱，此胞胎之气关通则两合，闭则两开矣。故大补气血，而胞衣反降也。

有妇人子下地五六日，而胞衣留于腹中，百计治之，竟不能下，而又绝无昏晕烦躁之状，人以为瘀血之粘连也，谁知是气虚不能推送乎！夫瘀血在腹，断无不作祟之理，有则必然发晕，今安然无恙，是血已净矣。血净宜清气升，而浊气降。今胞衣不下，是清气下降而难升，遂至浊气上浮而难降。然浊气上升，又必有烦躁之病，今亦安然者，是清浊之气两不能升也，然则补其气不无浊气之上升乎？不知清升而浊降者，一定之理，未有清升而浊亦升者也。苟能于补气之中，仍分其清浊之气，则升清正所以降浊也。方用补中益气汤。

人参三钱　生黄芪一两　柴胡三分　炙草一分　当归五钱　白术五分，土炒　升麻三分　陈皮二分　莱菔子五分，炒研

水煎。服一剂而胞衣自下矣。夫补中益气汤，乃提气之

药也，并非推送之剂，何以能降胞衣如此之速也？然而浊气之不降者，由于清气之不升也。提其气则清升而浊降，浊气降则腹中所存之物，即无不随浊气而尽降，正不必再用推送之法也。况又加莱菔子数分，能理浊气，不至两相扞格，所以奏功之奇也。

【评注】

胞衣滞留不下二则，一为滞留二三日，一为五六日，时间羁延如许之久，产妇未至危亡，实不多见。可能青主当年曾临床治验，因此笔之于书。但于今日观之，则不足为训。因当时毕竟限于历史条件，只能乞灵于医药，因而得免于危者，殊属万幸！如今日仍墨守此法，则较欠妥。因现已有人工剥取胎盘之法，安全可靠，不须再待服药自下，否则必会造成产妇失血过多，或致感染，甚则发生危殆。故本节原文仍存，仅供临床参考。

正产气虚血晕

【原文】

妇人甫产儿后，忽然眼目昏花，呕恶欲吐，中心无主，或神魂外越，恍若天上行云，人以为恶血冲心之患也，谁知是气虚欲脱而然乎！盖新产之妇，血必尽倾，血室空虚，止存几微之气。倘其人阳气素虚，不能生血，心中之血，前已荫胎，胎堕，而心中之血亦随胎而堕，心无血养，所赖者，几微之气以固之耳。今气又虚而欲脱，而君心无护，所剩残血，欲奔回救主，而血非正血，不能归经，内庭变乱，而成血晕之证矣。治法必须大补气血，断不可单治血晕也。或疑血晕是热血上冲，而更补其血，不愈助其上冲之势乎？不知新血不生，旧血不散，补血以生新血，正活血以逐旧血也。然血有形之物，难以速生，气乃无形之物，易于迅发，补气以生血，尤易于补血以生血耳。方用补气解晕汤。

人参一两　生黄芪一两　当归一两半，酒洗　黑芥穗三钱　姜

炭一钱

水煎服,一剂而晕止,二剂而心定,三剂而血生,四剂而血旺,再不晕矣。此乃解晕之圣药,用参芪以补气,使气壮而生血也;用当归以补血,使血旺而养气也,气血两旺,而心自定矣。用荆芥炭引血归经,用姜炭以行瘀引阳,瘀血去而正血归,不必解晕,而晕自解矣。一方之中,药止五味,而其奏功之奇而大如果此,其神矣乎?

【评注】

此症为产后骤然失血过多,脑乏血荣,心乏血养,以致头晕目眩,心悸欲呕,且气随血耗,势几欲脱,而危候毕现。当此之时,急用益气固脱,养血归经,庶可挽回颓局,转危为安。若迟疑不决,多致不救。证之今日,可能为"失血性休克早期"。方用补气解晕汤,恰属正治之药。方中重用人参一两,以救其欲脱之气,黄芪益气升陷,配当归以养血,佐黑芥炭以引血归经,姜炭温中回阳,且能行瘀止血。药虽五味,简而力专,可共奏益气固脱,引血归经之效。诚属一首良方。临床用之及时而合拍,收效有如桴鼓,学者宜细玩之,必有所得。

正产血晕不语

【原文】

产妇有子方下地即昏晕不语,此气血两脱也,本在不救。然救之得法,亦有能生者。山得岐天师秘诀,何敢隐而不宣乎。当斯之时,急用银针刺其眉心,得血出则语矣。然后以人参一两,煎汤灌之,无不生者。即用黄芪二两,当归一两,名当归补血汤,煎汤一碗灌之,亦得生。万不可于二方之中,轻加附子。盖附子无经不达,反引气血之药走而不守,不能专注于胞胎,不若人参归芪,直救其气血之绝,聚而不散也。盖产妇昏晕,全是血室空虚,无以养心,以致昏晕。舌为心之苗,心既无主,而舌又安能出声耶？夫眉心之穴，上通于脑，下通于舌，而其系则连于心，刺其眉心，则脑与舌俱通，而心之清气上升，则瘀血自然下降矣；然后以参芪当归之能补气生血者，煎汤灌之，则气与血接续，又何至于死亡乎？虽单用参、芪、当归，亦有能生者，然终不若先刺眉心之为更妙。世人但知灸眉心之法，不知刺更胜于灸。盖灸法缓而刺法急，缓则难于救绝，急则易于回生，所谓急则治其标，缓则治其本者此也。

【评注】

前症“正产气虚血晕”，乃言为气虚欲脱症见“眼目昏花，呕恶欲吐”之证，此则昏晕不语，已属昏厥垂危之候，故云“此气血两脱也”。较前证更为危急。所谓“欲脱”，是已濒临虚脱之际，所谓“两脱”是气血两者已呈脱象，故云“本在不救”，即指危证至此，死亡率高，若抢救不得法或不及时，产妇有立即死亡之虞。急刺眉心，即刺两眉之间印堂穴。此穴属督脉循行之处，督统一身之阳，阳气将脱，刺之可以回阳救其脱。如刺后语出，乃回苏之象，再重用独参汤灌之，以回阳固脱，冀可力挽狂澜，转危为安。故傅又云：“救之得法，亦有能生者”。至云重用黄芪、当归“亦可得生”，此说不足深信。盖归、芪力缓，当此危急存亡之际，恐难奏回天之功。又所谓“附子无经不达”，“走而不守”，万不可“轻加附子”，其说亦不尽然。殊不知附子性虽辛烈，然在昏晕厥逆，阳气欲脱之时，回阳救逆之力，则非此不可。参附汤为回阳救脱之要方，余临床每每用之，收效如响。用人参以固脱，佐附子以回阳，两药相得益彰，奏效尤捷，正取其性猛，始能救急，岂归、芪平平之品，所能为力者哉！

正产败血攻心晕狂

【原文】

妇人有产后二三日，发热，恶露不行，败血攻心，狂言呼叫，甚欲奔走，拿捉不安，人以为邪热在胃之过，谁知是血虚，心不得养而然乎！夫产后之血，尽随胞胎而外越，则血室空虚，脏腑皆无血养，只有心中之血，尚存几微，以护心君。而脏腑失其所养，皆欲取给于心，心包为心君之宰相，拦绝各脏腑之气，不许入心，始得心神安静，是护心者，全藉心包之力也。使心包亦虚，不能障心，而各脏腑之气，遂直入于心，以分取乎心血；心包情急，既不能内顾其君，又不能外御乎众，于是大声疾呼，号鸣勤王，而其迹象反近于狂悖，有无可如何之势，故病状似热而实非热也。治法须大补心中之血，使各脏腑分取以自养，不得再扰乎心君，则心君泰然，而心包亦安矣。方用安心汤。

当归二两　川芎一两　生地五钱，炒　丹皮五钱　生蒲黄二钱　干荷叶一片，引

水煎服，一剂而狂定，恶露亦下矣。此方用芎归以养血，何以又用生地丹皮之凉血？似非产后所宜，不知恶露所以奔心，原因虚热相犯，于补中凉之，而凉不为害，况益之以荷叶，七窍相通，引邪外出，不惟内不害心，且佐蒲黄以分解乎恶露也。但只可暂用以定狂，不可多用以取咎也。谨之慎之。

【评注】

“产后二三日，发热，恶露不行……狂言呼叫……”极类邪毒侵袭内攻之候。青主却断为“血虚心不得而养然”，其辨证说理颇有牵强欠妥之处。虽然血虚亦可发热，但热多不扬。亦不致狂言而欲奔走。此节所云发热，既未说明热度高低，亦未说明产后曾否大出血，而仅言“恶露不行”。由此推测，可能为失血不多，其言血虚而心失所养，殊属令人费解。再从狂言呼叫推断，可能为高热发狂，其证一可见于蓄血，一可见于邪毒内攻。虽在产后，宜用清热解毒，活血化瘀治之较为恰当。因此余疑本节议病似乎有偏，其说仅供读者临床参考。或恐我见不广，有待高明同道校正。

正产肠下

【原文】

产妇肠下，亦危证也，人以为儿门不关之故，谁知是气虚下陷，而不能收乎！夫气虚下陷，自宜用升提之药，以提其气。然新产之妇，恐有瘀血在腹，一旦提气，并瘀血升腾于上，则冲心之患，又恐变出非常，是气又不可竟提也。气既不可竟提，而气又下陷，将用何法以治之哉？盖气之下陷者，因气之虚也，但补其气，则气旺而肠自升举矣。惟是补气之药少，则气力薄，而难以上升，必须以多为贵，则阳旺力强，断不能降而不升矣。方用补气升肠饮。

人参一两，去芦　生黄芪一两　当归一两，酒洗　白术五钱，土炒　川芎三钱，酒洗　升麻一分

水煎服，一剂而肠升矣。此方纯于补气，全不去升肠，即如用升麻一分，亦不过引气而升耳。盖升麻之为用，少则气升，多则血升也，不可不知。又方用蓖麻仁四十九粒，捣涂顶心以提之，肠升即刻洗去，时久则恐吐血，此亦升肠之一法也。

【评注】

细玩所述"产妇肠下，亦危症也，人以为儿门不关之故……"是指胎儿娩出后而肠下，虽未说明肠管脱出产门内外部位，总属极危之候。此乃产道损伤，肠从破口而下，应积极进行手术抢救，稍迟恐危及产妇生命。值此危急存亡之际，仅凭补气升肠饮，惟恐缓难济事。青主当时因条件所限，只有乞灵于方药，如未损伤较大的血管，服之或有幸存者，然在今日，再俟此方应变，则已不合时宜。即令投之，亦须中西医结合，始较稳妥。

前人有胎儿尚未娩出，脐带脱垂，误名"盘肠生"者，可以迅速造成胎儿腹内死亡，亦较危急，可以采取手术还纳法且促使胎

儿尽早娩出或可有存活,且不致危及产妇生命者,此又与本节所指不同。特附及之。

产　　后

妇人怀妊,血聚荫胎,一经生产则气血骤耗,每易致虚致瘀。此乃妇人产后之生理特点。当此之时,若不注意调摄,或外感风寒,或内伤七情、或劳力负重,或不慎房帏,或因产时被“稳婆”所伤,复为毒邪侵袭,以致冲任气血受损而变生它病。然妇人产后,又因其脏腑气血虚损程度不同,感邪轻重各异,故其有偏虚、偏瘀之别,故其治疗,尤当结合其“多虚多瘀”的特点,或以补气为主,或以补血为先,或通其瘀,或攻其邪,或攻补兼施,或扶正达邪,但总宜平允稳妥,不可犯虚虚实实之戒。

产后少腹疼

【原文】

妇人产后,少腹疼痛,甚则结成一块,按之愈疼,人以为儿枕之疼也,谁知是瘀血作祟乎！夫儿枕者,前人谓儿头枕之物也。儿枕之不疼,岂儿生不枕而反疼,是非儿枕可知矣。既非儿枕,何故作疼？乃是瘀血未散,结聚成团而作疼耳。凡此等证,多是壮健之妇血有余,而非血不足也。似乎可用破血之药,然血活则瘀自除,血结则瘀作祟。若不补血,而反败血,虽瘀血可消,毕竟耗损难免,不若于补血之中,以行逐瘀之法,则气血不耗。方用散结定瘀汤。

当归一两,酒洗　川芎五钱,酒洗　丹皮二钱,炒　益母草三钱　黑芥穗二钱　乳香一钱,去油　山楂十粒,炒黑　桃仁七粒,泡去皮尖,炒研

水煎服,一剂而疼止而愈,不必再剂也。此方逐瘀于补血之中,消块于生血之内,妙在不专攻疼痛,而疼病止。彼世人

一见儿枕之疼，动用元胡苏木蒲黄灵脂之类以化块，又何足论哉。

妇人产后，少腹疼痛，按之即止，人亦以为儿枕之疼也，谁知是血虚而然乎！夫产后亡血过多，血室空虚，原能腹疼，十妇九然。但疼有虚实之分，不可不辨。如燥糖触体光景，是虚疼而非实疼也。大凡虚疼宜补，而产后之虚疼，尤宜补焉。惟是血虚之疼，必须用补血之药，而补血之味，多是润滑之品，恐与大肠不无相碍。然产后血虚，肠多干燥，润滑正相宜也，何碍之有？方用肠宁汤。

当归一两，酒洗　熟地一两，九蒸　人参三钱　麦冬三钱，去心　阿胶三钱，蛤粉炒　山药三钱，炒　续断二钱　甘草一钱　肉桂二分，去粗皮　研

水煎服，一剂而疼轻，二剂而疼止，多服更宜。此方补气补血之药也，然补气而无太郁之忧，补血而无太滞之患，气血既生，不必止疼而疼自止矣。

【评注】

产后少腹疼痛，本属子宫收缩使然，前人多误认为“儿枕痛”，历代沿袭，人云亦云，由来已久。惟青主独辟其谬，可见卓识过人。以当时条件而论，既无科学理论指导，又无科学诊断设备帮助鉴别，而全凭辨证推理，若非久经临床实际观察，此中真象不易识破。尤其可贵的是，傅氏还指出此症有虚实之分，且鉴别之法，以实者少腹有块，结作成团而痛，按之益甚，虚者血室空虚，少腹柔软，按之痛止为辨。治疗则实证用“散结定瘀汤”，虚证用“肠宁汤”，一以散瘀生血为主，一以补气养血为先。两方药味，性极平允，恰到好处，故有不在止痛而痛自除，不言复元而元可复之效。从今日观之，前证可能为子宫蓄有瘀血而收缩不良，后者可能为失血后子宫收缩无力。古今对照，益见两方遣药，各如其分，学者宜细心领会，自有所得。

产后气喘

【原文】

妇人产后气喘,最是大危之症,苟不急治,立刻死亡,人只知是气血之虚也,谁知是气血两脱乎!夫既气血两脱,人将立死,何又能作喘?然此血将脱,而气犹未脱也。血将脱而气欲挽之而反上喘,如人救溺援之而力不胜又不肯自安于不救,乃号召同志以求助,故呼声而喘作。其症虽危,而可救处正在能作喘也。盖肺主气,喘则肺气似盛,而实衰。当是之时,血将脱而万难骤生,望肺气之相救甚急,若赤子之望慈母然;而肺因血失,止存几微之气,自顾尚且不暇,又何能提挈乎血?气不与血俱脱者几希矣!是救血必须补气也。方用救脱活母汤。

人参二两　当归一两,酒洗　熟地一两,九蒸　枸杞子五钱　山萸五钱,蒸,去核　麦冬一两,去心　阿胶二钱,蛤粉炒　肉桂一钱,去粗皮　研　黑芥穗二钱

水煎服,一剂而喘轻,二剂而喘减,三剂而喘定,四剂而全愈矣。此方用人参,以接续元阳,然徒补其气而不补其血,则阳燥而狂,虽回生于一时,亦旋得旋失之道,即补血而不补其肝肾之精,则本原不固,阳气又安得而续乎!所以又用熟地山萸枸杞之类,以大补其肝肾之精,而后大益其肺气,则肺气健旺,升提有力矣。特虑新产之后,用补阴之药,腻滞不行,又加肉桂以补命门之火,使火气有根,助人参以生气,且能运化地黄之类,以化精生血。若过于助阳,万一血随阳动,瘀而上行,亦非保全之策;更加荆芥以引血归经,则肺气安而喘速定,治几其神乎。

【评注】

产后气喘决不可纯作虚证论,试观其文通论产后多虚多瘀,即说明产后既有虚证,亦有实证。所谓虚者自属虚证,而瘀者则

属实证。如郭稽中云："产后恶露不快，败血停凝，上熏于肺，亦令喘急"，又云："产后败血冲心，胸满上喘，命在须臾"，还云："产后血入于肺，面黑发喘欲死"，此皆血瘀实证，俱应以行瘀救治。郭氏亦有论产后气喘属孤阳绝阴之虚脱证者，他说："因产后所下过多，荣血暴竭，卫气无主，独聚肺中，故令喘。此名孤阳绝阴，为难治。"据此可见产后气喘有虚有实，昭昭明矣。傅氏本节所论即属虚脱危证，故明言有"……苟不急治，立即死亡"之句。虚脱因何以致，其必然是产后大出血使然。从"血将脱而万难骤生……而肺因血失，止存几微之气……"句中，可推知病已由大出血进而致气随血耗，几濒气血两脱危候。故其证必见喘息气促，呼吸难以接续，面色苍白，唇淡，脉必虚浮而芤，重取乏根。当此危急之际，恐"救脱活母汤"煎服缓难济急，最好用中西医结合治疗，先注射用生脉注射液，以救垂危，待病情有所缓解后，再用上方以大补气血，同时佐以固摄之品。方义傅氏已自详解，毋庸重赘。方中人参价值昂贵，且重用二两恐一般病家不易办到，若改用党参，又恐力弱难挽欲倾之狂澜。愚意将人参减为9g，即足可救斯之急。如兼见手足厥冷、汗出等阳虚外脱之候，则此方又非所能为，必先急用参附汤回阳救逆，然后再进本方，始可应斯急之变。学者酌情参考也可？

产后恶寒身颤

【原文】

妇人产后，恶寒恶心，身体颤，发热作渴，人以为产后伤寒也，谁知是气血两虚，正不敌邪而然乎！大凡人之气不虚，则邪断难入。产妇失血既多，则气必大虚，气虚则皮毛无卫，邪原易入，正不必户外之风来袭体也。即一举一动，风即可乘虚而入之。然产后之妇，风易入而亦易出。凡有外邪之感，俱不必祛风，况产妇之恶寒者，寒由内生也。发热者，热由内弱也；身颤者，颤由气虚也。治其内寒，而外寒自散；治其内弱，而外热自解;壮其元阳,而身颤自除。方用十全大补汤。

人参三钱　白术三钱,土炒　茯苓三钱,去皮　甘草一钱,炙　川芎一钱,酒洗　当归三钱,酒洗　熟地五钱,九蒸　白芍二钱,酒炒　黄芪一两,生用　肉桂一钱,去粗皮　研

水煎服,一剂而诸病悉愈,此方但补气与血之虚,而不去散风与邪之实,正以正足而邪自除也,况原无邪气乎！所以奏功之捷也。

【评注】

新产之后恶寒发热,前人论述颇多,大部认为不可一概误作外伤感冒,而轻用解表发汗之剂,若不细辨证情,颟顸从事,浪投辛温解表之药,是谓重虚,甚至因汗出而气血两败,祸不旋踵。如吴蒙斋云:“新产后伤寒,不可轻易发汗……”薛立斋亦云:“产后虚烦发热,乃阳随阴散,气血俱虚,故恶寒发热”。验之临床,以致产后发热恶寒者,有产时伤力,有失血过多,有恶露不去,有蒸乳,有饮食停滞,有感染邪毒等等。

本书主证“恶寒恶心,身体颤,发热作渴”,青主认为此属“气血两虚,正不敌邪而然”,其说甚是。盖气为阳,血为阴;阳卫外而为固,阴守内而为使。今阳虚则外卫无能,必恶寒身颤;阴虚则内守乏力,必发热口渴;寒由内生,则恶心欲吐。由此推测,证必还伴见面色皖白,舌淡苔薄,脉虚弱乏力。故十全大补汤,恰是对症之药,正如青主自释云:“治其内寒,而外寒自散;治其内弱,而外热自解;壮其元阳,而身颤自除”。愚意本方再酌加炮姜3g尤妙。

产后恶心呕吐

【原文】

妇人产后,恶心欲呕,时而作吐,人皆曰胃气之寒也,谁知是肾气之寒乎！夫胃为肾之关,胃之气寒,则胃气不能行于肾之

中;肾之气寒,则肾气亦不能行于胃之内,是肾与胃不可分而两之也。惟是产后失血过多,必致肾水干涸,肾水涸应肾火上炎,当不致胃有寒冷之虞。何故肾寒而胃亦寒乎?盖新产之余,水乃遽然涸去,虚火尚不能生,火既不生,而寒之象自现。治法宜补其肾中之火。然火无水济,则火在水上,未必不成火动阴虚之症,必须于水中补火,肾中温胃,而后肾无太热之患,胃有既济之欢也。方用温肾止呕汤。

熟地五钱,九蒸　巴戟一两,盐水浸　人参三钱　白术一两,土炒　山萸五钱,蒸去核　炮姜一钱　茯苓二钱,去皮　白蔻一粒,研　橘红五分,姜汁洗

水煎服,一剂而呕吐止,二剂而不再发,四剂而全愈矣。此方补肾之药,多于治胃之品,然而治肾仍是治胃也。所以肾气升腾,而胃寒自解,不必用大热之剂温胃而祛寒也。

【评注】

产后呕吐,发病原因,不只一端。有因新产恶露不下,败血上冲犯胃者,证见脘腹满痛,气促呕吐,急宜用生化汤加味或抵当汤化裁;亦有因地方习俗,误认为新产之妇腹中空虚,即进熟鸡卵多枚或鸡汤肉面等油腻粘滞之品,致饮食停滞者,证见脘闷腹胀,嗳腐吞酸,恶闻油荤食气,宜仿六君子汤加楂曲、厚朴,或酌用藿香正气散亦可。

本节所论肾寒胃虚,发病必在产后多日,恶露已净之时。其证但觉胃脘不适,气短畏寒,恶心呕吐,苔薄白,脉虚缓尺细。如此服温肾止呕汤,始较合拍,否则病必不除,反致脘胀苔厚,饮食少思。以上证情临诊时必须鉴别清楚,方不偾事。

产后血崩

【原文】

少妇产后半月,血崩昏晕,目见鬼神,人皆曰恶血冲心也,谁

知是不慎房帏之过乎！夫产后业逾半月，气血虽不比其初产之二三日，而气血初生，尚未全复，即血路已净，而胞胎之损伤未痊，断不可轻于一试，以重伤其门户。无奈少娇之妇，气血初复，不知慎养，欲心大动，贪合图欢，以致血崩昏晕，目见鬼神，是心肾两伤，不特胞胎门户已也。明明是既犯色戒，又加酣战，以致大泄其精，清泄而神亦随之而欲脱。此等之症，乃自作之孽，多不可活；然于不可活之中，而思一急救之法，舍大补其气与血，别无良法也。方用救败求生汤。

人参二两　当归二两，酒洗　白术二两，土炒　熟地一两，九蒸　山萸五钱，蒸　山药五钱，炒　枣仁五钱，生用　附子一分或一钱，自制

水煎服，一剂而神定，二剂而晕止，三剂而血亦止矣。倘一服见效，连服三四剂，减去一半，再服十剂，可庆更生。此方补气以回元阳于无何有之乡，阳回而气回，自可摄血以归神，生精而续命矣。

【评注】

产后半月，恶露将净或已净而突发血崩，其发病原因，亦有多种。大惊盛怒，或从事较重体力劳动，损伤冲任，致血暴崩者，时有所见。本节责之不慎房帏引起，亦情或有之。夫新产之后，产道多有损伤，虽时经半月，仍不可认为已经平复，此时若犯情欲之戒，而造成血崩危证，当属咎由自取，唐·孙思邈《千金方》中，早有产后必须满百日始可会合明训。奈何少妇不明其理，而一时情动，不能节制，以致铸成大错。当此之时，最好采用中西医结合疗法救治。如经妇检为产道创伤破裂，则应及时手术治疗并服用救败求生汤以策万全。救败求生汤方为大补气血，回阳归神之剂，药味平允，救治本症，颇有裨益。

产后手伤胞胎淋漓不止

【原文】

妇人有生产之时，补稳婆手入产门，损伤胞胎，因而淋漓不止，欲少忍须臾而不能，人谓胞破不能再补也，孰知不然。夫破伤皮肤，尚可完补，岂破在腹内者，独不可治疗？或谓破在外，可用药外治，以生皮肤；破在内，虽有灵膏，无可救补耳，然破之在内者，外治虽无可施力，安必内治不可奏功乎？试思疮伤之毒，大有缺陷，尚可服药以生肌肉，此不过收生不谨，小有所损，并无恶毒，何难补其缺陷也。方用完胞饮。

人参一两　白术一两，土炒　茯苓三钱，去皮　生黄芪五钱　当归一两，酒炒　川芎五钱　桃仁十粒，泡炒研　红花一钱　益母草三钱　白及末一钱

用猪羊胞一个，先煎汤，后煎药，饥服。十剂全愈。夫胞损宜用补胞之药，何以反用补气血之药也？盖生产本不可手探试，而稳婆竟以手探胞胎，以致伤损，则难产必矣。难产者，因气血之虚也。产后大伤气血，是虚而又虚矣。因虚而损，复因损而更虚，若不补其气与血，而胞胎之破，何以奏功乎？今之大补其气血者，不啻饥而与之食，渴而与之饮也，则精神大长，气血再造，而胞胎何难补完乎！所以旬日之内便成功也。

【评注】

傅氏所处时代，尚无新法接生之术，产妇分娩，端赖稳婆。而稳婆毫无生理卫生知识，手法轻巧者，产妇或可少生意外，如遇颟顸稳婆，则后果殊难设想。稳婆手入产门，而致损伤胞宫、产道，出血淋漓不止，当时恐不少见。所谓“淋漓”者，乃指血虽出不多，但滴沥不能自止，由此说明胞胎、产道虽受损伤，而破损面并不大。但破损出血之病，且又值新产之后，每易致虚致瘀，

故青主以大补气血而略佐以活瘀补损之完胞饮为治。方中重用参、芪、归、术以补气血,稍佐桃仁、红花、益母以防瘀滞,尤妙在用白及末直接生肌而治其破损,有如《本草纲目》谓其之“生肌治疮”之功。至于用猪羊胞一个先煎汤后煎药,乃取其以脏补脏之法。方中所指猪羊胞一个,并非猪羊胞同用,是恐患者一时觅不得猪胞时,则可用羊胞代之,两者得一即可。愚意白及末3g似嫌太轻,每剂若增至3g则收效尤捷。若胞宫、阴道损伤较重或出血过多,则恐单用药物一时难以收功,宜改用中西医结合疗法,采用手术修补治疗较妥。

产后四肢浮肿

【原文】

产后四肢浮肿,寒热往来,气喘咳嗽,胸膈不利,口吐酸水,两胁疼痛,人皆曰败血流于经络,渗于四肢,以致气逆也,谁知是肝肾两虚,阴不得出之阳乎!夫产后之妇,气血大亏,自然肾水不足,肾水沸腾。然水不足,则不能养肝,而肝不大燥;木中乏津,木燥火发,肾火有党,子母两焚,火焰直冲而上克肺金,金受火刑,力难制肝,而咳嗽喘满之病生焉。肝火既旺,而下克脾土,土受木刑,力难制水,而四肢浮肿之病出焉。然而肝木之火旺,乃假象而非真旺也。假旺之气,若盛而实不足,故时而热,时而寒,往来无定,乃随气之盛衰以为寒热,而寒非真寒,热亦非真热,是以气逆于胸膈之间而不舒耳。两胁者,肝之部位也;酸者,肝之气味也。吐酸胁疼痛,皆肝虚而肾不能荣之象也。治法宜补血以养肝,补精以生血。精血足而气自顺,而寒热咳嗽浮肿之病悉退矣。方用转气汤。

人参三钱　茯苓三钱,去皮　白术三钱,土炒　当归五钱,酒洗　白芍五钱,酒炒　熟地一两,九蒸　山萸三钱,蒸　山药五钱,炒　芡实三钱,炒　故纸一钱,盐水炒　柴胡五分

水煎。服三剂效,十剂痊。此方皆是补血补精之品,何以名

为转气耶？不知气逆由于气虚，乃是肝肾之气虚也。补肝肾之精血，即所以补肝肾之气也。盖虚则逆，旺则顺，是补即转也。气转而各证尽愈，阴出之阳，则阴阳无扞格之虞矣。

【评注】

本条所列症状：产后浮肿、寒热、喘咳，泛酸胁痛，诸家多以败血不散、阴阳不和、感邪伤食等立论。惟有青主以产后气血大亏，肝肾不足，致肝肾虚火浮扰，克土刑金而立说。其所制转气汤更有其独到之处，全方以八珍汤去甘草、川芎，六味地黄丸去丹皮、泽泻，酌加补脾益肾之芡实、故纸及舒肝达木之柴胡组成。方中参、术、苓、归、地、芍以及山萸、山药，补气血而益精养阳；芡实味甘平，入脾肾，《本经》谓有“补中，除暴疾，益精气，强志”之功，补故纸乃直入肾经之药，能补肾益元，治肾虚喘咳，两药皆针对肾虚而投；再稍佐柴胡一钱，舒肝而理胁痛，和解阴阳而已寒热。诸药合用，使肝肾得养而虚火自平，脾肺受益则浮肿喘咳自已，阴阳调和则往来寒热亦自可止。其制方之妙，颇发人深思。临床运用，惟须审证精确，增损得法，始可奏效如捷；如系败血不散者，则不可浪投，学者慎诸。

产后肉线出

【原文】

妇人有产后水道中出肉线一条，长二三尺动之则疼痛欲绝，人以为胞胎之下坠也，谁知是带脉之虚脱乎！夫带脉束于任督之间，任脉前而督脉后，二脉有力，则带脉坚牢，二脉无力，则带脉崩坠。产后亡血过多，无血以养任督，而带脉崩坠，力难升举，故随溺而随下也。带脉下垂，每每作痛于腰脐之间，况下坠者而出于产门之外，其失于关键也更甚，安得不疼痛欲绝乎。方用两收汤。

人参一两　白术二两，土炒　川芎三钱，酒洗　熟地三两，九蒸

山药一两,炒　山萸四钱,蒸　芡实五钱,炒　扁豆五钱,炒　巴戟三钱,盐水浸　杜仲五钱,炒黑　白果十枚,捣碎

水煎。服一剂而收半,二剂而全收矣。此方补任督,而仍补腰脐者,盖以任督连于腰脐也。补任督而不补腰脐,则任督无助,而带脉何以升举。惟两补之,则任督得腰脐之助,带脉亦得任督之力而收矣。

【评注】

"妇人有产后水道中出肉线一条,长二三尺……"一句中,所谓"水道"乃是指尿道,何以知之,以其自释云:"随溺而随下也"。此症甚奇,殊属罕见,余临床数十年从未见闻,但《叶天士女科·诊治秘方》有"产后肉线",徐润之《最新达生篇》有"产后肉线系临床用力太过,以致脬膜有伤,产妇垂出肉线一条长三四尺"之说,而西医产科学则无类似症记载。那么"肉线"究为何物?傅氏认为乃带脉虚脱而下,其说难辨。夫带脉匝绕腰脐之间,何能自尿道脱出?且带脉之下,前有膀胱,后有胞宫,两者均无上口,带脉纵因虚脱亦无有直达尿道而到产门之外之理,若参徐氏所说为"脬膜有伤",亦未明言指出肉线究为何物,故亦难以令人信服。不过傅氏可能在临床确见有此症,故将其治验,笔之于书,在其自制两收汤后有"一剂而收半,二剂而全收矣"凿凿之言,似难置疑。但其所指"肉线"究属何物,则有待今后临床观察验证,庶不多赘。

产后肝痿

【原文】

妇人产后阴户中垂下一物,其形如帕,或有角,或二岐,人以为产类也,谁知是肝痿之故乎!夫产后何以成肝痿也?盖因产前劳役过伤,又触动怪怒,以致肝不藏血,血亡过多,故肝之脂膜随血崩坠,其形似子宫,而实非子宫也。若是子宫之下坠,状如

茄子，只到产门，而不能越出于产门之外。惟肝之脂膜，往往出产门外者，至六七寸许，且有粘席干落一片如手掌大者，如是子宫坠落，人立死矣，又安得而复生乎？治法宜大补其气与血，而少加升提之品，则肝气旺而易生，肝血旺而易养，肝得生养之力，而脂膜自收。方用收膜汤。

生黄芪一两　人参五钱　白术五钱，大炒　白芍五钱，酒炒焦　当归三钱，酒洗　升麻一钱

水煎服，一剂即收矣。或疑产后，禁用白芍，恐伐生气之原，何以频用之而奏功也？是未读仲景之书者。嗟乎！白芍之在产后，不可频用者，恐其收敛乎瘀也，而谓伐生气之源则误矣。况病之在肝者，尤不可以不用，且用之于大补气血之中，在芍药亦忘其为酸收矣。又何能少有作祟者乎。矧脂膜下坠，正藉酸收之力，助升麻以提升气血，所以奏功之捷也。

【评注】

本条“妇人产后阴户中垂下一物，其形如帕，或有角，或二岐”，言系肝之脂膜随血崩坠，病名“肝痿”。余仔细琢磨并参考有关文献，终不解其中之理。肝之脂膜垂脱至阴道之外，以肝与子宫相处部位及其关系而言，似不可能，若确属肝之脂膜脱下，则其腹内脏器必然损伤较重。子宫破损，冲任受伤，脂膜始有脱出之路，其又必然会导致大出血。此时抢救若不及时，大可危及产妇生命。本条所叙，多有牵强，着实令人费解。愚意本症似属现代医学产科所载之“子宫外翻”，当否有待高明同道考证，愚学浅不便多予置琢。

产后气血两虚乳汁不下

【原文】

妇人产后，绝无点滴之乳，人以为乳管之闭也，谁知是气与血之两涸乎！夫乳乃气血之所化而成也，无血固不能生乳汁，无

气亦不能生乳汁,然二者之中,血之化乳,又不若气之所化为尤速。新产之妇,血已大亏,血本自顾不暇,又何能以化乳?乳全赖气之力,以行血而化之也。今产后数日,而乳不下点滴之汁,其血少气衰可知。气旺则乳汁旺,气衰则乳汁衰,气涸则乳汁亦涸,必然之势也。世人不知大补气血之妙,而一味通乳,岂知无气则乳无以化,无血则乳无以生,不几向饥人而乞食,贫人而索金乎?治法宜补气以生血,而乳汁自下,不必利窍以通乳也。方名通乳丹。

人参一两　生黄芪一两　当归二两,酒洗　麦冬五钱,去心　木通三分　桔梗三分　七孔猪蹄二个,去爪壳

水煎。服二剂而乳如泉涌矣。此方专补气血以生乳汁,正以乳生于气血也。产后气血涸而无乳,非乳管之闭而无乳者可比。不去通乳,而名通乳丹,亦因服之乳通而名之。今不通乳而乳生,即名生乳丹亦可。

【评注】

妇人以血用事,下之经血,上之乳汁,均赖血以化生。今因新产后失血较多,血已大亏,气随血耗,以致气血两虚。血为气母,气为血帅。气血两虚,则无以化生乳汁,因而缺乳。《妇人大全良方》云:"妇人乳汁,气血所化,不行者,由气血虚弱,经络不调所致"。此属虚证,如不辨证情,浪投活血通乳之剂,则重虚其虚,不仅无乳可下,且愈伤其正。故青主讥之为"不几向饥人而乞食,贫人而索金乎?"本证既为虚证,则应大补气血以通乳。通乳丹方中重用人参、黄芪、当归以补气血,麦冬为滋阴生津之品,《本经》谓有治"胃络脉绝,羸瘦短气"之功,乳房属胃所主,气血既伤,则津液亦少,本品既可生津,又养胃络,协同参、芪、当归直补气血养胃化乳;再佐以木通下乳,桔梗升提利窍,更益以血肉有情之味猪蹄,径养精血以生乳。纵览全方重在补虚,同时稍佐通乳之品,以使气血化生,乳汁源源而下。临床验证,

实属一良方，足供同类赏用。

产后郁结乳汁不通

【原文】

少壮之妇，于生产之后，或闻丈夫之嫌，或听翁姑之谇，遂致两乳胀满疼痛，乳汁不通，人以为阳明之火热也，谁知是肝气之郁结乎！夫阳明属胃，乃多气多血之府也，乳汁之化，原属阳明。然阳明属土，壮阳产后，虽云亡血，而阳明之实未尽衰，必得肝木之气以相通，始能化成乳汁，未可全责之阳明也。盖乳汁之化，全在气而不在血。今产后数日，宜其有乳，而两乳胀满作痛，是欲化乳而不可得，非气郁而何？明明是羞愤成郁，土木相结，又安能化乳而成汁也。治法宜大舒其肝木之气，而阳明之气血自通，而乳亦通矣，不必专去通乳也。方名通肝生乳汤。

白芍五钱，醋炒　当归五钱，酒洗　白术五钱，土炒　熟地三分　甘草三分　麦冬五钱，去心　通草一钱　柴胡一钱　远志一钱

水煎。服一剂即通，不必再服也。

【评注】

产后乳汁不下有虚实两种，前条为产后气血两虚，无乳可下，本条则属气血尚盛，而因肝气郁结乳汁不通。如陈无择云："产妇有两种当乳汁不行，有气血盛而壅闭不行，有血气少弱涩而不行"。其鉴别要点，则以产妇乳房柔软还是胀硬，痛与不痛相区分。如乳房柔软不痛而乳汁不下者为虚；乳房胀硬而痛，乳汁不通者实。本条"两乳胀满疼痛，乳汁不通"，乃为肝气郁结所致之实证。但亦有因初产之妇乳头孔闭塞不通，以致乳汁壅积，乳房胀硬疼痛，甚或手不可犯者，则须积极通乳。若不及时处理，往往导致产后发热，乳房逐渐红肿，甚至形成乳痈，或致终生无乳。此时可令成人着力吮吸或用吸乳器吸之亦可，以乳通

为度。

本症青主虽云为实证，但毕竟因发于产后，故当为本虚标实，通肝生乳汤实寓有扶正达邪之意。方中以四物去川芎养肝血，柴胡疏肝达郁，再佐白术健脾，养血之化源，甘草和中，麦冬通络滋胃，通草甘淡下乳(《本草纲目》称本品有“入阳明胃经，通气上达而下乳汁”之功)，远志利窍而消乳肿(《本经》谓能“利九窍”，《袖珍方》用本品治乳肿)。本方药味组合纯正，虽云舒肝，实为养肝，乃寓舒于养；虽云生乳，实为通乳，乃寓生于行。其法颇足效取，读者可随证化裁，必有所得。